全国高职高专国际贸易专业理实一体化系列教材

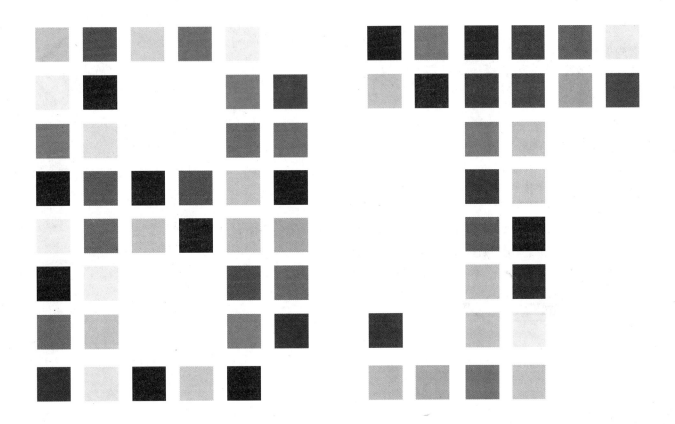

报检实务与操作

曾理 赵崎 主编

清华大学出版社
北京

内 容 简 介

本书以出入境报检业务工作流程为线索,让学生以刚入门的报检从业人员身份参与整个流程。本书共设置有11个项目,每个项目下设计若干任务,并进行操作示范,提供相应的知识链接,最后辅以能力强化实训内容,真正做到"教学做"一体化。

本书可作为高等职业院校、高等专科院校、民办高校及本科院校设立的二级职业技术学院国际商务类专业的教学用书,也可作为社会从业人员的业务参考书及岗位培训用书。

图书在版编目(CIP)数据

报检实务与操作/曾理,赵崎主编. --北京:清华大学出版社,2016(2017.8重印)

全国高职高专国际贸易专业理实一体化系列教材

ISBN 978-7-302-41081-2

Ⅰ.①报…　Ⅱ.①曾…②赵…　Ⅲ.①国境检疫-中国-高等职业教育-教材　Ⅳ.①R185.3

中国版本图书馆CIP数据核字(2015)第173285号

责任编辑:陈凌云
封面设计:毛丽娟
责任校对:袁　芳
责任印制:刘海龙

出版发行:清华大学出版社
　　　　　网　　　址:http://www.tup.com.cn,http://www.wqbook.com
　　　　　地　　　址:北京清华大学学研大厦A座　　　邮　　编:100084
　　　　　社 总 机:010-62770175　　　邮　　购:010-62786544
　　　　　投稿与读者服务:010-62776969,c-service@tup.tsinghua.edu.cn
　　　　　质 量 反 馈:010-62772015,zhiliang@tup.tsinghua.edu.cn
　　　　　课 件 下 载:http://www.tup.com.cn,010-62795764
印 刷 者:清华大学印刷厂
装 订 者:三河市溧源装订厂
经　　销:全国新华书店
开　　本:210mm×285mm　　　印　张:13　　　字　数:397千字
　　　　　(附光盘1张)
版　　次:2016年1月第1版　　　印　次:2017年8月第2次印刷
印　　数:3001~4500
定　　价:32.00元

产品编号:060633-01

丛书序

随着我国经济发展进入新常态,我国的对外贸易也进入了稳增长、调结构、提质量为特征的新常态。这对我国国际贸易和国际商务人才的培养提出了新的挑战。

中国国际贸易促进委员会商业行业分会、中国国际商会商业行业分会(以下简称"中国贸促会商业分会"),是1988年经中国国际贸易促进委员会批准成立的全国性行业贸易促进机构,在促进中国商品流通行业开展对外贸易、利用外资、引进国外先进技术、推动双边和多边交往合作,推进校企合作、培养高素质技能型外贸人才等方面发挥着积极作用。

为加强国际商务领域的科研工作,推动国际贸易职业技能综合实训教学资源研究、开发与应用,中国贸促会商业分会决定开展全国国际商务科研"十二五"规划2014年度课题(国际贸易职业技能综合实训教学资源开发研究专项课题)的立项申报。该课题共包括5项子课题,课题名称及课题主持人分别是:"进口业务操作"实训教学资源开发研究(北京劳动保障职业学院姜宏)、"出口业务操作"实训教学资源开发研究(北京劳动保障职业学院姜宏)、"报关实务与操作"实训教学资源开发研究(苏州经贸职业技术学院陈相芬)、"报检实务与操作"实训教学资源开发研究(四川商务职业学院曾理)、"外贸单证操作"实训教学资源开发研究(浙江金融职业学院章安平)。

该课题的研究成果包括两部分内容:一是"全国高职高专国际贸易专业理实一体化系列教材"的编写;二是外贸实训软件及实训教学资源的开发。

参与本课题研究和教材编写的老师都是国际贸易领域的优秀教师,他们编写的教材都入选了"十二五"职业教育国家规划教材。本套教材的编写,充分参照了《国际贸易业务的职业分类与资质管理》(GB/T 28158—2011)和《高等职业学校国际贸易实务专业教学标准(试行)》的要求,力求突出以下三个特点:理实一体,突出实务操作技能培养;仿真单证,强调真实业务操作体验;配套光盘,全真演练外贸软件操作。

为充分体现"理实一体化"的编写思路,帮助学生提升业务操作技能,本套教材配套有北京南北天地科技股份有限公司开发、制作的"外贸实训软件与单证考试练习系统演示"光盘,视频演示外贸实训软件和外贸单证考试软件的应用与管理。用户可以通过每本书封底附赠的"刮刮卡"获取该软件的免费试用账号,有条件的院校可以尝试应用该软件进行教学。

培养外贸专业人才,促进对外贸易发展,是中国贸促会商业分会的使命与责任。本课题是在外贸新常态下,充分整合行业、企业、院校资源所进行的有益尝试,希望能对高职国际贸易、国际商务专业教学提供帮助。

中国国际贸易促进委员会商业行业分会会长

2015年10月

前　言

进入 21 世纪后,我国的对外贸易事业取得了空前、长足发展,出入境检验检疫工作作为国家对进出口贸易实施管理的重要一环,对报检从业人员的综合素质和操作技能提出了更多、更高的要求。编写本教材的目的在于通过对报检业务操作能力的强化训练,全面提升从业人员的职业核心能力,同时将报检员职业资格考试与教材有机统一,帮助学习者顺利取得报检员职业资格证书,全面提升就业竞争力。

本书以出入境报检业务工作流程为线索,让学生以刚入门的报检从业人员身份参与整个流程。本书共设置有 11 个项目,分别是:认知出入境检验检疫工作;报检单位备案登记;报检员备案与管理;出境货物检验检疫;入境货物检验检疫;出入境木质包装检验检疫;出入境集装箱检验检疫;出入境交通运输工具检验检疫;出入境快件检验检疫;出入境人员、携带物、邮寄物检验检疫;出入境检验检疫缴费与通关放行。每个项目下设计若干任务,并进行操作示范,提供相应的知识链接,最后辅以能力强化实训内容,真正做到"教学做"一体化。

本书以工学结合为切入点,打破以知识体系为线索的传统教材编写模式,积极探索适应现代高等职业教育的教材建设思路,形成如下几个特点。

(1) 在体系方面,以完整的出入境检验检疫业务操作流程为背景,更贴近实际业务工作。

(2) 在编写模式方面,采用任务驱动和项目教学的模式,实现"教学做"的有机统一。

(3) 在内容方面,精简了专业理论知识,将最新法律法规、管理制度和操作方法融入项目教学中,体现了与时俱进。

(4) 在知识结构方面,教材编写与全国报检员职业资格考试内容接轨,服务高职"双证"教学要求。

(5) 在教材配套方面,专门按项目配套了《报检实务与操作——习题与实训》,便于教师开展教学活动,并准备在此基础上进一步开发课程标准、教学计划、课程教案等配套教学解决方案,实现教材立体化建设。

本书由出入境检验检疫一线专家与高校教师共同参与编写,由曾理、赵崎担任主编。曾理负责大纲、编写体例的制定和对全书进行统稿。参加编写人员有:四川商务职业学院曾理(项目 1、项目 2、项目 4);四川商务职业学院赵崎(项目 5、项目 6);四川省出入境检验检疫局技术中心程玲玲(项目 3、项目 9);成都海关现场业务处驻车站办事处周静(项目 7、项目 8);四川省五交化股份有限公司进出口分公司范俊(项目 10、项目 11)。本书由四川省出入境检验检疫局技术中心实验室主任程玲玲担任主审。

本书在编写过程中得到了四川省出入境检验检疫局、四川省商务厅以及行业专家、业内人士的大力支持,在此一并表示衷心的感谢。

由于水平有限,本书难免存在疏漏及不当之处,恳请各界人士批评、指正,以便再版时修正和补充。

编　者
2015 年 10 月

认知出入境检验检疫工作

能力目标：

1. 理解出入境检验检疫工作的重要意义；
2. 掌握报检工作的业务内容与工作流程；
3. 通过各种信息渠道收集和获取有关出入境检验检疫工作的政策、法规和制度等。

知识目标：

1. 了解出入境检验检疫工作的任务与作用；
2. 明确出入境检验检疫工作的地位与作用；
3. 熟悉出入境检验检疫工作政府主管部门的主要职能；
4. 掌握出入境检验检疫工作的一般流程。

 实例导入

李华是××商务职业学院国际商务专业的一名学生，他想在大学毕业后从事专业的报检工作。要从事报检工作，首先必须成为一名合格的报检员，而报检员最基本的要求是从对出入境检验检疫工作的认知开始的。

出入境检验检疫是指检验检疫机构为了确保人民的生命健康和生活环境安全，依照国家的法律、法规和国际惯例等的要求，对出入境的货物、交通运输工具、人员及其事项等进行检验检疫、认证及签发官方检验检疫证明等监督管理工作，以保护国家集体利益和社会效益。

任务 1.1　了解出入境检验检疫工作的任务和内容

1.1.1　中国出入境检验检疫工作的历史发展进程

中国出入境检验检疫产生于 19 世纪后期，源自进出口商品检验、出入境动植物检疫和国境卫生检疫，迄今已有 100 多年的历史。

1. 进出口商品检验

1864 年，上海仁济洋行作为英商劳合氏的保险代理人，开始代办水险、船舶检验和鉴定业务，这是中国第一个商检机构。

1928 年，国民政府工商部颁布了《商品出口检验暂行规则》，就生丝、棉麻、茶叶等 8 类商品实施检验，1929 年又颁布了《商品出口检验局暂行章程》，并设立了上海商品检验局，这是中国第一个官方商品检验机构。1932 年，国民政府行政院又通过中国最早的商品检验法规《商品检验法》，明确规定"应施检验之商品，非经检验领有证书不得输入输出"，开创了我国对进出口商品实施法定检验的先河。

1949年，中华人民共和国成立后，中央贸易部国外贸易司设立了商品检验处，统一领导全国商检工作，并在各地设立了商品检验局。

1952年，中央贸易部分为商业部和对外贸易部，在对外贸易部内设立了商品检验总局，统一管理全国的进出口商品检验工作。1953年，制定了《输出输入商品暂行条例》，并于1954年1月3日实施。

1980年，国务院做出关于改革商检管理体制的决定，将对外贸易部商品检验总局改为中华人民共和国进出口商品检验总局。1982年，将进出口商品检验总局更名为国家进出口商品检验局。

1989年2月21日，通过了《中华人民共和国进出口商品检验法》（以下简称《商检法》）。1992年10月，经国务院批准，国家商检局发布了《中华人民共和国进出口商品检验法实施条例》，2005年8月又通过了修订后的该条例，作为《商检法》的配套法规于2005年12月1日开始实施。

2. 出入境动植物检疫

1903年，在中东铁路管理局成立铁路兽医检疫处，对来自沙俄的各种肉类食品进行检疫，这是中国最早的动植物检疫。

1927年，在天津成立"农工部毛革肉类检查所"，这是中国官方最早的动植物检疫机构。

1952年，中华人民共和国政府明确对外贸易部商品检验总局负责对外动植物检疫工作，其中，畜产品检验处负责动物检疫；农产品检验处负责植物检疫。

1964年，国务院决定将动植物检疫从对外贸易部划归农业部领导，并在全国27个口岸设立了中华人民共和国动植物检疫所。

1982年，成立国家动植物检疫总所，负责统一管理全国口岸动植物检疫工作，并颁布了《进出口动植物检疫条例》。1983年，颁布了农业部制定的《中华人民共和国进出口动植物检疫条例实施细则》。

1991年，通过了《中华人民共和国进出境动植物检疫法》。1995年，国家动植物检疫总所更名为国家动植物检疫局。

3. 国境卫生检疫

1873年，由于印度、泰国等地流行霍乱并向海外传播，在华列强在上海、厦门海关设立了卫生检疫机构，订立了相应的检疫章程，并任命一批卫生官员登轮检疫，这是我国国境卫生检疫的雏形。

1930年，国民政府在上海建立了全国海港检疫总管理处，制定全国检疫章程并收回各口岸的卫生检疫机构，隶属国民政府内务部卫生署领导。

1957年，通过了第一部卫生检疫法规《中华人民共和国国境卫生检疫条例》，翌年颁布《国境卫生检疫条例实施细则》。1980年发布《国境卫生传染病检测试行办法》，1986年通过《中华人民共和国国境卫生检疫法》。

1995年，将卫生检疫总所更名为中华人民共和国卫生检疫局。

1.1.2 出入境检验检疫工作的目的与任务

依据我国有关法律、法规，当前我国出入境检验检疫工作的目的与任务主要有以下几点。

（1）对进出口商品进行检验、鉴定和监督管理，加强进出口商品检验工作，规范进出口商品检验行为，维护社会公共利益和进出口贸易有关各方的合法权益，促进对外贸易的顺利发展。

【案例1-1】 2009年8月，一架韩籍货船从釜山开往上海途中，因遭遇意外事故发生严重海损，经当地出入境检验检验局工作人员登船查验，确认货物海损的具体情况及原因，并出具了相应的检验证书，由收货方向有关方进行索赔，极大地减小了损失和风险。

（2）对出入境动植物及其产品，包括运输工具、包装材料进行检疫和监督管理，防止危害动植物的病菌、害虫、杂草种子及其他有害生物由国外传入或由国内传出，保护我国农、林、牧、渔业生产和国际生态环境以及人类健康。

【案例1-2】 2010年以来,上海出入境检验检疫局多次在来自美国南卡罗来纳州、北卡罗来纳州和弗吉尼亚州的原木中检出松材线虫及天牛、小蠹等有害生物。2011年3月份以来,江苏、上海出入境检验检疫局又多次在进口美国南卡罗来纳州和弗吉尼亚州的原木中截获大量有害生物。这些原木不但携带中国法律、法规禁止进境的松材线虫、扁齿长小蠹、材小蠹属(非中国种)、南部松齿小蠹、赤材小蠹等检疫性有害生物,还检出天牛、象虫、白蚁等多种有害生物。这些进口原木均附有美方出具的植物检疫证书和原产地证书。目前,质检总局已通报美方,要求调查原因并采取改进措施,并暂停进口美国南卡罗来纳州和弗吉尼亚州原木。根据《出入境检验检疫风险预警及快速反应管理规定》,发布警示通报如下。

一、各局暂停受理2011年4月2日起从美国南卡罗来纳州和弗吉尼亚州启运原木的报检。

二、对于2011年4月2日前启运的在途原木,经检验检疫合格后方可入境。

三、各局要加强对来自美国其他州原木的检验检疫,如发现检疫性有害生物,应采取退运、销毁或检疫处理措施,并及时将有关情况报告总局。

四、本警示通报涉及商品H.S.编码为4403。在总局解除本警示通报前一直有效。

(3) 对出入境人员、交通工具、运输设备以及可能传播检疫传染病的行李、货物、邮包等物品实施国境卫生检疫和口岸卫生监督,防止传染病由国外传入或由国内传出,以保护人类健康。

【案例1-3】 2007年11月,上海出入境检验检疫局从乘坐来自东京、大阪航班的入境旅客行李中,截获了非法携带的日本牛肉,共计960千克,总值600万日元,这也是上海出入境检验检疫局旅检截留违禁物品数量最多的一次,这批违禁品已按照规定全部作了销毁处理。

国家质检总局表示,由于日本是疯牛病疫区,我国依法禁止产于日本的牛肉及其产品进境。国家质检总局高度重视上海口岸屡次截获大量非法入境日本牛肉的情况,已要求有关部门加大执法和打击力度,确保进口食品安全。

(4) 出入境检验检疫机构按照《实施动植物卫生检疫措施的协议》(Agreement on the Application of Sanitary and Phytosanitary Measures,SPS协议)和《技术性贸易壁垒协议》(Agreement on Technical Barriers to Trade,TBT协议)所建立的有关制度,在保护我国人民健康和安全以及我国动植物生命和健康的同时采取有效措施,以打破国外技术壁垒。

1.1.3　出入境检验检疫工作的内容

依据相关法律、法规,我国出入境检验检疫工作的主要内容概括起来有以下几个方面。

1. 法定检验检疫

法定检验检疫又称强制性检验检疫,是指出入境检验检疫机构依照国家法律、行政法规和规定,对必须检验检疫的出入境货物、交通运输工具、人员及其他事项等依照规定的程序实施强制性的检验检疫措施。

须实施法定检验检疫的范围包括以下六个方面。

(1) 有关法规如《出入境检验检疫机构实施检验检疫的进出境商品目录》中规定的商品。

(2) 对进出口食品的卫生检验和进出境动植物的检疫。

(3) 对装运出口易腐烂变质食品、冷冻品的船舱、集装箱等运载工具的适载检验。

(4) 对出口危险货物包装容器的性能检验和使用鉴定。

(5) 对有关国际条约规定或其他法律、行政法规规定须经检验检疫机构检验的进出口商品实施检验检疫。

(6) 国际货物销售合同规定由检验检疫机构实施出入境检验时,当事人应及时提出申请,由检验检疫机构按照合同规定,对货物实施检验检疫并出具检验证书。

知识链接 1-1

《出入境检验检疫机构实施检验检疫的进出境商品目录》

凡列入《出入境检验检疫机构实施检验检疫的进出境商品目录》(以下简称《法检目录》)的出入境商品,必须经过出入境检验检疫机构实施检验检疫,海关凭出入境检验检疫机构签发的"入境货物通关单"或"出境货物通关单"验放。《法检目录》习惯上被称为法检商品种类表,是我国对须实施法定检验检疫的出入境商品种类、名称的最重要和详细的法律文件。

《法检目录》中每条目录由"商品编码""商品名称及备注""计量单位""海关监管条件"和"检验检疫类别"五栏组成。其中"商品编码""商品名称及备注"和"计量单位"是以 H.S. 编码为基础,并依照最新的海关《商品综合分类表》的商品编号、商品名称、商品备注和计量单位编制。

海关监管条件:"A"表示须实施进境检验检疫;"B"表示须实施出境检验检疫;"D"表示海关与检验检疫联合监管。

检验检疫类别:"M"表示进口商品检验;"N"表示出口商品检验;"P"表示进境动植物、动植物产品检疫;"Q"表示出境动植物、动植物产品检疫;"R"表示进口食品卫生监督检验;"S"表示出口食品卫生监督检验;"L"表示民用商品入境验证。

例如,硬粒小麦(配额内),其对应的商品编码为 10011000.10,计量单位为千克,海关监管条件为 A/B,表示该商品在入境和出境时均须实施检验检疫;检验检疫类别为 M.P. R/Q. S,表示该商品进口时应实施商品检验、植物产品检疫和食品卫生监督检验,出口时应实施植物产品检疫和食品卫生监督检验。

根据国家利益的需要和贸易的变化,国家质检总局有权对《法检目录》的有关内容,如列入的商品名称和种类等进行增加或删减,并及时发布文告告知,使对外贸易关系人能够随时掌握了解。

2. 进出口商品检验

进出口商品检验的范围与规定如下。

(1) 对列入《法检目录》的进出口商品必须实施检验,该检验是确定其是否符合国家技术规范的强制性要求的合格评定活动。合格评定程序包括:抽样、检验和检查;评估、验证和合格保证;注册、认可和批准以及各项的组合。规定进口商品应检验未检验的,不准销售、使用;必须检验的出口商品未检验合格的,不准出口。

(2) 法律、法规所规定的必须检验检疫的出入境货物,如废旧物品(包括旧机电产品),需做外商投资财产价值鉴定的货物,需做标志查验的出口纺织品与援外物资等,其无论是否在《法检目录》内,均应向检验检疫机构申报。

(3) 检验检疫机构可对法定以外的进出口商品,依据有关规定实施抽查检验,并可公布抽查检验结果,或向有关部门通报。

检验检疫机构根据需要,对检验合格的进出口商品可以加施检验检疫标志或封识。

3. 动植物检疫

检验检疫部门依法实施动植物检疫的范围包括:出境、入境、过境的动植物、动植物产品和其他检疫物;装载动植物、动植物产品和其他检疫物的装载容器、包装物、铺垫材料;来自动植物疫区的运输工具,入境拆卸的废旧船舶;有关法律、行政法规、国际条约规定或者贸易约定应实施出入境动植物检疫的其他货物和物品。

检验检疫部门对动植物检疫的有关处理规定如下。

(1) 对进境动物、动物产品、植物种子、种苗及其他繁殖材料、新鲜水果、烟草类、粮谷类及饲料、豆类、薯类和植物栽培介质等实行进境检疫许可制度,输入单位在签订合同前办理检疫审批手续。

(2) 对出境动植物、动植物产品或其他检疫物的生产、加工、存放过程实施检疫监管。

(3) 检验检疫部门对过境运输的动植物、动植物产品和其他检疫物实行检疫监管。

(4) 对携带、邮寄入境的动植物、动植物产品和其他检疫物实行检疫监督。

(5) 口岸检验检疫机构对来自动植物疫区的运输工具实施现场检疫和有关消毒处理。

(6) 对国家列明的禁止进境物,检验检疫机构作退回或销毁处理。

4. 卫生检疫处理和食品卫生注册监督管理

出入境检验检疫部门统一负责对出入境人员、交通工具、集装箱、行李、货物、邮包等实施医学检查和卫生检查。检验检疫机构对未染有检验检疫传染病或者已实施卫生处理的交通工具,签发入境或者出境检疫证。检验检疫机构对出入境人员实施传染病监测。对患有鼠疫、霍乱、黄热病的出入境人员,实施隔离留验。对患有艾滋病、性病、麻风病、精神病、开放性肺结核的外国人阻止入境。对来自疫区、被传染病污染、发现传染病媒介的出入境交通工具、集装箱、行李、货物、邮包等物品进行消毒、除鼠、除虫等卫生处理。

进口食品(包括饮料、酒类、糖类)、食品添加剂、食品容器、包装材料、食品用工具及设备必须符合我国有关法律、法规规定。申请人须向检验检疫机构申请并接受卫生监督检验,检验合格的方准进口。例如,入境水果的包装箱上须用中文或英文注明水果名称、产地、包装厂名称或代码。经检验检疫合格的进口食品,入境口岸检验检疫部门都会签发证明或卫生证书。

一切出口食品(包括各种供人食用、饮用的成品和原料以及按照传统习惯加入药品的食品)必须经过检验。凡在中国境内从事出口食品加工、禽畜屠宰及储存的企业都必须首先取得所在地卫生行政部门颁发的卫生许可证,其次向检验检疫机构申请注册、登记,最后经检验检疫机构审查合格,分别核发注册证书或登记证,未经卫生注册或者登记的企业的出口食品,检验检疫机构不予受理报检。对需要向国外申请注册、认可的,须由国家质检总局审批后统一对外办理手续。未取得有关进口国批准或认可的,不得向该国出口食品。

5. 进口废物原料、旧机电产品装运前检验

(1) 对国家允许作为原料进口的废物原料和旧机电产品,实施装运前检验制度。

(2) 进口废物原料要首先取得由中华人民共和国环境保护部签发的"进口废物批准证书",并且在国际货物买卖合同中订明装运前检验条款。

(3) 进口旧机电产品的收货人或其代理人应在合同签署前向国家质检总局或收货人所在地直属检验检疫局办理备案手续。

(4) 已经实施装运前检验的废物原料和旧机电产品在运抵口岸后,检验检疫机构仍将按规定实施到货检验。

6. 进口商品认证管理

国家对涉及人类健康、动植物生命和健康,以及环境保护和公共安全的产品实施强制性认证制度。列入《中华人民共和国实施强制性产品认证的产品目录》内的商品包括:与公众工作生活密切相关的家用电器、汽车、摩托车、信息技术、电信终端、音视频、照明设备、医疗器械产品等19大类132种。上述商品必须经过指定的认证机构认证合格,取得指定认证机构颁发的认证证书并加施认证标志后方可进口。

知识链接 1-2

重要的质量认证机构

■ 中国质量认证中心

中国质量认证中心(CQC)是国家质检总局设立,由国家认监委统一管理和领导的专业认证机构。在全国设有 11 个分中心,33 个评审中心,在韩国设有 1 个分中心,并拥有 140 多个签约实验室。CQC 还是国际认证机构联盟(IQNet)和国际电工委员会电工产品合格与测试组织(IECEE)的正式成员。其主要业务有:CCC 认证、CQC 标志认证、体系认证、培训和其他增值服务。

■ 方圆标志认证集团

方圆标志认证集团(CQM)是经国家工商部门批准,在原中国方圆标志认证委员会的基础上,于 2004 年改制重组成立的专业从事认证业务的企业集团。其主要业务有:体系认证、建筑材料 CCC 认证、CQM 标志认证、培训等。

■ 中国检验认证集团质量认证有限公司

中国检验认证集团质量认证有限公司(CCIC-CAS)是经国家认监委批准,在原中国进出口商品检验总公司质量认证中心的基础上投资设立的,是中国检验认证集团下属具有独立法人资格的第三方认证、培训机构。其主要业务有:玩具产品 CCC 认证、CCIC 标志认证、体系认证、培训和其他增值服务。

■ 国际标准化组织合格评定委员会(ISO/CASCO)

国际标准化组织理事会为了协调各国认证工作的发展,促进各国认证制度的相互认可,减少国际贸易中的技术壁垒,于 1970 年成立了认证委员会,随着其工作任务的发展,1985 年改为合格评定委员会(Committee on Conformity Assessment,CASCO),它是国际标准化组织中专门从事合格认证、实验室认可、质量体系评定工作的机构。

■ 国际电子元器件质量认证组织(IECQ)

国际电子元器件质量认证组织是经国际电工委员会(IEC)授权建立的对电子元器件实行国际质量认证的国际认证组织,目的是保证经认证的电子元器件质量符合 IEC 有关规范的要求,以促进国际贸易活动的顺利进行。

■ 国际电工产品安全认证组织(IECEE)

国际电工产品安全认证组织是由 IEC 于 1985 年建立的关于电工产品安全认证的国际组织,它实施认证的电工产品有 14 大类:电线和电缆;作为元件的电器;电器开关及家用电器的自动控制装置;家用及类似用途的电器;安装附件及连接装置;照明;测量仪表;医疗用电器设备;信息技术及办公设备;低压大功率开关设备;安全保护设备;安全变压器及类似设备;可携式电动工具;电子娱乐设备。

■ 欧洲标准化委员会的认证机构(CENCER)

1970 年欧洲标准化委员会(CEN)开始实行符合其标准的合格认证制度,认证工作由其下设的认证机构(CENCER)负责,对认证合格的产品发给 CEN 标志。CENCER 标志制度的基础是各成员对颁发和维持相同合格标志的全部活动给予相互认可。CENCER 标志制度是一种第三方认证制度,它包括型式试验、工厂质量管理的评定、定期监督、审查工厂质量管理以及从工厂和市场抽样检验。

■ 欧洲电工标准化委员会(CENELEC)

1970 年,在一些欧洲国家的要求下,欧洲电工标准化委员会同意建立一个欧洲电子元器件质量评定体系,并成立了电子元器件委员会(CECC)。1973 年 1 月,为了把欧洲共同体以外的国家包括进来,建立欧洲电工技术标准化委员会,取代了欧洲电工协调委员会和 CECC,制定了许多新规范并贯彻执行。通过协调电子元器件规范和质量评定程序,颁发国际认可的合格标志。按这些规定生产的电子元器件,成员国之间可以免检。

欧盟还制定了 CE 标志,证明相关产品符合安全、卫生、环保和消费者保护要求的合格认证标志。只有当产品符合欧洲标准化委员会(CEN)、欧洲电讯标准协会(ETSI)和欧洲电工标准化委员会(CENELEC)制定的有关安全、卫生、环保、保护消费者的一系列有关标准规定时,方准加贴 CE 标志,能够在欧洲市场销售。

■ 英国标准化协会(BSI)认证

英国标准化协会(BSI)是一个非官方的民间学术团体,成立于 1901 年。质量保证部 QA 是 BSI 四大组成部分之一,主要从事产品认证、体系认证、测试服务和代理服务四项工作。BSI 是英国认证机构委员会(NACCB)认可的认证机构之一。BSI 的产品认证标志有两种:风筝标志和安全标志。

■ 美国石油学会(API)认证

美国石油学会所制定的标准不仅包括金属器具、设备、管道,而且包括推荐程序、操作程序、海上安全和防止污染等。API 根据其制定的保准,对石油产品实行质量标志使用许可证制度。

■ UL 安全认证

UL 是英文企业名称 Underwriters Laboratories Inc. 的简称,中文又称美国保险人实验室等。它是一个独立的、非营利的、从事公共安全试验和认证的专业机构。

UL 从事认证的产品主要是家用及商用的数百种电子、电气设备和器具,各种消防器材,各种建筑材料、塑料、防护用品,各种清洁液类的化工制品,医疗保健设备、健身器械,火险探测装置,防盗装置,报警系统,数据处理设备,各类燃烧装置、水上救生设备、船用卫生设施等。UL 制定的安全标准是 UL 进行产品测试和安全认证的依据。目前,UL 安全标准的影响已远远超出美国国界,全世界约有 90 多个国家和地区开展了按 UL 安全标准进行测试和认证工作。经过一定必要的程序,产品或商品被允许使用 UL 标志,是表明产品或商品符合 UL 安全标志要求的证明。

■ CSA 认证

CSA 是加拿大标准协会(Canadian Standard Association)的简称。它是加拿大最大的编制、起草标准和从事产品认证测试和检验的组织。CSA 属于独立的、非营利性的民间机构,认证检验的活动主要集中在 8 个领域:生态与环保;电气与电子;通信和信息系统;结构工程;能源工程;运输及分配系统;材料工艺;工商管理系统。

■ TUV 莱茵认证

TUV 莱茵是指德国莱茵技术监督协会,它根据德国的产品安全法和欧盟低压设备指令、德国标准化学会(DIN)标准以及其他安全要求从事产品的检测认证,颁发证书和授权使用 GS、GE 标志。经德国劳动和社会事务部的认可,TUV 莱茵可对以下产品进行认证:家用电器、照明设备、办公设备、手动工具及器械,机械产品、元器件。

7. 出口商品质量许可

国家对重要出口商品实施质量许可制度。出入境检验检疫机构单独或会同有关主管部门共同负责发放出口商品质量许可证,未获得质量许可证的商品不准出口。目前,检验检疫机构已对机械、电子、轻工、机电、玩具、医疗器械、煤炭等商品实施出口质量许可制度。国内生产企业或其代理人均可向当地出入境检验检疫机构申请出口质量许可证书。对于实施许可制度的出口商品实施验证管理。

国家定期颁布实施出口质量许可证商品目录,并在此基础上明确实施凭出口质量许可证接受报验的商品目录,列入目录的商品必须在规定期限内取得出口质量许可证,该商品才能出口。出口质量许可证的有效期为 5 年。属法定检验的,出口时仍须经出入境检验检疫机构进行法定检验,检验合格方可出口。

8. 出口危险货物运输包装的检验

(1)生产出口危险货物运输包装容器的企业,必须向检验检疫机构申请包装容器的性能鉴定,只有被鉴定合格的包装容器才可用于包装危险的出口货物。

(2)生产出口危险货物的企业,必须向检验检疫机构申请危险货物包装容器的使用鉴定,当鉴定合格后,方可包装危险货物出口。

9. 外商投资财产鉴定

各地检验检疫机构凭财产关系人或其代理人及经济利益有关各方的申请或司法、仲裁、验资等机构的指定或委托,办理外商投资财产的鉴定工作。外商投资财产鉴定包括价值鉴定、损失鉴定,对商品的品种、质量和数量的鉴定等。

10. 货物装载和残损鉴定

用船舶和集装箱装运粮油食品、冷冻品等易腐食品出口的,应向口岸检验检疫机构申请检验船舱和集装箱,经检验符合装运技术条件并发给证书后方准装运。

合同当事人或仲裁、司法等机构可向检验检疫机构申请,对进口商品办理监视、残损鉴定、监视卸载、海损鉴定、验残等残损鉴定工作。

11. 涉外检验检疫、鉴定、认证机构审核认可和监督

对拟设立的中外合资、合作进出口商品检验、鉴定、认证公司由国家质检总局负责对其资格信誉、技术力量、装备设施及业务范围进行审查,核准后出具"外商投资检验公司资格审定意见书",然后交由商务部批准。在工商行政管理部门办理登记手续领取营业执照后,再到国家质检总局办理"外商投资检验工商资格证书",方可开展经营活动。

对从事进出口商品检验、鉴定、认证业务的中外合资、中外合作机构、公司及中资企业的经营活动实行统一监督管理。对于境内外的检验鉴定认证公司设在各地的办事处实行备案管理。

12. 与外国和国际组织开展合作

检验检疫部门承担 WTO/TBT 协议和 SPS 协议的咨询业务;承担联合国(UN)、亚太经合组织(APEC)等国际组织在标准与一致化以及检验检疫领域的联络工作;负责对外签订政府部门间的检验检疫合作协议、认证认可合作协议、检验检疫协议执行议定书等,并组织实施。

任务 1.2　了解出入境检验检疫工作政府主管部门

1.2.1　国家质检总局的组织机构

1. 我国出入境检验检疫机构的演变

我国出入境检验检疫机构的演变如图 1-1 所示。

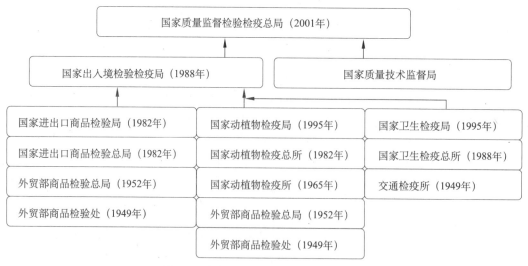

图 1-1　我国出入境检验检疫机构的演变

2. 国家质检总局的机构

国家质检总局是中华人民共和国国务院主管全国质量、计量、出入境商品检验、出入境卫生检疫、出入境动植物检疫、进出口食品安全和认证认可、标准化等工作,并行使行政执法职能的直属机构。

（1）国家质检总局内设主要部门。国家质检总局内设法规司、质量管理司、计量司、通关业务司、卫生检疫监管司、动植物检疫监管司、检验监管司、进出口食品安全局、特种设备安全监察局、产品质量监督司、食品生产监管司、执法督查司、国际合作司（WTO办公室）、科技司等部门。

国家质检总局对中国国家认证认可监督管理委员会（简称"国家认监委"）和中国国家标准化管理委员会（简称"国家标准委"）实施管理。国家认监委是国务院授权的履行行政管理职能，统一管理、监督和综合协调全国认证认可工作的主管机构。国家标准委是国务院授权的履行行政管理职能、统一管理全国标准化工作的主管机构。

（2）国家质检总局下设主要机构。为履行出入境检验检疫职能，国家质检总局在全国31个省（自治区、直辖市）共设有35个直属出入境检验检疫局，在海陆空口岸和货物集散地设有近300个分支局和200多个办事处，共有检验检疫人员30 000余人。国家质检总局对出入境检验检疫机构实施垂直管理。

为履行质量技术监督职责，全国共设有31个省（自治区、直辖市）质量技术监督局，并下设2800多个行政管理部门，共有质量技术监督人员180 000余人。国家质检总局对省（自治区、直辖市）质量技术监督机构实行业务领导。

1.2.2 国家质检总局的主要职能

1. 制定有关法律法规

国家质检总局负责组织起草有关质量监督检验检疫方面的法律、法规草案，制定和发布有关质量检验检疫方面的规章和制度，形成基本适应行政执法需要的质量监督检验检疫体系，并负责组织实施与质量监督检验检疫相关的法律、法规，指导和监督质量监督检验检疫的行政执法工作。

2. 依法实施通关管理

国家质检总局参加国家对外开放口岸的规划和验收等有关工作，依法制定《出入境检验检疫机构实施检验检疫的进出境商品目录》，对涉及环境、卫生、动植物健康、人身安全的出入境货物、交通工具和人员实施检验检疫通关管理，在口岸对出入境货物实行"先报检，后报关"的检验检疫货物通关管理模式。

出入境检验检疫机构负责实施进出口货物法定检验检疫，并签发"入境货物通关单"和"出境货物通关单"，海关凭此放行；签发出境检验检疫证书至100多个国家和地区；依法对出入境检验检疫标志和封识进行管理；负责签发普惠制原产地证、一般原产地证、区域性优惠原产地证和专用原产地证及注册等相关业务。

2001年开始实行"大通关"制度，以提高通关效率。国家质检总局通过"三电工程"建设，即出入境货物电子申报、电子监管、电子放行，大大提高了口岸通关速度，并实现了报检、检验检疫、签证通关、统计汇总的网络化管理。

 知识链接 1-3

出入境检验检疫证单

检验检疫证单的法律效用由检验检疫机构的法律地位决定。出入境检验检疫机构根据我国法律规定行使出入境检验检疫行政职能，按照有关国际贸易各方签订的契约规定或其政府的有关法规，以及国际惯例、条约的规定从事检验检疫工作，并据此签发证书，因此对买卖双方都有法律约束力。出入境检验检疫证单的作用主要体现在以下几个方面。

1. 检验检疫证单是出入境货物通关的重要凭证

（1）凡列入《法检目录》范围内的进出口货物（包括转关运输货物），海关一律凭货物报关地出入境检验检疫机构签发的"入境货物通关单"或"出境货物通关单"验放。

（2）对未列入《法检目录》范围的进出口货物，国家法律、法规另有规定须实施检验检疫的，海关亦凭检验检疫机构签发的"入境货物通关单"或"出境货物通关单"验放。

（3）有些出境货物，尤其是涉及社会公益、安全、卫生、检疫、环保等方面的货物，入境国家海关根据其国家法令或政府规定要求，凭检验检疫机构签发的证单（包括品质、植检、兽医、健康卫生、熏蒸消毒等证书）作为通关验放的重要凭证。

2. 检验检疫证单是海关征收和减免关税的重要凭证

（1）有些国家海关在征收进出境货物关税时，不只是凭商业发票上的数/重量计收，经常以检验检疫证单上的检验检疫结果作为海关征税的依据。有的海关还委托检验检疫机构对货物的品种、质量、成分等进行鉴定，以检验检疫证单作为把关或计收关税的凭证。

（2）对到货后因发货人责任造成的残损、短缺或品质等问题的入境货物，发生换货、退货或赔偿等现象时往往涉及免征关税或退税。检验检疫机构签发的证单可作为通关免税或退税的重要凭证。

（3）检验检疫机构签发的产地证书是进口国海关征收或减免关税的有效凭证。一般原产地证是享受最惠国税率的有效凭证，普惠制产地证是享受给惠国减免关税的有效凭证。

3. 检验检疫证单是履行交接、结算及进口国准入的有效证件

（1）在国际贸易中，大多凭证单进行交易，为确保所交易货物符合合同规定，需要一个证明文件作为交接的凭证，检验检疫机构签发的各类证单就属于这类有效凭证。

（2）凡对外贸易合同、协议中规定以检验检疫证单作为结算货款依据的进出境货物，检验检疫证单中所列的货物品质、规格、成分、公量等检验检疫结果是买卖双方计算货款的依据。

（3）有的国家法令或政府规定要求，某些入境货物需凭检验检疫机构签发的证单方可进境，如凭检验检疫机构出具的品质证书、木质包装的熏蒸证和植物检疫证、兽医证等证单入境。对运输工具，凭检验检疫机构出具的交通工具卫生证书及检疫证书入境。

4. 检验检疫证单是议付货款的有效凭证

在国际贸易中，买方往往在合同和信用证中规定，以检验检疫证单作为交货付款的依据之一。议付行受开证行的委托，审核信用证规定的证单及内容，符合条件的方予结汇。

5. 检验检疫证单是明确责任的有效证件

承运人或其他贸易关系人申请检验检疫机构证明出入境货物的积载情况、验舱、舱口检视、水尺计重、证明液体商品的温度和密度、签封样品、冷藏舱检温、冷冻货检温等，检验检疫机构出具的检验检疫证单都是明确责任范围的证明文件。

6. 检验检疫证单是办理索赔、仲裁及诉讼的有效证件

对入境货物，经检验检疫机构检验检疫发现残损、短少或与合同、标准不符的，检验检疫机构签发检验证单。买方在合同规定的索赔有效期内，凭检验检疫机构签发的检验证单提出索赔。检验检疫证单也是进行仲裁、诉讼时举证的有效证明文件。

7. 检验检疫证单是办理验资的有效证明文件

对外商投资企业及各种对外补偿贸易方式，境外（包括港、澳、台地区）投资者以实物作价投资的，或外商投资企业委托国外投资者用投资资金从境外购买的财产，各地检验检疫机构办理外商投资财产鉴定工作，按规定出具鉴定证书。其价值鉴定证书是证明投资各方投入财产价值量的有效依据。各地会计师事务所凭此价值鉴定证书办理外商投资财产的验资工作。

3. 依法实施出入境动植物检疫管理

根据《进出境动植物检疫法》及其实施条例，国家质检总局对进出境和旅客携带、邮寄的动植物及其产品和其他检疫物，装载动植物及其产品和其他检疫物的装载容器、包装物、铺垫材料，来自疫区的运输工具，

以及法律、法规、国际条约、多双边协议规定或贸易合同约定应当实施检疫的其他货物和物品实施检疫和监管,以防止动物传染病、寄生虫病和植物危险性病、虫、杂草以及其他有害生物传入传出,保护农、林、牧、渔业生产和人体健康,促进对外贸易的发展。

检疫的措施主要包括风险分析与管理措施、检疫审批、国外预检、口岸查验、隔离检疫、实验室检测、检疫除害处理、预警和快速反应、检疫监管等。

4. 依法实施出入境卫生检疫管理

根据《国境卫生检疫法》及其实施条例,国家质检总局负责在我国口岸对入出境人员、交通工具、集装箱、货物、行李、邮包、尸体骸骨、特殊物品等实施卫生检疫查验、传染病监测、卫生监督和卫生处理,促进国家对外开放政策的实施,防止传染病的传入和传出,保证出入境人员的健康卫生。

5. 依法实施进出口商品检验管理

根据《进出口商品检验法》及其实施条例,国家质检总局对进出口商品及其包装和运载工具进行检验和监管。对列入《法检目录》中的商品实施法定检验和监督管理;对《法检目录》外商品实施抽查,对涉及安全、卫生、健康、环保的重要进出口商品实施注册、登记或备案制度;对进口许可制度民用商品实施入境验证管理;对法定检验商品的免验进行审批;对一般包装、危险品包装实施检验;对运载工具和集装箱实施检验检疫;对进出口商品鉴定和外商投资财产价值鉴定进行监督管理;依法审批并监督管理从事进出口商品检验鉴定业务的机构。

6. 依法实施进出口食品安全管理

根据《食品卫生法》和《进出口商品检验法》及相关规定,国家质检总局对进出口食品和化妆品安全、卫生、质量进行检验监督管理,组织实施对进出口食品和化妆品及其生产单位的日常监督管理。对进口食品(包括饮料、酒类、糖类)、食品添加剂、食品容器、包装材料、食品用工具及设备进行检验检疫和监督管理。建立出入境食品检验检疫风险预警和快速反应系统,对进出口食品中可能存在的风险或潜在危害采取预防性安全保障和处理措施。

参与制定并实施《中华人民共和国动物及动物源食品中残留物质监控计划》及《中华人民共和国动植物源性食品农药残留物质监控计划》,参与在全国范围内对动物及动物源性食品进行农兽药残留监测。

7. 依法实施产品质量监督管理

根据《产品质量法》及其实施条例,国家质检总局组织实施国家产品质量监督抽查,拟订国家重点监督的国内产品目录并组织实施监督,组织实施 QS 标志制度,管理和协调产品质量的行业监督、地方监督与专业质量监督,管理质量仲裁的检验和鉴定工作,监督管理产品质量检验机构,管理国家产品质量监督抽查免检工作,管理工业产品生产许可证的工作。

8. 依法实施食品生产监管

根据《产品质量法》《食品卫生法》及其实施条例,国家质检总局组织实施国内食品生产加工环节质量安全卫生监督管理,组织实施国内食品生产许可、强制检验等食品质量安全准入制度,负责调查处理国内食品生产加工环节的食品安全重大事故。

9. 依法开展国际合作

国家质检总局负责管理质量监督检验检疫方面的国际合作与交流。国家质检总局与世界大多数国家和地区的相关主管部门建立了合作关系,与许多国家和地区建立了双边磋商合作机制;积极参与双边、多边及区域经济体的合作,单独或参与外交部、商务部与有关国家进行磋商和谈判;以备忘录、议定书、会谈纪要、合作协议等多种形式,与50个国家和地区签署了多项双边合作文件。

国家质检总局参与许多国际组织和区域组织的活动,主要包括:世界贸易组织(WTO)、国际标准化组织(ISO)、国际电工委员会(IEC)、联合国食品法典委员会(CAC)、国际植物保护公约(IPPC)、国际米制公约组织、国际法制计量组织（OIML）、亚太经合组织（APEC）、亚欧会议（ASEM）、上海合作组织（The Shanghai Cooperation Organization）、亚太法制计量论坛（APLMF）等。

10. 依法实施认证认可监督管理

依据《中华人民共和国认证认可条例》，国家认监委负责制定、发布和执行国家认证认可、安全质量许可、卫生注册和合格评定方面的法律、法规和规章，协调并指导全国认证认可工作，负责监督管理认可机构和人员注册机构。

11. 其他职能

国家质检总局还承担如下职能：依法实施计量管理，特种设备安全管理，执法督查管理，科技管理，标准化管理等。

任务 1.3 熟悉出入境检验检疫工作的一般流程

1.3.1 出入境检验检疫工作模式与工作程序

出入境检验检疫采用将进出口商品检验、动植物检疫和卫生检疫工作合并在一起，"一次报验、一次抽（采）样、一次检验检疫、一次卫生除害处理、一次计收费、一次签证放行"的"三检合一"工作模式，实行"先报检，后报关"的工作程序。

1.3.2 出入境检验检疫工作的一般流程

出入境检验检疫工作的一般流程见图1-2。

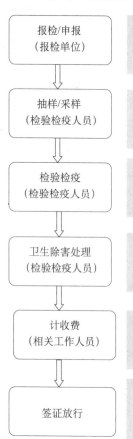

报检/申报 （报检单位）	申请人按有关法律等规定向检验检疫机构报检或申报，检验检疫机构工作人员审核报检人员提交的单据及资料是否齐全、符合规定，索赔或出运是否超过有效期等，审核无误的，方可受理报检
抽样/采样 （检验检疫人员）	检验检疫人员对须检验检疫并出具结果的出入境货物，需要到现场抽（采）样品进行检验，如不能直接进行检验，应对样品进行制样。样品及制备的小样经检验检疫后，要重新封存
检验检疫 （检验检疫人员）	检验检疫人员对报检货物通过感官、物理、化学和微生物等方法进行检验检疫，判定其是否符合有关强制性标准、合同或进口国官方机构的有关规定
卫生除害处理 （检验检疫人员）	检验检疫人员按照我国《国际卫生检疫法》及其实施细则、《进出境动植物检疫法》及其实施条例的规定，对有关出入境货物、动植物、运输工具、交通工具等实施出入境卫生除害处理
计收费 （相关工作人员）	检验检疫机构工作人员依据有关规定向受理报检企业计费并收取费用。检验检疫收费办法和标准的基本原则是：统一制定、简化减少、公开透明和公正合理
签证放行	检验检疫机构对检验检疫合格的出入境货物签发通关单，作为通关依据；对检验检疫不合格的出入境货物签发不合格通知书。对入境货物经除害处理或检验检疫后签入境货物通关单或入境货物检验检疫证明；不合格的签发检验检疫证书，供有关方面对外索赔

图 1-2 出入境检验检疫工作的一般流程

重要内容概要

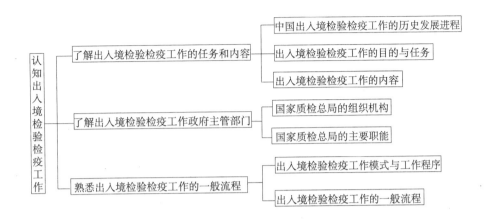

教学做一体化训练

【同步训练】

一、单项选择题

1. 1864年,由英商劳合氏的保险代理人(　　)代办水险和船舶检验、鉴定业务,这是中国第一个办理商检的机构。

  A. 大连仁济洋行 B. 上海仁济洋行 C. 烟台仁济洋行 D. 天津仁济洋行

2. (　　)年12月2日,第六届全国人大委员会第十八次会议通过了《中华人民共和国国境卫生检疫法》,(　　)年,中华人民共和国卫生检疫总所更名为中华人民共和国卫生检疫局。

  A. 1986;1995 B. 1988;1996 C. 1989;1997 D. 1991;1998

3. (　　),原国家出入境检验检验局和国家质量技术监督局合并成立国家质量监督检验检疫总局。

  A. 2000年4月10日   B. 2001年4月11日

  C. 2001年4月10日   D. 2002年4月10日

4. 统一管理全国质量认证、认可工作的机构是(　　)。

  A. 质检总局 B. 商品检验总局 C. 国家认监委 D. 国家标准委

5. 对国家认监委和国家标准委实施管理的机构是(　　)。

  A. 质检总局 B. 商品检验局 C. 国务院 D. 商务部

6. 列入《法检目录》中的商品,若其"检验检疫类别"为"S",则表示(　　)。

  A. 该商品需实施进口食品卫生监督检验

  B. 该商品需实施进境动植物、动植物产品检验

  C. 该商品需实施出境动植物、动植物产品检验

  D. 该商品需实施出口食品卫生监督检验

7. 某商品的"检验检疫类别"为"P. R/Q",该商品出境时应实施(　　)。

  A. 商品检验和食品卫生监督检验   B. 动植物检疫和食品卫生监督检验

  C. 动植物检疫   D. 食品卫生监督检验

8. 根据进出口商品检验法的有关规定,法定检验进口商品的收货人或其代理人应当向(　　)的检验检疫机构报验。

A. 报关地   B. 装运地   C. 使用地   D. 离境口岸

9. 检验检疫机构对"检验检疫类别"中含有（   ）的商品实施进口商品检验。

     A. M   B. N   C. P   D. Q

10. 关于《法检目录》，以下表述正确的是（   ）。

     A. 目录内的每一件商品，出境和入境时均需办理报检手续

     B. 目录所列商品就是法定检验检疫的全部商品

     C. 未列入目录的商品，检验检疫机构不再抽查检验

     D. 未列入目录但法律、法规规定必须经检验检疫机构检验的商品也必须报检

二、多项选择题

1. 检验检疫机构依法实施动植物检疫的有（   ）。

     A. 进境、出境、过境的动植物、动植物产品和其他检疫物

     B. 装载动植物、动植物产品和其他检疫物的装载容器、包装物、铺垫材料

     C. 来自动植物疫区的运输工具、进境拆解的船舶

     D. 有关法律、行政法规、国际条约规定，贸易合同约定应当实施进出境动植物检疫的其他货物、物品

2. 对装运出口易腐烂变质的食品、冷冻品的船舱、集装箱等运载工具，承运人、集装单位必须在装运前向检验检疫机构申请（   ）等适载检验。

     A. 清洁   B. 卫生   C. 冷藏   D. 密固

3. 我国对涉及（   ）的产品实施强制性认证制度。

     A. 人类健康和安全   B. 动植物生命和健康

     C. 环境保护   D. 公共安全

4. 下列关于《法检目录》中的商品说法中，正确的是（   ）。

     A. 《法检目录》中商品的"检验检疫类别"为"N"表示进口商品检验

     B. 《法检目录》中商品的"检验检疫类别"为"L"表示民用商品入境验证

     C. 《法检目录》中商品的"海关监管条件"为"A"表示实施进境检验检疫

     D. 《法检目录》中商品的"海关监管条件"为"B"表示实施出境检验检疫

5. 在《法检目录》中，某商品的"检验检疫类别"为"L. P/Q. S"，这种商品出入境时检验检疫机构将对其实施（   ）。

     A. 民用商品入境验证   B. 品质检验

     C. 动植物检疫   D. 食品卫生监督检验

6. 1982 年颁布了（   ），翌年又颁布了农业部制定的（   ），作为我国进出境动植物检验检疫的法律依据。

     A. 《进出口动植物检疫条例》   B. 《进出口动植物检疫条例实施细则》

     C. 《国境卫生检疫条例》   D. 《进出口动植物检疫实施细则》

7. 检验检疫机构对（   ）动植物及其产品实施检疫监管。

     A. 过境运输   B. 出境   C. 携带   D. 邮寄

8. 出入境检验检疫工作包括（   ）。

     A. 报检/申报，计/收费   B. 抽/采样，检验检疫

     C. 卫生除害处理   D. 签证放行

三、判断题

1. 已实施装运前检验的废物原料、旧机电产品在运抵口岸后，检验检疫机构无须再实施检验。（   ）

2. 我国对进境货物、动物产品、植物种子、种苗及其他繁殖材料实施进境检疫许可制度,输入单位在签订合同和协议前,应事先办理检疫审批手续。 （   ）

3. 进口废物原料要首先取得由国家质检总局签发的"进口废物批准证书",并且在国际货物买卖合同中订明装运前检验条款。 （   ）

4. 法定检验检疫的入境货物,海关凭目的地检验检疫机构签发的"入境货物通关单"验放。 （   ）

5. 在口岸对出入境货物实行"先报关、后报验"的检验检疫货物通关管理模式。 （   ）

6. 我国出入境检验检疫机构承担着"严把国门、为国民经济发展保驾护航"的重任,在国际贸易保护主义日益严重的形势下,还承担着打破国外贸易技术壁垒的重任。 （   ）

7. 未列入《法检目录》的商品,检验检疫机构凭货主或其代理人的申请实施检验。 （   ）

8. 外商投资企业进口货物可自愿申请价值鉴定。 （   ）

四、案例分析题

A 企业进口一批水性油漆共计 40 桶,检验检疫工作人员下厂抽样检验后送实验室检验,检测结果为"挥发性有机化合物不符合 GB 18582—2001 标准要求",即抽样检验不合格。但是在检测结果出来之前,A 企业就已经使用了 18 桶该批进口油漆。在接到检测结果后,企业认为:他们多年来一直使用该品牌的油漆,且产品质量稳定,符合国际标准,此次检测结果不合格,可能是由于溶剂受污染引起的,遂申请将剩余的 22 桶油漆进行重新抽样检验。而检验检疫工作人员认为:该企业虽然长期进口该品牌的油漆,但并不排除抽检的这一批是不合格的这一可能性,且企业也无法证明剩余的 22 桶油漆就是此次进口的抽检不合格的那一批,故不同意重新抽样检验。

问题:

（1）企业的行为是否违法?

（2）检验检疫机构是否应同意 A 企业重新抽样检验的要求?

（3）检验检疫机构是否应对该企业进行行政处罚?依据是什么?应当做出怎样的处罚决定?

报检单位备案登记

能力目标:

1. 能网上申请自理报检单位备案登记;
2. 能办理自理报检单位备案登记;
3. 能网上申请代理报检单位备案登记;
4. 能办理代理报检单位备案登记;
5. 能申请开通电子报检业务。

知识目标:

1. 了解自理报检单位和代理报检单位的范围;
2. 掌握自理报检单位备案登记程序及管理;
3. 掌握代理报检单位备案登记程序及管理;
4. 掌握自理报检单位和代理报检单位的权利与义务;
5. 了解"三电工程",熟悉开通电子报检的程序。

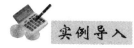 实例导入

四川省正辉国际贸易有限公司成立于 2004 年 6 月,是一家经营机电、服装纺织品、鞋类、家具、灯具、塑料制品、玩具、食品、废旧品等系列产品的进出口公司,产品远销欧美、东南亚、中东、拉美等地区。李华在大学毕业后取得报检员资格证书,并进入该公司成为一名正式员工。根据相关规定,公司已具备了开展自理报检的条件,所以要求李华负责公司的自理报检单位备案登记工作。

任务 2.1 自理报检单位备案登记

2.1.1 自理报检单位备案登记网上申请

李华于 2014 年 3 月 5 日登录"中国检验检疫电子业务网"(http://www.eciq.cn)完成自理报检单位备案登记网上申请。具体操作如下。

(1) 单击首页的"报检企业备案登记"(见图 2-1)。

(2) 选择用户登录中的"新用户",输入四川省正辉国际贸易有限公司的组织机构代码(去掉最后两位数字之间的符号-,共 9 位数),如有英文字母须大写,单击"备案"按钮(见图 2-2)。

(3) 选择"自理报检企业备案"(见图 2-3)。

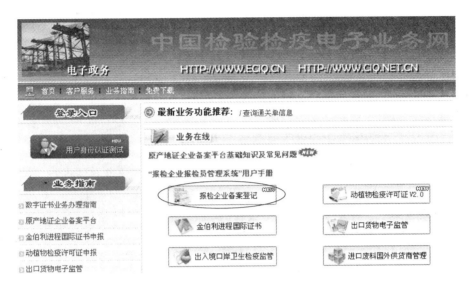

图 2-1　单击"报检企业备案登记"

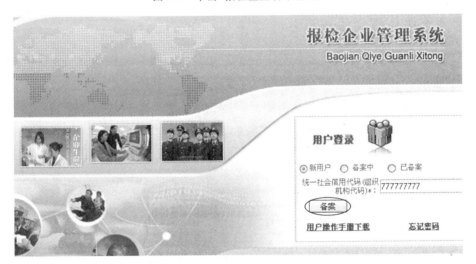

图 2-2　单击"备案"

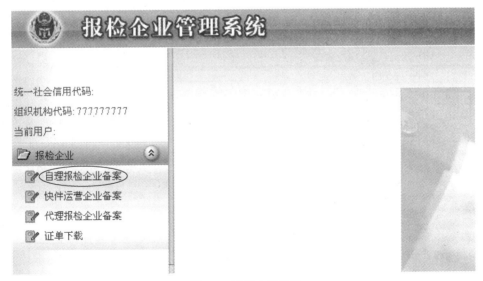

图 2-3　选择申请类别

（4）输入企业基本信息，完成后单击下方的"提交"按钮（见图 2-4）。

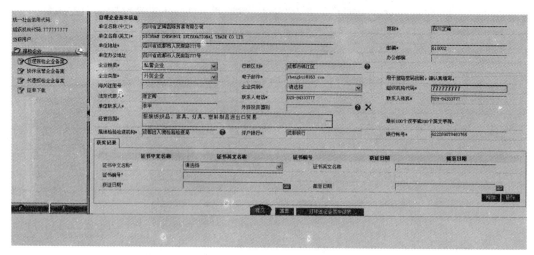

图 2-4 输入企业基本信息

（5）出现申请成功的界面后，单击右上方"打印"按钮，打印出"自理报检单位登记备案申请表"。

2.1.2 实地办理自理报检单位备案登记

李华完成自理报检单位备案登记网上申请后，须到所属地出入境检验检疫局检务窗口实地办理备案登记。具体操作如下。

（1）将打印出的"自理报检单位登记备案申请表"填制完整（见表 2-1）。

表 2-1 成都出入境检验检疫局自理报检单位登记备案申请表

申请编号：0000000000123456

申请日期：2014-03-05

申请单位名称（中文）	四川省正辉国际贸易有限公司				
申请单位名称（英文）	SICHUAN ZHENGHUI INTERNATIONAL TRADE CO. ,LTD.				
申请单位地址	四川省成都市人民南路 777 号			邮政编码	610002
海关注册代码		电话号码	028-84333777	法定代表人	曾正辉
E-mail 地址	zhenghui@163.com	传真号码	028-84333777	联系人	李华
企业性质	私营企业	企业类别		外贸企业	
组织机构代码	777777777	外资投资国别（三资企业）			
经营范围	机电、服装纺织品、鞋类、家具、灯具、塑料制品、玩具、食品、废旧品进出口贸易				
开户银行	成都银行			银行账号	622289878483765
随附文件	☑ 申请单位营业执照 ☑ 批准证书/资格证书 ☑ 组织机构代码证 ☐ 其他 以上文件均为复印件，并加盖单位公章。				
申请单位公章： 法定代表人签字： 　　曾正辉	报检专用章： 填报人：李华 日　期：2014 年 3 月 6 日				
＊以下由出入境检验检疫机构填写： 企业备案登记代码：　　　　　　　　　　经办人： 　　　　　　　　　　　　　　　　　　　日　期：　年　月　日					

（2）李华持公司营业执照、组织机构代码、对外贸易经营者备案登记表的原件及加盖公司公章的复印件，连同已填制好并加盖公章的"自理报检单位登记备案申请表"，到成都出入境检验检疫局检务窗口办理备案登记，交付复印件且验证原件。

2.1.3　领取自理报检单位备案登记证明书

一周后，2014 年 3 月 13 日，李华经询问得知，成都出入境检验检疫局已经对其提交的资料进行审核后予以备案登记。于是，李华携带有效证明文件前往出入境检验检疫局窗口领取"自理报检单位备案登记证明书"（见图 2-5）。至此，公司取得了自理报检的资格。

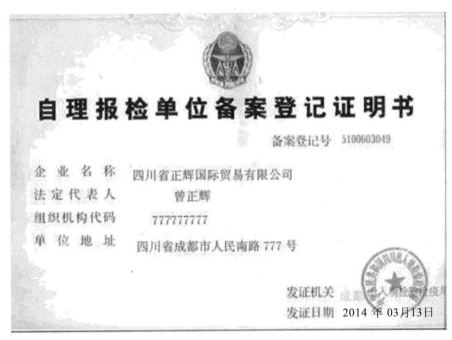

图 2-5　自理报检单位备案登记证明书

知识链接 2-1

一、自理报检单位的范围

自理报检单位是指根据我国法律和规定需办理出入境检验检疫报检（申报）的出入境货物或其他报检物的收发货人，进出口货物的生产、加工、储存和经营的单位。其范围如下。

（1）有进出口经营权的国内企业。

（2）进口货物的收货人或其代理人。

（3）出口货物的生产企业。

（4）出口货物运输包装及出口危险货物运输包装生产企业。

（5）中外合资、中外合作、外商独资企业。

（6）国外（境外）企业、商社常驻中国代表机构。

（7）进出境动物隔离饲养和植物繁殖生产单位。

（8）进出境动植物产品的生产、加工、存储、运输单位。

（9）对进出境动植物、动植物产品进行药剂熏蒸和消毒服务的单位。

（10）从事集装箱的储存场地和中转场（库）消洗、卫生除害处理、报检的单位。

（11）有进出境交换业务的科研单位。

（12）其他报检单位。

二、自理报检单位的信息变更管理制度（可在网上先申请，后持材料到现场办结）

1. 变更

自理报检单位备案登记的名称、注册地址、企业性质、法定代表人、报检员、营业场所、注册资金、电话号码、传真号码、电子邮箱、联系人、邮政编码等信息有变更的，应在15个工作日内向原登记备案的检验检疫机构提出信息更改申请。单位名称、地址、法人代表更改的，应重新颁发"自理报检单位备案登记证明书"。

2. 注销

自理报检单位需要终止备案登记的，应以书面形式向原备案登记的检验检疫机构办理注销手续，经审核后予以注销。

3. 撤销

自理报检单位提供虚假信息或材料并取得备案登记的，检验检疫机构撤销其备案登记；自理报检单位提供的材料失实或不按照规定办理更改手续，造成无法落实检验检疫等严重后果的，按相关法律和规定处理。

4. 年审、换证

检验检疫机构对自理报检单位实行年审制度。如"自理报检单位备案登记证明书"五年有效期届满，应及时到原办理备案登记手续的检验检疫机构办理换证手续。

5. 异地备案

已经在工商注册所在地检验检疫机构备案登记的自理报检单位及已注册的报检员，前往注册地以外的检验检疫机构报检时，检验检疫机构核实其提供的自理报检单位备案登记信息后予以受理，并按照有关规定进行管理，自理报检单位无须在异地办理备案登记和报检员注册手续。

三、自理报检单位的权利与义务

1. 自理报检单位的权利

（1）根据检验检疫法律法规的规定，依法办理出入境货物、人员、运输工具、动植物及其产品等与其相关的报检（申报）手续。

（2）自理报检单位按有关规定办理报检，提供抽样和检验检疫的各种条件后，有权要求检验检疫机构在国家质检总局统一规定的检验检疫期限内完成检验检疫工作，并出具证明文件。如因检验检疫工作人员玩忽职守造成损失，或入境货物超过索赔期而丧失索赔权，或出境货物耽误装船结汇的，报检人有权追究当事人的责任。

（3）自理报检单位对检验检疫结果有异议的，有权在规定的时间内向原检验检疫机构或其上级检验检疫机构以及国家质检总局申请复验。

（4）自理报检单位在保密情况下提供有关商业及运输单据时，有权要求检验检疫机构及其工作人员予以保密。

（5）自理报检单位有权对检验检疫机构及其工作人员的违法违纪行为进行控告或检举。

2. 自理报检单位的义务

（1）自理报检单位必须遵守有关国家法律、法规和检验检疫规章，对报检的真实性负责。

（2）自理报检单位应当按检验检疫机构的要求聘用报检员，由报检员持"报检员证"办理报检手续，并对其进行管理，对其报检行为承担法律责任。

（3）自理报检单位应提供正确、齐全、合法和有效的单证，完整、准确、清楚地填制报检单，并在规定的时间和地点办理报检手续。

（4）自理报检单位在办理报检手续后，应当按要求及时与检验检疫机构联系，协助检验检疫工作人员进行现场检验检疫、抽（采）样及检验检疫处理等事宜，提供进行抽（采）样和检验检疫、鉴定等必要的工作条件，并应当落实检验检疫机构提出的检验检疫监管及有关要求。

（5）自理报检单位对已经检验检疫合格放行的出口货物应加强批次管理，不得错发、错运、漏发，以免造成货证不符。对入境的法定检验检疫货物,未经检验检疫合格或未经检验检验局机构许可的,不得销售、使用、拆卸和运递。

(6) 自理报检单位在申请检验检疫或鉴定等工作时,应按规定缴纳检验检疫费。

任务2.2 代理报检单位备案登记

代理报检单位是指在检验检疫机构备案登记,依法接受有关关系人委托,为有关关系人办理报检(申报)业务,在工商行政管理部门注册登记的境内企业法人。

根据 2013 年 7 月《国务院关于废止和修改部分行政法规的决定》(国务院令第 638 号)和《国务院关于取消和下放一批行政审批项目等事项的决定》(国发〔2013〕19 号)的要求,国家质检总局于 2013 年 10 月颁布《质检总局关于代理报检企业和报检人员管理有关问题的公告》,对代理报检企业实行的注册登记管理转变为备案登记管理。但为保证相关工作的连续性,备案表暂用现行相关申请书。代理报检企业、报检人员管理的具体办法由国家质检总局另行制定。因此,代理报检企业的登记备案手续目前仍参照原有相关规程进行操作。

企业申请代理报检单位备案登记的程序具体如下。

2.2.1 代理报检单位备案登记网上申请

(1) 在国家质检总局规定的受理时间段内,登录"中国检验检疫电子业务网"(http://www.eciq.cn),单击首页的"报检企业备案登记"(见图 2-6)。

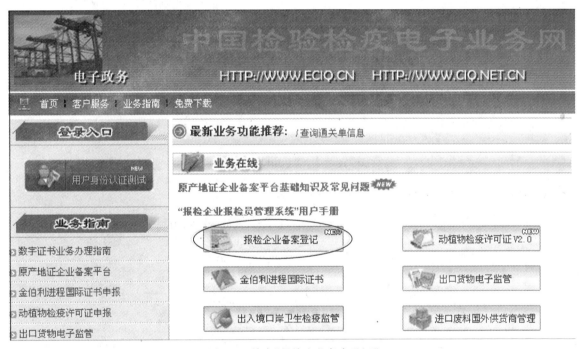

图 2-6 单击"报检企业备案登记"

(2) 选择用户登录中的"新用户",输入公司的组织机构代码(去掉最后两位数字之间的符号-,共 9 位数),如有英文字母须大写,单击"备案"按钮(见图 2-7)。

(3) 选择"代理报检企业备案"(见图 2-8)。

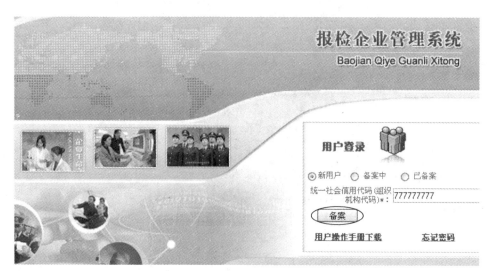

图 2-7 单击"备案"

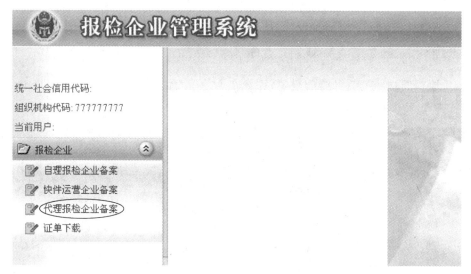

图 2-8 选择申请类别

(4) 输入企业基本信息,完成后单击下方的"提交"按钮(见图 2-9)。

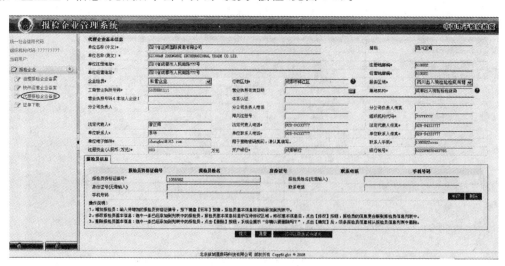

图 2-9 输入企业基本信息

图 2-10 中的登录密码和申请编号必须牢记,再次登录时须用登录密码。

操作结果说明

返回 打印

操作成功！

申请－操作成功：

申请数据已成功发送。

您的登录密码为：153668
您本次的申请编号为：10052810593500000001

请单击右上方的"打印"按钮，打印《出入境检验检疫代理报检单位注册登记申请书》，并持以下资料向出入境检验检疫局办理业务：
1．《出入境检验检疫代理报检企业注册登记申请书》
2．《企业法人营业执照》正本复印件，分公司以自己名义申请的，需同时提交《营业执照》正本复印件以及总公司的《企业法人营业执照》正本复印件和授权书
3．《组织机构代码证》复印件
4．拟任报检员的《报检员资格证》复印件
5．申请人与其拟任报检员签订的《劳动合同》复印件，分公司申请时可提供拟任报检员与总公司签订的劳动合同
6．公司章程复印件
7．申请人营业场所所有权证明或者租赁证明复印件
8．申请人的公章印模
注意：请在45天内到检验检疫机构办理申请事宜！

图 2-10　申请成功界面

　　(5) 出现申请成功的界面(见图 2-10)后，单击右上方的"打印"按钮，打印出"出入境检验检疫代理报检企业注册登记申请书"(见表 2-2)。

表 2-2　出入境检验检疫代理报检企业注册登记申请书

出入境检验检疫代理报检企业注册登记申请书

申请编号：＿＿＿＿＿＿
申请日期：＿＿＿＿＿＿

中华人民共和国＿＿＿＿＿出入境检验检疫局：

　　根据相关法律、法规和《出入境检验检疫代理报检管理规定》(第 128 号令)，我企业特向贵局申请代理出入境检验检疫报检业务注册登记，并附相关材料。

　　本企业将严格遵守出入境检验检疫有关法律、法规和规定，按照检验检疫机构的规定和要求办理代理报检业务，配合做好检验检疫工作，并承担相应的经济责任和法律责任。本企业具有固定营业场所及符合办理检验检疫报检业务所需的条件，具备健全的企业内部管理制度。

　　本企业保证如实提交有关材料和反映真实情况，并对申请材料的实质内容的真实性负责，特请批准。

　　本企业郑重声明，本企业与检验检疫机构行政机关工作人员无任何利益关系，未聘请检验检疫行政机关工作人员和按国家有关规定应予以回避的人员以及离开检验检疫工作岗位 3 年内的工作人员。

申请企业(公章)：

法定代表人
(签字)：

联系人(签字)：
部门：　职务：　电话：
年　月　日

2.2.2 实地办理代理报检单位备案登记

通过"中国检验检疫电子业务网"提交申请后，直属地检验检疫机构对申请单位的申请进行审核，根据申请单位提交的材料是否齐全、是否符合法定形式做出准予或者不予备案登记的决定。在准予备案登记后，李华即可或者在首次办理报检手续时向所在地直属检验检疫局提交相关材料，实地办理备案登记。

（1）填制好的"代理报检企业备案表"（现为"出入境检验检疫代理报检企业注册登记申请书"，见表2-2）、企业基本情况登记表（见表2-3）、企业保证书（见表2-4）和声明（见表2-5）。

表 2-3 出入境检验检疫代理报检企业基本情况登记表

企业名称	中文		简称	
	英文			
注册地址			邮政编码	
企业性质		行政区划		
工商营业执照号码		有效日期：　年　月　日		
海关注册号		组织机构代码		
法定代表人		电话	传真	
企业联系人		电话	传真	
体系认证		企业电子邮件		
注册资金		开户银行	银行账号	

	申请的报检区域		经营地址	邮政编码	电话

	序号	姓名	报检员资格证号码	身份证号码	联系电话	手签笔迹
报检人员	1					
	2					
	3					
	4					
	5					
	6					
	7					
	8					
	9					
	10					

表 2-4 企业保证书

保 证 书

＿＿＿＿＿＿＿出入境检验检疫局：

为促进外贸的发展，给企业提供较多的方便，我企业现申请代理进出口商品报检业务，为使这项工作顺利健康发展，我企业做出如下保证。

1. 遵守出入境检验检疫法律、法规和规定，依法如实报检。

2. 承担被代理人在经济贸易活动中应承担或所涉及的有关出入境检验检疫方面的义务，承担或解决由代理报检而产生或涉及的纠纷及其后果。

3. 对我企业派出的或指定的代理报检员的一切涉及出入境检验检疫的行为负法律责任。

4. 自觉接受出入境检验检疫机构的管理，如实报告代理报检情况，不隐瞒，不欺骗。

5. 按国家有关规定，代被代理人缴纳检验检疫费及其他规定的费用。

法定代表人（签字）：　　　　　　　　　　　　　　　　公司（公章）：

　　年　月　日　　　　　　　　　　　　　　　　　　　年　月　日

表 2-5　企业声明

声　明

　　本企业郑重声明,本企业与检验检疫机构无任何隶属和利益关系,未聘请检验检疫机构工作人员和按国家有关规定应予回避的人员以及离开检验检疫工作岗位 3 年内的人员。

法定代表人(签名和日期)　　　　　　　　　　企业公章:

以下内容由检验检疫机构填写

纪检监察部门审查意见:

年　月　日　　　　盖章

人事部门审查意见:

年　月　日　　　　盖章

(2)"企业法人营业执照"复印件;分公司以自己名义申请的,需同时提交"营业执照"复印件、总公司授权书。

(3)"组织机构代码证"复印件。

(4)营业场所所有权证明或者租赁证明复印件。

(5)申请人的印章印模。

(6)申请单位有关代理报检的管理制度复印件。

(7)国家质检总局要求的其他材料。

申请人提交的材料应当加盖本企业公章,提交复印件的应当同时交验正本。

2.2.3　领取代理报检单位注册登记证书

　　李华在规定时间内收到了检验检疫机构准予备案的通知,并即时领取了"代理报检单位注册登记证书"(见图 2-11)。至此,该企业获得代理报检的资格。

代理报检单位注册登记证书

注册登记号　5100421362

企 业 名 称　四川省正辉国际贸易有限公司

法 定 代 表 人　曾正辉

组 织 机 构 代 码　777777777

单 位 地 址　四川省成都市人民南路777号

报 检 区 域　四川出入境检验检疫局辖区

发证机关

发证日期　2014 年 09 月 25 日

国家质量监督检验检疫总局 制

图 2-11　代理报检单位注册登记证书

根据国家质检总局要求,2014年启用新版"代理报检企业注册登记证"和"代理报检企业注册登记证书"副本,年审改为每两年一次的例行审核,原有代理报检企业须携带旧版"代理报检企业注册登记证""代理报检单位注册登记证书"副本和委托书(加盖公章)到直属地检验检疫机构领取新证,注册信息有变更的企业应及时申请信息变更。

知识链接 2-2

一、《质检总局关于代理报检企业和报检人员管理有关问题的公告》(2013年第142号)(节选)

代理报检企业(含从事报检业务的快件运营企业)首次办理报检手续时,应当向检验检疫机构提供以下材料。

(1)代理报检企业备案表。

(2)"企业法人营业执照"复印件;以分公司名义申请的,需同时提交"营业执照"复印件、总公司授权书。

(3)"组织机构代码证"复印件。

(4)企业的印章印模。

材料应当加盖企业公章,提交复印件的应当同时交验原件。

各级检验检疫机构按照法律法规、国家质检总局规章等规定加强对代理报检企业和报检人员的日常监督管理,维护正常的外贸秩序和检验检疫工作秩序。重点加强对代理报检企业的检验检疫信用管理和报检人员的报检差错登记管理,对违反法律法规和规章的,按规定进行处罚。

充分发挥行业组织的作用。国家质检总局对报检行业组织的行业管理工作进行监督管理和指导,各级检验检疫机构对当地报检行业组织的行业管理工作进行监督管理和指导。中国出入境检验检疫协会报检分会应当加强行业自律,建立行业规范,强化行业单位和人员的监督管理,组织报检从业人员报检业务能力水平培训。

二、申请代理报检单位注册登记的企业(以下简称"申请人")应具备的条件

(1)取得工商行政管理部门颁发的"企业法人营业执照"或"营业执照",该执照经营范围中列明有代理报检或与之相关的经营权。

(2)有固定经营场所及办理代理报检业务所需的条件和设施。

(3)有健全的企业代理报检管理制度。

分公司以自己名义申请代理报检企业注册登记的,应当取得"营业执照"、总公司授权书。

三、代理报检单位的信息变更

代理报检单位信息发生变更的,应当在变更之日起15日内办理信息更改手续,向所在地检验检疫机构提交"代理报检企业注册登记更改申请表"(见表2-6)。

表 2-6 代理报检企业注册登记更改申请表

申请编号:

申请日期:

企业注册登记号码:				
报检企业名称:				
信息更改情况				
序号	更改项目名称	原信息内容	更改后信息内容	随附资料

续表

更改原因：	
申请更改报检企业声明： **以上更改信息真实无讹。** 报检企业法定代表人(签名和日期)：　　　　　　　企业盖章：	
以下内容由检验检疫机构填写	
检验检疫机构意见：	
经办人： 　　　年　月　日	业务主管部门盖章：

(1) 代理报检单位名称、注册地址、企业性质、法定代表人、报检员、营业场所、注册资金、电话号码、传真号码、电子邮箱、联系人、邮政编码等内容更改的，由所在地检验检疫机构受理并审核，对审核符合的及时给予更改；更改信息涉及注册登记证书的，所在地检验检疫机构收回原注册登记证书并颁发新证书。

(2) 代理报检单位更改信息后，条件不能满足代理报检单位资质要求的，代理报检单位应及时补充有关材料。补充材料后仍不能满足要求的，由所在地检验检疫机构报经国家质检总局批准后，取消其代理报检资格。

四、代理报检单位的权利、义务和责任

1. 代理报检单位的权利

(1) 代理报检单位备案登记后，其在检验检疫机构备案并持有报检员证的报检员有权在批准的代理报检区域内向检验检疫机构办理代理报检业务，但不得出借报检员证。

(2) 除另有规定外，代理报检单位有权代理委托出入境检验检疫的报检业务。在报关地或收货地代理进口货物报检，在产地或报关地代理出口货物报检。

(3) 代理报检单位在按有关规定代理报检，提供抽(采)样和检验检疫的各种条件后，有权要求检验检疫机构在国家质检总局统一规定的检验检疫期间内完成检验检疫工作，并出具证明文件。如因检验检疫工作人员玩忽职守造成损失，或入境货物超过索赔期而丧失索赔权，或出境货物耽误装船结汇的，有权追究当事人责任。

(4) 代理报检单位对检验检疫机构的检验检疫结果有异议的，有权在规定的期限内向原检验检疫机构或其上级检验检疫机构以及国家质检总局申请复验。

(5) 代理报检单位在保密情况下提供有关商业及运输单据时，有权要求检验检疫机构及其工作人员予以保密。

(6) 代理报检单位有权对检验检疫机构及其工作人员的违法违纪行为进行控告或检举。

2. 代理报检单位的义务

(1) 代理报检单位在代理报检时，须遵守出入境检验检疫法律、法规和规定，对代理报检的内容和提交的有关文件的真实性、合法性负责,并承担相应的法律责任。

(2) 代理报检单位从事代理报检业务时,须提交委托人的报检委托书(见表2-7),载明委托人与代理报检单位的名称、地址、联系电话、代理事项,以及双方的责任、权利和代理期限等内容,由法定代表人签字并加盖双方公章。

表 2-7　代理报检委托书

代理报检委托书

编号:

_____出入境检验检疫局:

　　本委托人(备案号/组织机构代码_____)保证遵守国家有关检验检疫法律、法规的规定,保证所提供的委托报检事项真实、单货相符。否则,愿承担相关法律责任。具体委托情况如下。

　　本委托人将于_____年_____月间进口/出口如下货物。

品名		H. S. 编码	
数(重)量		包装情况	
信用证/合同号		包装情况	
进口货物收货单位及地址		进口货物提/运单号	
其他特殊要求			

　　特委托_____(代理报检注册登记号_____),代表本委托人办理上述货物的下列出入境检验检疫事宜。

□1. 办理报检手续;

□2. 代缴纳检验检疫费;

□3. 联系和配合检验检疫机构实施检验检疫;

□4. 领取检验检疫证单;

□5. 其他与报检有关的相关事宜:_____

联系人:_____

联系电话:_____

本委托书有效期至_____年____月____日

委托人(加盖公章)

年　月　日

受托人确认声明

本企业完全接受本委托书,保证履行以下职责。

1. 对委托人提供的货物情况和单证的真实性、完整性进行核实。

2. 根据检验检疫有关法律、法规规定办理上述货物的检验检疫事宜。

3. 及时将办结检验检疫手续的有关委托内容的单证、文件移交委托人或其指定的人员。

4. 如实告知委托人检验检疫部门对货物的后续检验检疫及监管要求。

如在委托事项中发生违法或违规行为,愿承担相关法律和行政责任。

联　系　人:_____

联系电话:_____

受托人(加盖公章)

年　月　日

(3) 代理报检单位应在检验检疫机构规定的期限、地点办理报检手续,按规定填制报检申请单,加盖代理报检单位的合法公章,并提供检验检疫加盖要求的必要单证。

(4) 代理报检单位应切实履行代理报检职责,负责与委托人联系,协助检验检疫机构落实检验检疫的时间、地点,配合检验检疫机构实施检验检疫并提供必要的工作条件。对已完成检验检疫工作的,应及时领取检验检疫单证和通关证明。

(5) 代理报检单位应积极配合检验检疫机构对其所代理报检业务有关事宜的调查和处理。

(6) 代理报检单位应按检验检疫机构的要求聘用报检员,对报检员要进行管理,并对其报检行为承担法律责任。如果报检员被解聘或不再从事报检工作或离开本单位,代理报检单位应及时申请办理注销手续,否则,承担由此产生的法律责任。

3. 代理报检单位的责任

(1) 对实施代理报检过程中所知悉的商业秘密负有保密的责任。

(2) 应按规定代委托人缴纳检验检疫费,在向委托人收取相关费用时,应如实列明检验检疫机构收取的检验检疫费,并向委托人出示检验检疫机构出具的收费票据,不得借检验检疫机构名义向委托人收取额外费用。

(3) 代理报检单位与被代理人之间的法律关系适用于我国《民法通则》的有关规定,并共同遵守出入境检验检疫法律、法规;代理报检单位的代理报检行为,不免除被代理人根据合同或法律所应承担的产品质量责任和其他责任。

(4) 有伪造、变造、买卖或者盗窃出入境检验检疫单证、印章、标志、封识和质量认证标志行为,除取消其代理报检注册登记及代理报检资格外,还应按检验检疫相关法律、法规的规定予以行政处分;情节严重构成犯罪的,移交司法部门对直接责任人依法追究刑事责任。

(5) 代理报检单位因违反规定被检验检疫机构暂停或取消其代理报检资格所发生的与委托人等关系人之间的经济纠纷,由代理报检单位自行解决或通过法律途径解决。

(6) 代理报检单位及其报检员在从事报验业务中有违反代理报检规定的,由检验检疫机构根据规定给予通报批评、警告、暂停或取消其代理报检资格等处理;违反有关法律法规的,按有关法律法规的规定处理;涉嫌触犯刑律的,移交司法部门按照刑法的有关规定追究刑事责任。

五、代理报检单位的年审与信用等级管理

1. 年审

(1) 检验检疫机构对代理报检单位实行两年一次的例行审核制度。代理报检单位应在规定时间前向所在地检验检疫机构申请年度审核,并提交"代理报检单位年审报告书""出入境检验检疫代理报检单位注册登记证书"复印件(同时交验正本)、"工商营业执照"复印件(同时交验正本),以及检验检疫机构要求提供的其他材料。

(2) 检验检疫机构对年审材料的真实性及实质性内容进行包括现场核查、实地检查、座谈会、发放调查表等多种形式的审查。审查的内容包括注册资金、报检员人数、经营场所及办理检验检疫业务所需的条件,年度代理报检业务及报检差错情况,遵守代理报检单位管理规定情况,遵守检验检疫法律法规情况,以及有关委托人的反映等。

(3) 审核合格的,检验检疫机构签发"代理报检单位年审合格通知书"。审核不合格的,报经国家质检总局批准同意后,取消其代理报检资格。有违反检验检疫法律法规情况的,按相关法律、法规的规定处理。

(4) 注册登记不满一年的代理报检单位,本年度可不参加年审。未参加年审也未经所在地检验检疫机构同意延迟参加年审的单位,暂停其代理报检资格。

2. 信用等级管理

检验检疫机构对代理报检单位实行信用等级分类管理。信用等级评定以代理报检单位在日常代理报检业务中遵守法律法规、履行代理报检职责的情况为依据,具体评定的内容包括以下几个方面。

(1) 代理报检单位违反检验检疫法律、法规的情况,包括检验检疫机构对代理报检单位的行政处罚及违规处理记录。

(2) 代理报检单位业务经营、管理情况。

(3) 代理报检单位基本信息登记、变更情况,包括登记信息的准确性、日常变更情况、注册登记证书的保管与使用等。

（4）检验检疫费用的缴纳情况，年审和换证情况等。

（5）代理报检单位对报检员的使用情况，包括报检员参加检验检疫的业务培训情况，报检员证的使用、管理情况，报检员的差错或违规记录等。

（6）代理报检单位其他信用信息，包括质量管理体系认证情况，获得省市级以上荣誉称号的情况，如"文明单位""重合同守信用""国内十佳企业"称号等。

评定实行评分制，扣分制和加分制相结合。年度起始分值为 100 分，具体标准如下。

（1）违反检验检疫法律法规被行政处罚的，每次扣 30 分。

（2）违反检验检疫代理报检管理规定被作警告处理的，每次扣 5 分；被暂停代理报检资格 3 个月的，每次扣 20 分；被暂停代理报检资格 6 个月的，每次扣 30 分。

（3）代理报检单位通过质量管理体系认证的，加 10 分。

（4）获得各类省市级以上荣誉称号的，每项加 10～20 分。

代理报检单位信用等级评定内容按评定标准分为 A、B、C、D 四个等级。考评分在 90 分以上的，信用等级为 A 级；70 分以上、90 分以下的为 B 级；50 分以上、70 分以下的为 C 级；50 分以下的为 D 级。为 A、B 级的代理报检单位，可给予不同程度的便利通关措施和宽松的管理措施。对 C、D 级的代理报检单位采取加严管理。

【案例 2-1】

代理报检单位未尽责受处罚

2010 年 3 月 29 日，云南出入境检验检疫局受理一批南通出入境检验检疫局电子转单业务，在审核换证凭单内容时发现货物包装情况不明，遂要求提供南通检验检疫局出具的书面说明。几天后，企业提交来一份南通检验检疫局签发的"工作联系单"，云南检验检疫局检务处签证人员仔细审核后，发现该"工作联系单"存在几大疑点：抬头为根本不存在的"昆明检验检疫局"；该"工作联系单"为手写；该"工作联系单"内容有错别字。为识别该"工作联系单"的真伪，云南检验检疫局立即与南通检验检疫局联系，请他们帮助核实。经南通检验检疫局调查核实，该"工作联系单"系南通某企业伪造，南通检验检疫局目前已对该企业进行立案调查。在这起伪造检验检疫证单的事件中，云南方面的代理报检单位——云南物产进出口股份公司，因未对委托人提供的单证进行真实性核查就提交检验检疫机构用于办理相关业务，被云南检验检疫局作"企业失信"扣分处理，对相关报检员给予差错扣分。

任务2.3 申请开通电子报检

为了适应我国外贸形式的发展，提高检验检疫报检工作效率，规范出入境检验检疫电子报检行为，我国于 2000 年启动"三电工程"，内容包括：出入境货物电子报检；产地证电子签证；检验检疫系统内地与口岸的电子转单。2003 年，"三电工程"工作重点由"电子报检、电子签证和电子转单"发展为"电子报检、电子转单和电子通关"。2004 年，随着检验检疫业务信息化建设的深入发展，"电子申报、电子监管、电子放行"成为新的主题。"三电工程"经历多年的发展，已经日趋成熟和完善，"三电工程"的信息化建设不仅仅给企业带来了便捷和快速发展，而且拉动了社会经济的同步前进。

电子申报是"三电工程"的重要组成部分，实施以来极大地提高了报检工作效率，电子申报实行自愿原则，越来越多的企业选择申请开通。为了进一步规范电子申报工作，根据国家质检总局的要求，自 2004 年 7 月 1 日起，办理电子申报的企业，必须在"检验检疫电子业务平台"注册，同时申请企业电子密匙，二者缺一不可，才能开展电子报检。

目前电子报检的方式主要有两种，即企业端软件申报和网上申报两种。企业端软件申报要求企业须在电脑上安装国家质检总局测评认可的电子申报企业端软件（九城单证或榕基易检软件），这种申报方式一次性投入费用较高，适合于业务量大、单证多、条件尚可的企业。网上申报选用信城通平台的较多。信城通数码科技有限公司是工业和信息化部批准的互联网服务提供商，也是国家质检总局指定的"检验检疫电子业务平台"维护运营单位,以及电子密匙的技术支持和技术服务单位。信城通平台是"三电工程"企业端解决方案中的零客户端方案,无须专门的业务软件,只要登录网站即可完成电子报检工作。它费用较低,更适合业务量小、单证不多的中小企业。

在此,我们通过信城通平台说明如何开通企业电子申报。

2.3.1 信城通平台开户注册

(1) 李华首先登录信城通平台(http://www.itownet.cn/index.shtml),单击"用户注册 & 用户登录"按钮(见图2-12)。

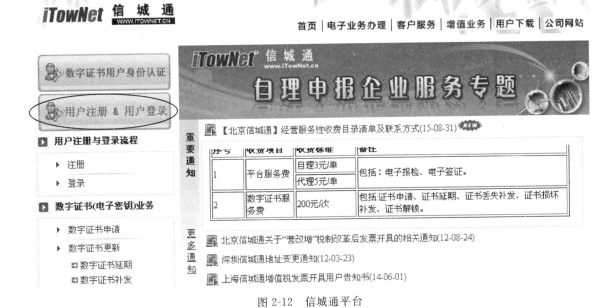

图 2-12 信城通平台

(2) 单击"免费注册"按钮(见图2-13)。

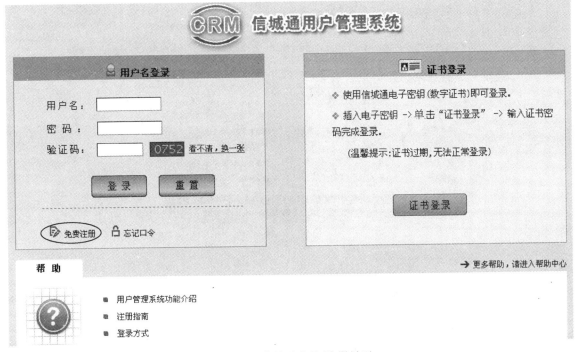

图 2-13 信城通登录/注册界面

（3）选择"企业用户"，单击"下一步"按钮（见图2-14）。

图 2-14 信城通业务门户系统新用户注册页面(1)

（4）正确填写用户注册信息，单击"注册"按钮（见图2-15），系统提示"注册成功"。请妥善保管用户名和密码，下次登录信城通平台需要输入此用户名和密码。

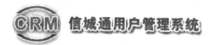

图 2-15 信城通业务门户系统新用户注册页面(2)

2.3.2 企业电子密钥申请操作

（1）注册成功后，回到登录页面，输入用户名、密码及验证码，单击"登录"按钮（见图2-16）。

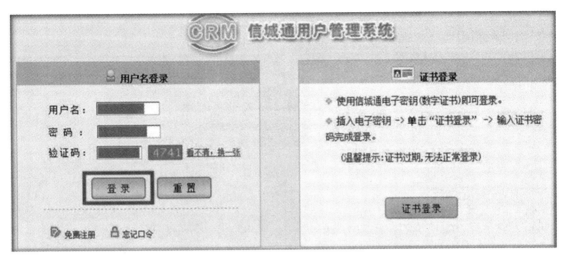

图 2-16　用户名登录

（2）单击"证书申请"按钮（见图 2-17）。

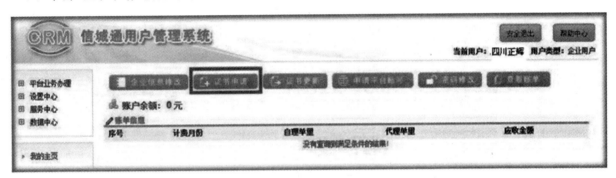

图 2-17　信城通证书申请界面

（3）填写业务信息及证书经办理人信息并单击"提交"按钮（见图 2-18）。

图 2-18　企业用户信息录入与提交

（4）提交后，显示企业数字证书申请完成页面（见图 2-19），单击打印并填制"信城通用户注册登记表"（见表 2-8）和"企业数字证书申请表"（见表 2-9）。

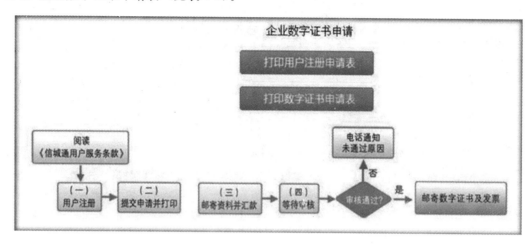

注：申请限制：

企业数字证书：一家企业只允许申请一个企业数字证书，可申请多个个人数字证书。

图 2-19　完成数字证书申请

表 2-8　信城通用户注册登记表

编号：　　　　　　　　　　　　　　　　　　　　　　　　　　　　　　　　2014 年 9 月 28 日　　　（企业盖章）

*企业名称（中）	四川省正辉国际贸易有限公司				
*企业名称（英）	SICHUAN ZHENGHUI INTERNATIONAL TRADE CO., LTD.				
*企业地址	四川省成都市人民南路 777 号			*邮政编码	610002
*组织机构代码	777777777		*营业执照编号	5100601111	
*联　系　人	李华	*部　门	业务部	*电　话	028-84333777
*E-mail	zhenghui@163.com			*移动电话	1380822××××
*是否是代理报检企业	□是 ☑否	企业主要营业范围	机电、服装纺织品、家具、灯具、塑料制品、玩具、食品、废旧品进出口贸易		
*申报业务	□普惠制产地证　□一般原产地证　□曼谷协定			*签证注册号	无
	☑出境货物报检　☑入境货物报检　□包装报检			*报检注册号	4455667788
	□动植物检疫审批许可 □金伯利进程		*直属局	四川出入境检验检验局	
	□其他业务：		*所属业务局	成都局	
*申报方式	企业端软件方式 □ 　WEB 方式 ☑	企业端软件	软件商		
			评测合格证书号		
			安装日期		
备注					
我单位认真阅读了信城通的用户服务条款，愿意成为信城通的用户，并接受信城通的用户服务条款。					
以下由信城通填写					
注册信息	注册账号：　　　　　　　　　　　　初始密码：				
	注册日期：　　　年　　月　　日				

表 2-9　企业数字证书申请表

编码：

企业基本信息

　＊申请企业名称：　四川省正辉国际贸易有限公司　　　＊申请部门名称：　业务部

　企业邮政地址：　四川省成都市人民南路 777 号　　＊邮政编码：６１０００２

　＊企业联系电话：　028-84333777　＊联系人：　李华　　E-mail：　zhenghui@163.com

　＊直属检验检疫局机构名称：　　四川出入境检验检验局

　企业注册所在地：　　四川　　省(市)　　成都　　市(县)

　企业注册资金：　人民币××××元

　＊法人代表：　曾正辉

　＊组织机构代码证号：７７７７７７７７-７

　企业营业执照注册号：　4455667788

办理人信息

　＊姓　　名：　李华　　＊联系电话：　028-84333777　　＊E-mail：　zhenghui@163.com

　＊手　　机：　1380822××××　　　　　　　(请填写工整,我司会以短信方式通知您证书制作进度)

　＊身份证号：５１０１×××××××××××××××

申请企业在此郑重申明:表内所填内容完全属实,接受据此颁发的数字证书,保证遵守所附责任书中所明确的职责,并承担相关法律责任。(请见背面附件)

　＊法定代表：　曾正辉　　　　　　　　　　　企业盖章处

用户须知：

- 带"＊"为必填项。
- 企业需随申请表提交"企业营业执照副本、组织机构代码证、报检单位注册证及经办人身份证复印件"。
- 信城通一般采用邮寄方式将制作好的数字证书送达办理人,无法邮寄的,须由办理人携带本人身份证原件到指定地点领取。
- 用户在正式递交申请之前请仔细阅读"数字证书用户责任书",一旦递交则视作承认并遵守责任书中的各项规定,如违反规定,将接受处罚至承担法律责任。
- 证书有效期为二年,有效期从签发之日开始计算。

以下由信城通填写

经办人：　　　　　　　　　　　　　　日期：　　　年　　月　　日

（第一联　交城信通）

（5）向信城通进行电子密钥申请。李华将以上填制好并加盖企业公章的"信城通用户注册登记表"和"企业数字证书申请表"以及公司组织机构代码证复印件、营业执照副本复印件、公司的"自理报检单位备案登记证书"复印件和自己的身份证复印件按"信城通邮寄地址"寄出,同时向"信城通公司银行账号"支付费用。

2.3.3　网上申报操作

李华在几天后收到了信城通邮寄的电子密钥以及驱动程序安装光盘(此驱动程序也可以在信城通公司业务网站上下载:登录首页→用户下载→信城通桌面安全套件),然后对照随附电子密钥的安装手册在计算机上安装驱动程序。接着就可以使用电子密钥(数字证书)完成网上申报申请操作了。

（1）将电子密钥插入计算机 USB 接口(计算机桌面右下角出现 图标表示可以正常使用)。

（2）登录信城通平台（www.itownet.cn），在"企业申报"中单击"货物报检"下的"总平台入口"（见图2-20）。

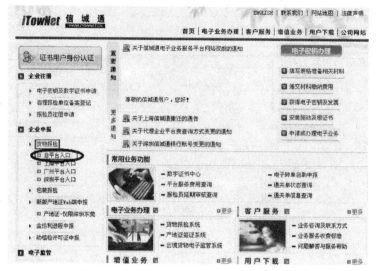

图 2-20　企业申报货物报检的总平台入口

（3）系统提示"选择数字证书"，单击"确定"按钮；输入电子密钥口令（默认是1234），单击"确定"按钮（见图2-21）。

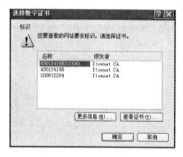
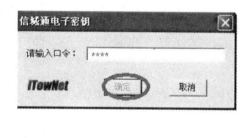

图 2-21　选择数字证书与口令登录

（4）输入口令后，就可以进入电子申报系统，第一次登录需要填写"网上申报申请表"（见图2-22）。表中"组织机构代码"和"企业名称（中文）"已默认，无须填写；第一行申请业务种类、"报检注册号"和"出入境货物施检机构"为必填/必选项，其他可选填。如实填写申请表后单击"保存"按钮，等待信城通审核。

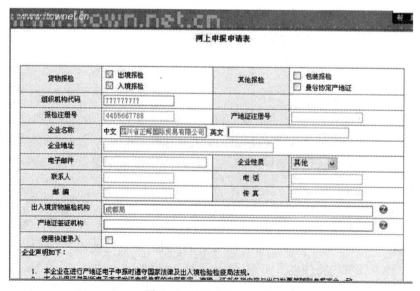

图 2-22　网上申报申请表

特别说明:报检注册号为 10 位,产地证注册号为 9 位。如果需要办理产地证,需要勾选"曼谷协定产地证"一项。

(5)业务注册审核(信城通公司业务受理员操作)。用户业务注册后,请等待信城通业务受理员审核,将在一个工作日内审核完成。如果用户急于办理业务,可与信城通联系。

(6)业务办理(用户操作)。审核通过后再次登录,可以看到报检系统主页(见图 2-23),此时就可以选择所需要办理的业务,开展网上电子申报了。

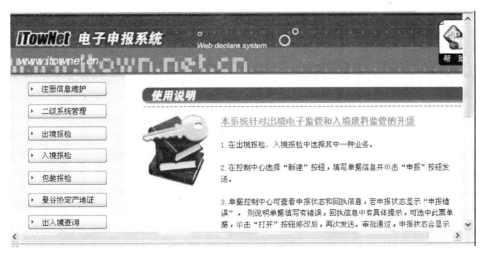

图 2-23 电子报检系统主页

重要内容概要

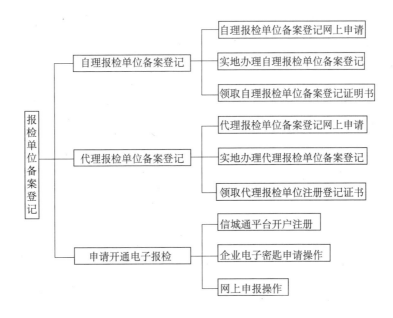

教学做一体化训练

【同步训练】

一、单项选择题

1. 自理报检单位在按有关规定办理报检,并提供抽样检验检疫的各种条件后,有权要求检验检疫机构在( )内完成检验检疫工作,并出具证明文件。

A. 合同规定的装船期限　　　　　　　　B. 货主要求的期限

C. 代理单位要求的期限　　　　　　　　D. 规定的检验检疫期限

2. 自理报检单位终止,应于成立清算组织之日起(　　　)日内以书面形式向原报检备案登记的出入境检验检疫机构办理注销报检备案登记手续。

A. 10　　　　　　　B. 15　　　　　　　C. 20　　　　　　　D. 30

3. 自理报检单位应在(　　　)检验检疫机构办理备案登记手续。

A. 报检地　　　　　B. 报关地　　　　　C. 工商注册地　　　D. A、B、C 都可以

4. 代理报检单位实行(　　　)年一次的例行审核制度。

A. 一　　　　　　　B. 二　　　　　　　C. 三　　　　　　　D. 四

二、多项选择题

1. 根据有关规定,以下单位可申请自理报检单位备案登记的有(　　　)。

A. 出口货物的生产企业　　　　　　　　B. 进口货物的收货人

C. 出口货物运输包装生产企业　　　　　D. 外资企业

2. 在申请办理自理报检单位备案登记时,须提交的资料有(　　　)。

A. 自理报检单位备案登记申请表　　　　B. 企业法人营业执照

C. 税务登记证　　　　　　　　　　　　D. 组织机构代码证

3. 关于自理报检单位义务的正确表述有(　　　)。

A. 遵守有关法律法规,对报检的真实性负责

B. 对报检员的报检行为承担法律责任

C. 落实检验检疫机构的监管及有关要求

D. 对合格放行出口货物加强批次管理

4. 自理报检单位的(　　　)发生变化时,应向检验检疫机构申请重新颁发"自理报检单位备案登记证明书"。

A. 企业性质　　　　B. 单位名称　　　　C. 法定代表人　　　D. 报检人员

三、判断题

1. 由于我国对自理报检单位实行备案登记管理制度,故自理报检单位每次办理报检业务都必须申请办理备案登记手续。　　　　　　　　　　　　　　　　　　　　　　　　　　　　　　　(　)

2. 代理报检单位的管理与自理报检单位的管理一样,都实行注册登记制。　　　　(　)

3. 对检验检疫机构的检验检疫结果有异议的,有权在规定的期限内向人民法院起诉。(　)

4. 代理报检单位的代理报检行为,不免除被代理人根据合同或法律所应承担的产品质量责任和其他责任。　　　　　　　　　　　　　　　　　　　　　　　　　　　　　　　　　　　　　(　)

5. 检验检疫机构对自理报检单位实行年审制度。　　　　　　　　　　　　　　(　)

【实训项目】

×××国际货运代理公司(组织代码为 854454454)已具备申请代理报检单位的资质,故拟开展代理报检业务。假设你已取得报检员资格证书(证书号码为 1042342),请完成该公司的代理报检单位备案登记网上申报工作,并开通电子申报。

项目 3

报检员备案与管理

能力目标：

1. 能网上申请报检员备案；
2. 能办理报检员备案。

知识目标：

1. 了解报检员备案资料和报检员备案的程序；
2. 熟悉报检员监督管理的有关规定。

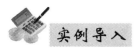 实例导入

李华完成四川省正辉国际贸易有限公司自理报检单位备案登记后，同时他在大学期间已经通过考试取得了报检员资格证书（证书编号：1056562），根据国家质检总局《出入境检验检疫报检员管理规定》，他作为公司的报检员还必须向检验检疫机构办理备案，取得"报检员证"方可从事报检业务。

任务 3.1　报检员备案

根据 2013 年 7 月《国务院关于废止和修改部分行政法规的决定》（国务院令第 638 号）和《国务院关于取消和下放一批行政审批项目等事项的决定》（国发〔2013〕19 号）的要求，国家质检总局于 2013 年 10 月颁布《质检总局关于代理报检企业和报检人员管理有关问题的公告》，将对报检员实行的注册登记管理转变为备案登记管理。但为保证相关工作的连续性，备案表暂用现行相关申请书。代理报检企业、报检人员管理的具体办法由国家质检总局另行制定。因此，报检员登记备案的手续目前仍参照原有相关规程进行操作。

企业申请报检员备案登记的程序具体如下。

3.1.1　报检员备案网上申请

（1）李华登录"中国检验检疫电子业务网"（http://www.eciq.cn），在首页的"业务在线"中单击"报检员注册申请"按钮（见图 3-1）。

（2）在"用户登录"中选择"⊙已注册/已备案"，在"注册登记号"中输入"自理报检单位备案登记证书"上的备案登记号，系统首次默认"密码"为公司的组织机构代码（去掉最后两位数质检的-）（登录后可修改密码），填完后单击"登录"按钮（见图 3-2）。

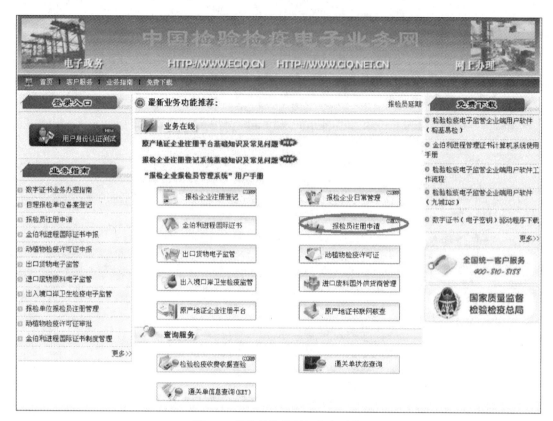

图 3-1　报检员注册登记业务系统

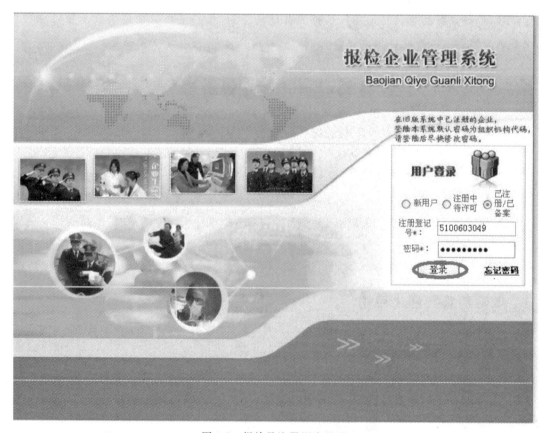

图 3-2　报检员注册用户登录

（3）在"报检企业管理系统"中选择"报检员注册/变更"（见图 3-3）。

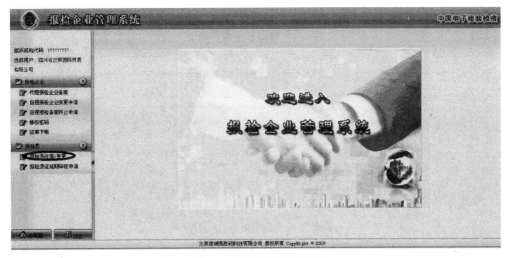

图 3-3　报检员注册/变更

（4）单击"报检员信息"右下方的"申请"按钮（见图 3-4）。

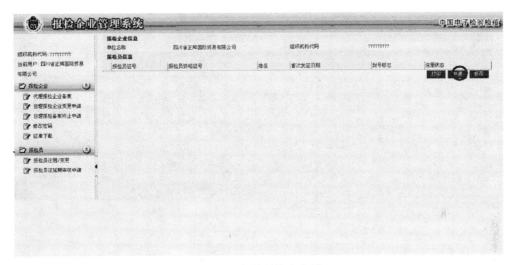

图 3-4　报检员信息申请

（5）输入"报检员资格证书编号"，单击"查找"按钮，系统会显示相关信息。核对后，将带"＊"的必填项填完，然后单击"保存"按钮（见图 3-5）。

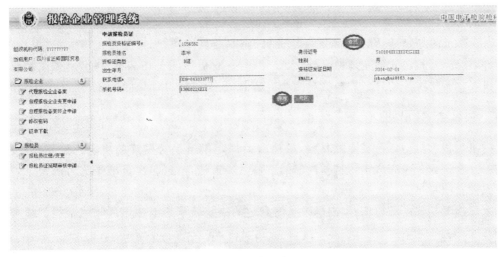

图 3-5　申请报检员证

(6) 保存申请后,待申请成功,即可打印出"报检员注册申请书"(见表3-1)。

表 3-1 报检员注册申请书

编号:0066778899

申请企业	四川省正辉国际贸易有限公司	企业代码	777777777	
地 址	四川省成都市人民南路 777 号	联系电话	028-84333777	相片
拟任报检员姓名	李华	出生年月	××××-××-××	
身份证号	510104××××××××××××	联系电话	028-84333777	
电子邮箱	zhenghui@163.com	手机号码	1380822××××	
资格证号	1056562	发证日期	2014-02-01	

_____出入境检验检疫局:

兹证明_____系我企业在职员工,已取得报检员资格证,现申请注册。

本企业保证所填写内容及提交的材料真实、有效,并承担相应法律责任。

本企业及拟任报检员保证遵守国家有关法律、法规,按照检验检疫机构的规定和要求办理报检手续,配合做好检验检疫工作,并承担相应的法律责任。

        拟任报检员(签字):

        申请企业负责人(签字): (公章)

        年 月 日

★检验检疫机构审核意见:

        经办人: 年 月 日

★报检员证号: 初次发证时间:

领证人签名: 领证日期:

备注:

说明:带★部分内容由检验检疫机构填写。

3.1.2 实地办理报检员备案

(1) 李华填制好"报检员备案表"(现为"报检员注册申请书"),并加盖公章和法人代表章。

(2) 李华持公司的"自理报检单位备案登记证书"正本及复印件(加盖公章)、本人的"报检员资格证书"正本及复印件,连同"报检员注册申请书"及两张2寸彩照(背后注明公司名称、姓名),到成都出入境检验检验局检务窗口办理报检员注册,交付"报检员注册申请书"及上述材料,同时验证原件。

3.1.3 领取报检员证

检验检疫机构根据申请单位提交的材料,按照有关规定做出是否受理的决定。如受理,按规定出具书面凭证,并在 20 个工作日内完成申请材料内容的审核。经审核合格的,出具准予许可决定书,在 10 个工作日内向申请人颁发报检员证。

成都出入境检验检验局经审核,做出准予备案登记的决定。李华前往该局领取报检员证书(证书编号:5100733199)。

知识链接 3-1

一、《质检总局关于代理报检企业和报检人员管理有关问题的公告》(2013 年第 142 号)(节选)

报检人员首次为所属企业办理报检手续时,所属企业应当向检验检疫机构提供以下材料。

(1) 报检人员备案表。

(2) 所属单位报检备案证书。

(3) 报检人员与报检企业签订的有效劳动合同。

(4) 报检人员的身份证件。

(5) 报检业务能力水平的证明材料。

材料(除第五项外)应当加盖企业公章,提交复印件的应当同时交验原件。

鼓励报检人员系统学习从事报检工作应具备的检验检疫基础知识、国际贸易知识、有关法律法规知识和基础英语等报检基本知识和技能,积极参加报检从业人员报检业务能力水平培训,提高报检工作效率。

为保证相关工作的连续性,备案表暂用现行相关申请书,持有报检员资格证书的视同具有报检业务能力水平证明材料。

二、参加报检员资格考试的条件

(1) 年满 18 周岁,具有完全民事行为能力。

(2) 具有良好的品行。

(3) 具有高中毕业或中等专业学校毕业及以上学历。

(4) 国家质检总局规定的其他条件。

下列人员不能报名申请参加考试。

(1) 触犯刑律被判刑,刑满释放未满 5 年者。

(2) 被检验检疫机构吊销报检员证未满 3 年者。

(3) 以伪造文件、冒名代考或其他作弊行为参加报检员资格全国统一考试以及相关考试,经查实,已宣布成绩无效未满 3 年者。

任务 3.2 报检员管理

报检员在取得报检员证后即可从事出入境检验检疫报检工作,检验检疫机构实行凭证报检制度,并对报检员日常的报检行为实施差错登记等监督管理。

3.2.1 报检员管理的主要内容

(1) 报检员不得转借、涂改报检员证。

(2) 报检员不得同时兼任两个或两个以上报检单位的报检工作。

(3) 报检员证的有效期为 2 年。报检员应在有效期届满 30 日前,向发证机构提出延期申请,并提交延期申请书(见表 3-2)。检验检疫机构将结合日常报检工作记录对报检员进行审核,合格的将其报检员证延长 2 年。不合格者应参加检验检疫机构组织的报检业务培训和考试,经考试合格的,报检员证有效期可延长 2 年。

表 3-2 报检员证延期申请书

编号:

姓　　名		联系电话	
报检员证号		初次发证日期	
所属企业		企业代码	
日常报检工作情况	□遵守检验检疫法律法规和规定,无差错/违规行为; □有差错/违规行为,未曾被暂停报检资格; □有差错/违规行为,曾被暂停报检资格; □有违规行为,致使所属企业曾被行政处罚; □其他:_____。		
该报检员证有效期至____年___月___日届满,现申请办理延期。 本人保证上述情况真实、准确。 　　　　　　签名:　　　　　　　　　　　日期:			
★检验检疫机构审核意见	□审核合格,延长有效期至____年___月___日; □审核不合格,原因:_____,需参加培训考试。 　　　经办人:　　　　　　　　日期: 培训考试结果: □考试/补考合格,延长有效期至____年___月___日; □考试/补考不合格,取消报检员证; □未参加培训考试,取消报检员证。 　　　经办人:　　　　　　　　日期:		
备　　注			

说明:带★部分内容由检验检疫机构填写。

（4）报检员因工作单位调动和所在单位更名等其他原因而重新注册,需更改报检员信息,并填写报检员注册变更申请表（见表 3-3）,提供相关材料。

表 3-3 报检员注册变更申请表

编号:

姓　　名			出生年月	
身份证号			联系电话	
电子邮箱			手机号码	
报检员证号			初次发证日期	
变更原因	□个人注册信息变更　　□调往本地其他企业　　□调往异地其他企业			
变更事项	原内容		拟变更内容	
随附证明材料	□调出企业证明文件; □调入企业证明文件; □其他:_____。			
	报检员签名:　　　　　　　　　　年　月　日			
检验检疫机构审核意见	经办人:　　　　　　　　　　　　年　月　日			
报检员证注销证明编号				
备　　注				

注:

① 变更个人注册信息,如身份证号码、电子邮箱、联系电话等的,报检员应提交相关证明材料。

② 调往本地其他企业的,报检员应提交调出、调入企业的证明文件。

③ 调往异地其他企业的,报检员应提交调出企业证明文件。

（5）报检员如遗失报检员证，应在 7 日内向发证机构递交报检员证补发申请表（见表 3-4），并登报申明作废。检验检疫机构对在有效期内的报检员证予以补发，补发前报检员不得办理报检业务。

表 3-4　报检员证补发申请表

编号：

姓　名		联系电话		相片
所属企业		企业代码		
报检员证号		身份证号		
发证机构		初次发证时间		
遗失损毁情况说明			申请人：　　年　月　日　　　（企业公章）	
随附证明材料				
检验检疫机构意见			经办人：　　年　月　日	
	领证人签名：		领证日期：	
备注				

（6）报检员因违反报检员管理办法或其他原因被暂停报检资格的，须于暂停期满时向检验检疫机构提交恢复报检资格的书面申请，写明报检证号、单位注册号和对违规行为的认识及整改情况，并加盖单位公章。

（7）报检单位对本企业报检员不再从事报检业务的或因故停止报检业务的或解聘的报检员，应收回其报检员证交当地检验检疫机构，并填写报检员证注销申请表（见表 3-5），办理注销手续。

表 3-5　报检员证注销申请表

编号：

企业名称		企业代码	
报检员姓名		联系电话	
身份证号		报检员证号	
＿＿＿＿出入境检验检疫局： 　　上述报检员为我企业报检员，因＿＿＿＿＿＿＿＿＿＿，需办理其报检员证的注销手续，特此申请。 　　　　　企业负责人（签字）：　　　（企业公章） 　　　　　　　　　　　　　　年　月　日			
检验检疫机构 审核意见		经办人：　　年　月　日	
报检员证注销证明编号			
备　注			

注：所属报检员不再从事报检业务、因故停止报检业务和解聘报检员的，企业应向检验检疫机构提出申请办理报检员证注销手续。

（8）自理报检单位的报检员可以在注册地以外的检验检疫机构办理本单位的报检业务，并接受当地检验检疫机构的管理。

（9）报检员在从事出入境检验检疫报检活动中，如有不实报检造成严重后果的，提供虚假合同、发票、提单等单据的，伪造、变造、买卖或者盗窃、涂改检验检疫通关证明、检验检疫单证、印章、标志、封识和质量认证标志的,或其违反检验检疫有关法律、法规规定,情节严重的,将取消其报检员资格,吊销报检员证。被取消报检员资格的,3年内不允许参加报检员资格考试。

【案例3-1】 2009年3月,绍兴检验检疫局接到省局转发的一则通报信息:绍兴某公司出口德国的一批节能灯因质量不合格遭欧盟通报。据悉,这批节能灯出口日期为2008年6月,质量问题是在欧盟的一次例行检查中被发现的,通报中指明的问题有6处。

收到通报后,绍兴检验检疫局工作人员立即展开了调查。经调查发现,这批节能灯是上虞的一家灯饰制造公司报检的,报检值金额为4.86万美元。在检验检疫部门的报检记录里,该企业的出口检验合格率较高,出口批次也较多,因良好的诚信度享受着检验检疫部门的无纸化报检的便利措施。

这家灯饰制造公司的报检员厉某交代说,这批节能灯并不是他们生产的,她只是帮忙报检而已。原来,上虞一家照明电器公司接下宁波一外贸公司的订单后,生产了这批节能灯,但未能通过相关的型式试验,因此无法办理出口报检。企业负责人陈某找到了相熟的报检员厉某,厉某"碍于情面"答应了帮陈某办理报检。

在获取了货物信息及资料后,厉某以其所在的灯饰制造公司的名义,将该批货物向绍兴检验检疫局报检,利用该公司享有的无纸化报检便利取得了换证凭单,很快报检成功。没想到,出口后却因质量问题遭到欧盟通报。

鉴于这批节能灯出口后遭欧盟质量通报,造成较大的负面影响,绍兴检验检疫局对两公司予以处罚。其中,上虞这家灯饰制造公司在受到1.6万元处罚的同时,还被剥夺了享受无纸化报检的资格。而涉案的照明电器公司面临着"逃检"带来的高额违规成本。依据《商检法实施条例》及《出入境检验检疫报检员管理规定》有关规定,对虚假申报的报检员厉某做出了吊销资格证的处罚,3年以后才能再报考报检员执业资格证。

3.2.2 报检员差错登记制度

1. 记分方法

依据差错或违规行为的严重程度分为12分、4分、2分、1分(详见表3-6),予以一次记分。记分周期为一年度,满分12分,从报检员证初次发证之日起计算。一个记分周期期满后,分值累计未达到12分的,该周期内的记分分值予以消除,不转入下个记分周期。在同一批次报验业务中出现两次或两次以上记分事项的,分别计算、累加分值。注销后重新注册或变更个人注册信息换发报检员证的,原记分分值继续有效。记分后,报检员应立即纠正差错或违规行为。报检员对记分有异议的,可当场或在3日内提出申诉,经检验检疫机构复核,如事实、理由或证据成立时,可根据实际情况取消或变更原记分。

表3-6 报检员管理记分事项与分值

代码	事项	分值	备注
0101	因报检员的责任造成报检单中所列项目申报错误的	1	
0102	因报检员的责任造成提交的报检单与所发送的电子数据内容不一致的	1	
0103	报检所附单据之间或所附单据与报检单内容不相符的	1	
0104	未按规定签名或加盖公章	1	按报检批次计,累计不超过2分
0105	报检随附单据模糊不清或为传真纸的	1	
0106	报检随附单据超过有效期的	1	
0107	未提供代理报检委托书或所提供的不符合要求的	1	
0108	对同一批货物重复报检的	1	
0109	经通知或督促仍不按时领取单证的	1	
0110	已领取的检验检疫单证、证书或证件遗失或损毁的	1	
0111	对已报检的出境货物在一个月内不联系检验检疫也不办理撤销报检手续的	1	按报检批次计
0112	未在要求时间内上交应由检验检疫机构收回的报检员证或报检员资格证的	1	
0113	错误宣传检验检疫法律、法规及有关政策或散布谣言的	1	
0199	其他应记1分的行为或差错	1	

续表

代码	事　项	分值	备　注
0201	对已报检的入境货物,经检验检疫机构督促仍不及时联系检验检疫事宜,尚未造成严重后果的	2	
0202	对未受理报检的单据不按检验检疫机构的要求进行更改或补充而再次申报的	2	
0203	未按规定时间及时缴纳检验检疫费的	2	
0204	扰乱检验检疫工作秩序,情节严重的	2	
0299	其他应记2分的行为或差错	2	
0401	代理报检单位报检员假借检验检疫机构名义刁难委托人、被投诉且经查属实的	4	
0402	办理不属于所属企业报检业务的	4	
0403	经通知拒不上交应由检验检疫机构收回的报检员证或报检员资格证的	4	
0404	提供虚假材料申请办理报检员证的注册、变更、补发和注销手续的	4	
0405	未经同意不参加检验检疫机构举办的有关报检业务培训的	4	
0406	入境流向货物申报时未提供最终收货人的有关信息或所提供的信息有误,尚未造成严重后果的	4	
0407	被检验检疫机构发现漏报、瞒报法定检验检疫的货物或木质包装,尚未造成严重后果的	4	
0408	擅自取走报检单据或证单的	4	
0409	擅自涂改已受理报检的报检单上的内容或撤换有关随附单据的	4	
0499	其他应记4分的行为或差错	4	
1201	转借或涂改报检员证的	12	
1202	被暂停报检资格期间持他人报检员证办理报检及相关业务的	12	
1203	涂改、伪造检验检疫收费收据的	12	
1204	对入境货物不及时联系检验检疫或所提供的信息有误,致使检验检疫工作延误或无法实施检验检疫、造成严重后果的	12	
1205	不如实报检,未造成严重后果,尚未达到吊销报检员证条件的	12	
1299	其他应记12分的行为或差错	12	

2. 记分处理

凡是一个记分周期内记满12分的,暂停报检资格3个月;在同一记分周期内,暂停报检资格期间或期限届满后,被再记满12分的,暂停报检资格6个月;暂停报检资格期限届满后,原记分分值予以清除,重新记分至该记分周期终止;暂停报检资格期间不得办理报检业务,由原检验检疫机构暂时收回报检员证,无法收回的,予以公告;暂停报检资格期限未满不得办理报检单位变更手续,不予出具报检员证注销证明。

知识链接 3-2

报检员的权利、义务和责任

1. 报检员的权利

(1) 对于入境货物,报检员在检验检疫机构规定的时间和地点办理报检,并在提供抽(采)样、检验检疫的各种条件后,有权要求检验检疫机构在规定的期限或对外贸易合同约定的索赔期限内进行检验检疫,并出具证明。如因检验检疫工作人员玩忽职守造成损失或使货物超过索赔期而丧失索赔权,报检员有权追究有关当事人的责任。

(2) 对于出境货物,报检员在检验检疫机构规定的地点和时间向检验检疫机构办理报检,在提供必要的工作条件后,有权要求检验检疫机构在不延误装运的期限内进行检验检疫,并出具证明。如因检验检疫工作人员玩忽职守而耽误装船结汇,报检员有权追究有关当事人的责任。

(3) 报检员对检验检疫机构的检验检疫结果有异议的,有权根据有关法律规定,向原机构或其上级机构申请复验。

(4) 报检员如有正当理由需撤销报检时,有权按相关规定办理撤销手续。

(5) 报检员在保密情况下提供有关商业单据和运输单据时,有权要求检验检疫机构及其工作人员给予保密。

(6) 检验检疫机构的工作人员有滥用职权、徇私舞弊和伪造检验检疫结果的,报检员有权对其违法违纪行为进行控告、检举,或依法追究当事人的法律责任。

2. 报检员的义务

(1) 报检员负责本企业的报检/申报事宜,报检员办理报检业务,须出示报检员证,检验检疫机构不受理无证报检业务。

(2) 报检员有义务向本企业传达并解释出入境检验检疫有关法律法规、通告及管理办法。

(3) 报检员应遵守有关法律、法规和检验检疫规定,在规定的时间和地点进行报检,并向检验检疫机构提供真实的数据和完整、有效的单证,准确、详细、清晰地填制报检单,保证随附单证齐全和真实,协助所属企业完整保存报检资料等业务档案。

(4) 报检员有义务向检验检疫机构提供进行抽样、检验、检疫和鉴定等必要的工作条件,如工作场所、辅助劳动力等;配合检验检疫机构为实施检验检疫而进行的现场验(查)货、抽(采)样及检验检疫处理等事宜;负责传达和实施检验检疫机构提出的检验检疫监管措施和其他有关要求。

(5) 报检员有义务对检验检疫合格放行的出口货物加强批次管理,不得错发、漏发而导致货证不符。对入境的法定检验货物,未经检验检疫合格或未经检验检疫机构许可的,不得销售、使用或拆卸、运递。

(6) 报检员申请检验、检疫和鉴定等工作时,应按照有关规定缴纳检验检疫费。

3. 报检员的职责

(1) 报检员必须严格遵守有关法律、法规和检验检疫规定,不得擅自涂改、伪造或变造检验检疫证(单)。

(2) 对需办理检疫审批的进境检疫物,报检员应于报检前提醒或督促有关单位办妥检疫审批手续,或准备提供隔离场所。报检后报检员应配合检疫进程,了解检疫结果,适时协助做好除害处理,对不合格的检疫物及时配合检验检疫机构做好退运和销毁等处理工作。

(3) 对于出境检疫物的报检,报检员应配合检验检疫机构,根据输入国家(地区)的检疫规定等有关情况,提醒或组织企业有关部门进行必要的自检或提供有关产地检验检疫资料,帮助检验检疫机构掌握产地疫情,了解检疫情况和结果。

(4) 对于入境检验检疫不合格的货物,应及时向检验检疫机构通报情况,以便有效处理、加强防范、重点控制或整理材料和证据,及时对外索赔。对于出境货物要收集对方的反应,尤其对有异议的货物要求及时通报有关情况,以便总结经验或及时采取对策,解决纠纷。

重要内容概要

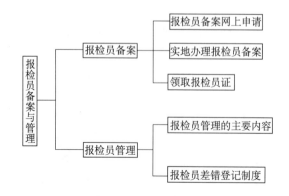

教学做一体化训练

【同步训练】

一、单项选择题

1. 检验检疫机构对报检员日常的报检行为实施（　　　）管理制度。
   A. 注册　　　　　　　B. 备案　　　　　　　C. 差错登记　　　　　D. 日常审查

2. 取得报检员资格证后（　　　）年内未从事报检业务的,该证书自动失效。
   A. 1　　　　　　　　B. 2　　　　　　　　C. 3　　　　　　　　D. 4

3. 报检员证的有效期为（　　　）年,期满之日前（　　　）个月,报检员应当向发证检验检疫机构提交审核申请书。
   A. 2;1　　　　　　　B. 2;3　　　　　　　C. 4;1　　　　　　　D. 4;3

4. 报检员遗失报检员证书的,应当在（　　　）日内向发证检验检疫机构递交补办申请,并登报声明原证作废。
   A. 5　　　　　　　　B. 6　　　　　　　　C. 7　　　　　　　　D. 8

二、多项选择题

1. 作为企业的报检员,应履行的义务包括（　　　）。
   A. 遵守法律并对所报检货物的质量负责
   B. 提供有效单证和填制报检单并按规定办理报检
   C. 按规定缴纳检验检疫费用
   D. 可以借自己的名义供他人办理代理报检业务

2. 报检员有以下（　　　）行为的,检验检疫机构暂停其3个月或6个月报检资格。
   A. 1年内有3次以上报检差错且情节严重
   B. 转借或涂改报检员证
   C. 伪造、买卖、盗窃、涂改检验检疫单证等
   D. 不如实报检且造成严重后果

3. 检验检疫机构对报检员管理依据差错或违规程度分为（　　　）予以一次记分。
   A. 12分　　　　　　B. 4分　　　　　　　C. 2分　　　　　　　D. 1分

4. 以下属于报检员义务和责任的有（　　　）。
   A. 负责该货物的包装完好
   B. 办理报检业务时须出示报检员证
   C. 参加检验检疫机构举办的报检业务培训
   D. 协助企业完整保存报检单证资料

5. 报检员被取消报检资格、吊销报检员证的情形有（　　　）。
   A. 提供虚假合同、发票　　　　　　　　　　B. 买卖检验检疫单证
   C. 伪造检验检疫单证　　　　　　　　　　　D. 涂改通关单

三、判断题

1. 报检员可兼任其他企业的报检业务。　　　　　　　　　　　　　　　　　　　（　　　）
2. 报检员获得国家质检总局规定的报检员资格证书后,方可从事报检业务。　　　（　　　）
3. 报检员资格证和报检员证的有效期均为2年。　　　　　　　　　　　　　　（　　　）
4. 一个记分周期期满后,分值累计未达到12分时,将转入下一个记分周期。　　（　　　）
5. 凡是一个记分周期内记满12分的,暂停报检资格1个月。　　　　　　　　　（　　　）
6. 报检员在从事报检业务中有违反报检规定的,代理报检单位应对报检员的报检行为承担法律责任,

自理报检单位应由报检员自行承担法律责任。 （　　）

【实训项目】

×××国际货运代理公司(组织机构代码:854454454)已开展代理报检业务。假设你作为公司员工,已取得报检员资格证书(证书编号:1042342),请完成你报检员的备案手续。

出境货物检验检疫

能力目标：

1. 能调查各类出口产品出境检验检疫监管的各项要求，获取并查验监管审批的各种证书；
2. 能够根据检验检疫机构的要求准备各种出境报检单据；
3. 能完成出境报检工作，取得"出境货物通关单"。

知识目标：

1. 了解出境货物检验检疫工作程序；
2. 熟悉出境货物报检的分类和范围；
3. 熟悉《法检目录》以及强制性检疫内容；
4. 掌握办理特殊出境货物的报检及出境货物报检单的缮制方法。

任务 4.1　一般出境货物报检

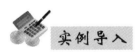 实例导入

　　2014 年 4 月，四川省正辉国际贸易有限公司与荷兰 WENNEX SHOES CO.，LTD. 达成了一笔安全靴的出口业务，签订了销售合同（见表 4-1），由李华负责该批安全靴的产地报检工作，为货物通关、出口做好准备。

表 4-1　销售合同

SALES CONTRACT

NO. ZH20140409

DATE：APR. 9，2014

SELLER：SICHUAN ZHENGHUI INTERNATIONAL TRADE CO.，LTD.
　　　　NO. 777 RENMIN SOUTH ROAD，CHENGDU
　　　　P. R. CHINA
　BUYER：WENNEX SHOES CO.，LTD.
　　　　　IND. DE WYNERTS 7 IV ROTTERDAM，HOLLAND
This contract is made by and agreed between the BUYER and SELLER，in accordance with the terms and conditions stipulated below.

续表

Name of commodity & Specification, Packing and Shipping Mark		Quantity	Unit Price	Amount
WENNEX 03BTOO92 ROTTERDAM C/N. 1-UP	SAFETY BOOTS ART NO. JL608TS SIZE RUN 39　40　41　42　43　44　45 470　315　1654　1972　1262　634　315 Quality to be about equal to the confirmation sample No. 123. Packing：packed in cartons of 12 pairs each only.	6624PAIRS	CIF ROTTERDAM USD 17. 60	USD 116 582. 40

Total Value：SAY US DOLLARS ONE HUNDRED AND SIXTEEN THOUSAND FIVE HUNDRED AND EIGHTY TWO AND FORTY CENTS ONLY.

TIME OF SHIPMENT	NOT LATER THAN MAY. 25,2014
PORT OF LOADING & DESTINATION	FROM：SHANGHAI,CHINA　TO：ROTTERDAM,HOLLAND
INSURANCE	TO BE COVERED BY THE SELLER
TERMS OF PAYMENT	T/T 30DAYS
REMARKS	TRANSSHIPMENT AND PARTIAL SHIPMENT ALLOWED

THE SELLER： SICHUAN ZHENGHUI INTERNATIONAL TRADING CO. ,LTD.	THE BUYER： WENNEX SHOES CO. ,LTD.

4.1.1　明确一般出境货物报检的基本要求

　　李华根据该批安全靴的 H. S. 编码 6403400090 查询《法检目录》,确认该商品属于法定检验范围,海关监管条件是 B(即要实施出境检验检疫),报关时需提供"出境货物通关单"(因此笔报检业务是在产地(成都)报检,异地(上海)报关,所以需要产地检验检疫机构签发"出境货物换证凭条",然后持换证凭条到口岸检验检疫机构换领"出境货物通关单");检验检疫类别是 N,实行出口商品检验。李华确认上述基本要求后,开始着手报检准备工作。

知识链接 4-1

一般出境货物的报检知识

一、报检的分类

出境货物报检分为出境一般报检、出境换证报检和出境预检报检。

1. 出境一般报检

出境一般报检是指法定检验检疫的出境货物的发货人或其代理人,持有关单证向产地检验检疫机构申请检验检疫以取得出境放行证明及其他证单的报检。

对于出境一般报检货物,在当地海关报关的,由产地检验检疫机构签发"出境货物通关单",发货人或其代理人持"出境货物通关单"向当地海关报关。

在异地报关的,由产地检验检疫机构签发"出境货物换证凭单"或"换证凭条",发货人凭此向报关地检验检疫机构申请换发"出境货物通关单"。如果货物符合出口直通放行条件的,产地检验检疫机构直接签发"出境货物通关单",发货人凭此直接向报关地海关办理通关手续。

2.出境换证报检

出境换证报检是指经产地检验检疫机构检验合格的出境货物的发货人或其代理人,持产地检验检疫机构签发的"出境货物换证凭单"或"换证凭条",向报关地检验检疫机构申请换发"出境货物通关单"的报检。对于出境换证报检的货物,报关地检验检疫机构按照国家质检总局规定的抽查比例进行查验。

3.出境预检报检

出境预检报检是指发货人或其代理人持有关单证向产地检验检疫机构对暂时还不能出口的货物预先实施检验检疫的报检。合格的,签发标明"预检"字样的"出境货物换证凭单",正式出口,可凭此证申请办理换证放行手续。

申请预检报检的货物必须是经常出口的,非易腐烂变质的、非易燃易爆的商品。

二、出境货物报检的时限和地点

1.报检时限

出境货物最迟应在出口报关或装运前10天报检,对于个别检验检疫周期较长的货物,应留有相应的检验检疫时间。

2.报检地点

法定检验检疫货物,除活动物需由口岸检验检疫机构检验检疫外,原则上实施产地检验检疫,在产地检验检疫机构报检。市场采购的货物应向采购地检验检疫机构办理报检手续。异地报关的货物,在报关地检验检疫机构办理换证报检,出口直通放行的货物除外。

3.出境货物报检所需单据

出境货物报检时,应提交"出境货物报检单",并随附出口贸易合同、信用证、发票、装箱单、生产经营部门出具的厂检单原件等必要单据。报检人对检验检疫有特殊要求的,应在报检单上注明并交付相关文件,具体如下。

(1)凡实施质量许可、卫生注册或需经审批的货物,应提供相关证明。

(2)出境货物须经生产者或经营者检验合格并加附检验合格证或检测报告;申请重量鉴定的,应加附重量明细单或磅码单。

(3)凭样成交的货物,应提供经买卖双方确认的样品。

(4)出境人员应向检验检疫机构申请办理国际旅行健康证明及国际预防接种证书。

(5)报检出境运输工具、集装箱时,还应提供检疫证明,并申报有关人员健康状况。

(6)生产出境危险货物包装容器的企业,必须向检验检疫机构申请包装容器的性能鉴定。生产出境危险货物的企业,必须向检验检疫机构申请危险货物包装容器的使用鉴定。

(7)报检出境危险货物时,必须提供危险货物包装容器性能鉴定结果单和使用鉴定结果单。

(8)申请原产地证书和普惠制原产地证书的,应提供商业发票等资料。

(9)出境特殊物品的,根据法律、法规规定应提供有关的审批文件。

4.1.2　准备相关报检单证和物品

李华根据这批货物的检验检疫类别,确认这批货物报检需要合同、发票、装箱单、出境货物报检单、包装性能检验结果单、厂检单以及签订合同时的确认样品。

(1)销售合同已具备,李华还须从公司单证部门取得已制作好的商业发票(见表 4-2)和装箱单(见表 4-3)。

表 4-2 商业发票

EXPORTER/SELLER/BENEFICIARY SICHUAN ZHENGHUI INTERNATIONAL TRADE CO. ,LTD. NO. 777 RENMIN SOUTH ROAD, CHENGDU P. R. CHINA		四川省正辉国际贸易有限公司 SICHUAN ZHENGHUI INTERNATIONAL TRADING CO. ,LTD. 中国 成都 人民南路 777 号 NO. 777 RENMIN SOUTH ROAD CHENGDU P. R. CHINA 商业发票 COMMERCIAL INVOICE		
TO. MESSRS WENNEX SHOES CO. ,LTD. IND. DE WYNERTS 7 IV ROTTERDAM, HOLLAND			
SHIPMENT FROM SHANGHAI,CHINA		INVOICE NO. SB03038	DATE MAY. 5,2014
TO ROTTERDAM		DOCUMENTARY CREDIT NO.	
BY VESSEL		CONTRACT NO. ZH20140409	TERMS OF DELIVERY AND PAYMENT CIF ROTTERDAM T/T 30DAYS
SHIPPING MARKS	DESCRIPTION OF GOODS	QUANTITY	UNIT PRICE / AMOUNT
WENNEX 03BTOO92 ROTTERDAM C/N. 1-552	SAFETY BOOTS ART NO. JL608TS	6624PAIRS	USD 17. 60 / USD 116 582. 40
Total Value:SAY US DOLLARS ONE HUNDRED AND SIXTEEN THOUSAND FIVE HUNDRED AND EIGHTY TWO AND FORTY CENTS ONLY.			
SICHUAN ZHENGHUI INTERNATIONAL TRADING CO. ,LTD. ××× 盖章			

表 4-3 装箱单

EXPORTER/SELLER/BENEFICIARY SICHUAN ZHENGHUI INTERNATIONAL TRADE CO. ,LTD. NO. 777 RENMIN SOUTH ROAD,CHENGDU P. R. CHINA		四川省正辉国际贸易有限公司 SICHUAN ZHENGHUI INTERNATIONAL TRADING CO. ,LTD. 中国 成都 人民南路 777 号 NO. 777 RENMIN SOUTH ROAD CHENGDU P. R. CHINA 装箱单 PACKING LIST			
TO. MESSRS WENNEX SHOES CO. ,LTD. IND. DE WYNERTS 7 IV ROTTERDAM,HOLLAND				
SHIPMENT FROM SHANGHAI,CHINA		INVOICE NO. SB03038	DATE MAY. 5,2014	
TO ROTTERDAM		DOCUMENTARY CREDIT NO.		
BY VESSEL		CONTRACT NO. ZH20140409	TERMS OF DELIVERY AND PAYMENT CIF ROTTERDAM T/T 30DAYS	
SHIPPING MARKS	DESCRIPTION OF GOODS	QUANTITY	MESUREMENT	G. W. / N. W.
WENNEX 03BTOO92 ROTTERDAM C/N. 1-552	SAFETY BOOTS ART NO. JL608TS	6624PAIRS	75. 348M³	19 404KGS / 11 923. 20KGS
SICHUAN ZHENGHUI INTERNATIONAL TRADING CO. ,LTD. ××× 盖章				

（2）该批货物出口的运输包装是纸箱,李华要求生产厂家成都华意制鞋有限公司提供"出入境货物运输包装性能检验结果单"(见表4-4)和厂检结果单(见表4-5)。经查验,纸箱生产企业成都蜀新纸箱厂已经取得了四川出入境检验检疫局颁发的"出口商品包装容器质量许可证"(见图4-1),华意公司即要求其提供"出境货物运输包装性能检验结果单",同时会同本企业的厂检结果单交李华。

表4-4　出入境货物运输包装性能检验结果单

中华人民共和国出入境检验检疫
出入境货物运输包装性能检验结果单

编号:510000309000777

申请人	成都蜀新纸箱厂				
包装容器名称及规格	双瓦楞纸箱 685mm ×425mm ×870mm		包装容器标志及编号	5100202090100	
包装容器数量	3000	生产日期	自 2014 年 1 月 12 日至 2014 年 1 月 20 日		
拟装货物名称	安全靴	状态	固态	比重	＊＊＊
检验依据	EN344.1997	拟装货物类别(划"×")	□危险货物　☒一般货物		
		联合国编号	＊＊＊		
		运输方式	江、海运输		
检验结果	依据《出口商品运输包装瓦楞纸箱检验规程》进行抽样,经外观检验、物流性能检验,各项指标达到检验规程要求,适合出口商品运输包装。 (出入境检验检疫机构章) 签字:×××　　日期:2014 年 1 月 30 日				
包装使用人	成都华意制鞋有限公司				
本单有效期至	2014 年 5 月 30 日				
分批使用核销栏	日期	使用数量	结余数量	核销人	日期　使用数量　结余数量　核销人

说明:

1. 当合同或信用证要求包装检验证书时,可以凭本结果向出境所在地检验检疫机关申请检验证书。

2. 当包装使用人向检验检疫机关申请包装使用鉴定时,须将本结果交检验检疫机关核实。

表4-5　成都华意制鞋有限公司厂检结果单

品名型号	安全靴 JL608TS	批次代号	HYZH140420
检验依据	安全靴检验规程	出口国别	荷兰
数量/抽样	数量检查:经清点箱数,结合开箱清点,数量为:6624 双 抽样:根据 EN344.1997,正常检查,抽取样品 10 双		
铭牌和商标	铭牌清晰,标记清晰		
安全性能项目检验	检验项目: 1. 包头抗冲击性能 2. 抗刺穿性能 3. 隔热性能 4. 防静电电气性能 5. 防滑性能 6. 其他 评定:合格☑　　　不合格□		
厂检结果	合格		
检验员:×××	日期:××××年××月××日	主管经理:×××	日期:××××年××月××日

出口商品包装容器质量许可证

编号：（普）字14-0354号

经考核审定　成都蜀新纸箱厂　生产的

瓦楞纸箱　包装容器及其生产条件符合出口商品

包装质量许可制度规定的要求，特发此证。

中华人民
共和国　四川出入境检验检疫局

（有效期至2018年07月19日）　　　2014年07月20日

图 4-1　出口商品包装容器质量许可证

4.1.3　办理网上电子申报，制作"出境货物报检单"

（1）将电子密钥插入计算机的 USB 接口，登录信城通网站，在"货物报检"项下单击"总平台入口"按钮（见图 4-2）。

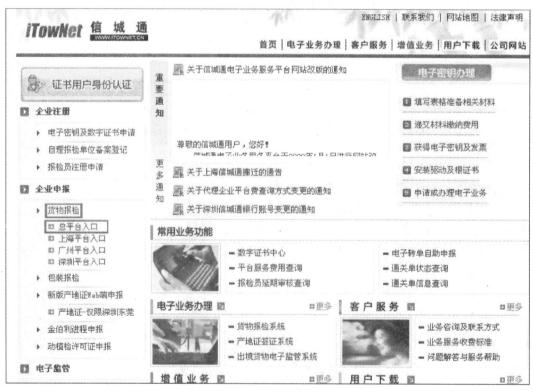

图 4-2　信城通平台货物报检入口

（2）选择数字证书，输入电子密钥口令（见图 4-3）。

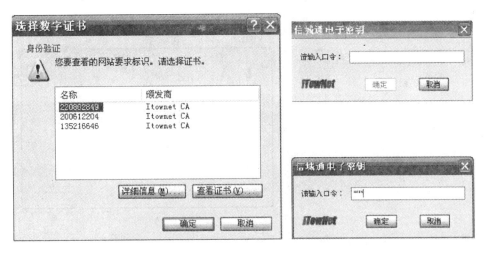

图 4-3　数字证书与电子密钥界面

注意:如果没有选择数字证书的界面或者驱动程序安装不正确,都会出现电子密钥错误的信息(见图 4-4),必须重新选择数字证书或安装驱动程序。

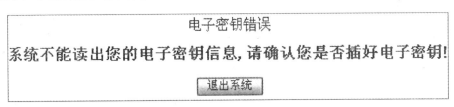

图 4-4　电子密钥错误界面

(3)进入报检系统主页面,单击"出境报检"按钮(见图 4-5)。

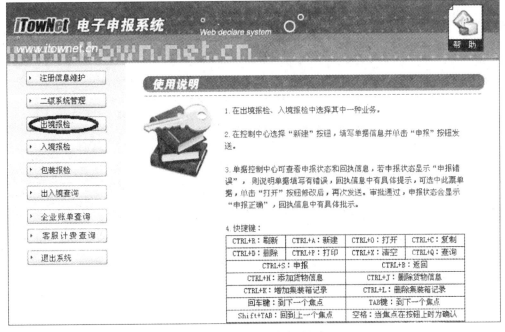

图 4-5　报检系统主页面

(4)在"出境报检单据"主页面单击"新建"铵钮(见图 4-6),填写"出境货物报检单"(见图 4-7)。

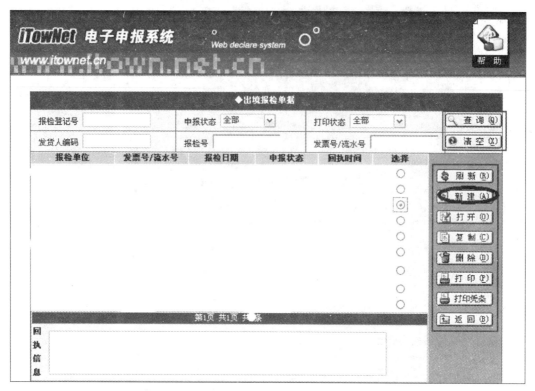

图 4-6 单据控制中心页面

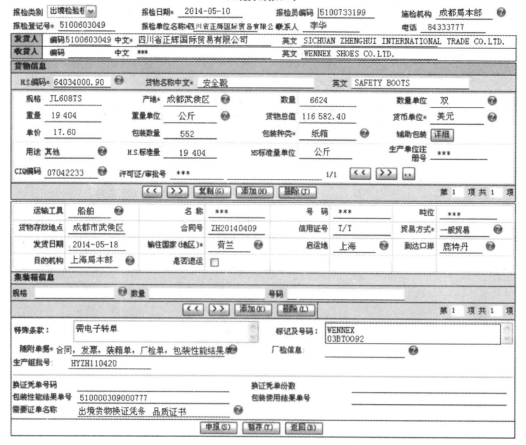

图 4-7 网上填写出境货物报检单

知识链接 4-2

CIQ2000"出境货物报检单"数据录入说明

CIQ2000"出境货物报检单"报检数据录入必须真实、完整、准确,一律不得空项。除因特殊情况确实无法录入时,可录入"＊＊＊"号、留空或注明情况外,所有项目必须按实际情况准确录入。如录入数据有明显填写错误,会被信城通平台校验拦截,并在申报状态显示"申报错误",需修改后重新发送。具体要求如下。

(1)报检类别:根据报检实际情况选择相应的报检类别。出境货物在产地申报时选择"出境检验检疫",即一般报检;对暂未签订出口合同,输往国家、装运口岸、唛头等不确定的,选择"出境预检"。产地检验检疫后,凭换证凭条/凭单到出境口岸换发通关单的,系统根据预设的核查货证比例(一般货物 0.5%、重点敏感货物 5%、输往美国的货物 100%)自动选择"核查货证"或"出境验证",但是对有特殊要求需加大核查货证比例(如输往欧盟的货物 20%)或实施核查货证的,应手工将"出境验证"调整为"核查货证",但不得将"核查货证"调整为"出境验证"。

(2)报检日期:检验检疫机构实际受理的报检日期。直通式报检为系统通过机审自动生成正式报检号的日期。非直通式报检为受理报检的日期,而非申请人制作报检单据的日期。

(3)报检员编码:输入报检员证的编号。

(4)施检机构:单据报到哪个检验检疫局即选择正确的局名称。

(5)报检登记号:输入自理/代理报检单位在检验检疫机构备案登记的 10 位数代码。

(6)报检单位名称:输入自理/代理报检单位的全称。

(7)联系人:办理报检业务的报检员姓名。

(8)电话:报检员的电话号码。

(9)发货人:外销合同的卖方(预验报检为内销合同的卖方)。输入发货人在检验检疫机构备案登记的 10 位数代码和发货人的全称(中英文)。

(10)收货人:外销合同的买方(预验报检为内销合同的买方)。没有相应的翻译名称的,中文可输入"＊＊＊"。

(11)H.S.编码:输入有效的 10 位数 H.S.编码(以当年海关公布的商品税则编码分类为准)。H.S.编码应与货物相对应,并与海关报关时的 H.S.编码一致。

(12)货物中文名称:输入货物的具体中文名称,不能笼统地输入货物的大类名称。

(13)英文名称:输入准确的英文名称,须和外销合同、发票一致,且与中文货物名称相对应。

(14)规格:输入货物的规格。如无具体规格的,可输入"＊＊＊"。

(15)产地:输入具体、准确的产地,应具体到县市、区级并能明确区分不同的检验检疫机构辖区。如"成都市武侯区"或"成都市温江区",不能输入"四川省成都市"。

(16)数量/重量:根据装箱单填写相应的数量和重量。与法定第一计量单位对应的数量或重量必须录入,并且不得改动法定第一计量单位。如法定第一计量单位是"米",则不得输入"码"。

(17)货物总值:按照发票、合同的货物总值输入。加工贸易方式的,不得只申报工缴费。

(18)单价:按照发票、合同的货物单价输入。单价应以第一标准量来计算。

(19)包装种类/数量:输入货物实际运输包装的种类及数量。包装种类必须明确具体,不能只填箱、袋等笼统类别。要明确是哪种质地,箱是木箱、纸箱还是其他箱;袋是麻袋、编织袋还是其他袋。有两种以上包装的,应添加辅助包装;同时有木质包装和其他包装的,应将非木质包装输入为辅助包装。对于系统中确实无法输入的包装种类,选择输入"其他",同时在报检单中手工加注实际包装种类。

(20)用途:选择准确的产品用途。共有 9 个选项:种用或繁殖、食用、奶用、观赏或演艺、伴侣动物、试验、药用、饲用、其他。

(21)H.S.标准量/H.S.标准量单位:对应货物信息的数量/数量单位或者重量/重量单位自动弹出,无须输入。

(22) 生产单位注册号:输入生产单位在检验检疫机构备案登记的 10 位数代码。如发货人和生产单位不一致时,不得输入发货人的登记代码。暂未登记的可填"＊＊＊";对特殊情况确实无法输入生产单位备案登记代码的,如市场采购、伴侣动物、个人携带物等,应输入特殊单位代码(四位局机构代码＋000000),并在申请单上注明原因。

(23) CIQ 编码:输入有效的 8 位数 CIQ 编码(以国家质检总局公布的《出入境货物检验检疫分类代码》为准)。

(24) 许可证/审批号:属于两证管理、检疫注册登记、备案以及其他许可证、审批管理的,选择正确的证书种类并输入相应的证书号码。对系统中无法输入的证书种类,选择"其他出口证书",并输入相应的证书号码。

(25) 运输工具:选择具体的运输方式,如船舶或飞机等。预验报检免输。

(26) 名称:输入运输工具名称。报检时未确定的,可输入"＊＊＊"。

(27) 号码:输入运输工具号码。报检时未确定的,可输入"＊＊＊"。

(28) 吨位:输入运输工具吨位。报检时未确定的,可输入"＊＊＊"。

(29) 存放地点:本栏关系到是否属于接受报检的检验检疫机构受理该批货物报检和对其实施检验检疫的问题,因此为必输项,应按货物实际的具体存放地点填制(可具体到街道办事处,不能输入"本公司仓库")。

(30) 合同号:对外贸易合同、订单的号码(预验时输入内销合同、订单的号码)。企业未签订合同的,应在此注明无合同及原因,如"长期客户无合同"。

(31) 信用证号:以信用证方式结算的,输入准确的信用证号码。以其他方式结汇的,输入具体的结汇方式。

(32) 贸易方式:选择正确的贸易方式,如一般贸易、来料加工等。特殊贸易方式的,必须准确输入,如退运货物、保税区进出境、仓储货物等。

(33) 发货日期:输入具体的发货日期。预验报检免输。

(34) 输往国家/地区:输入该批货物最终的目的国家或地区。输往保税区或加工区的,直接输入保税区或加工区。预验报检免输。

(35) 启运地:指装运本批货物的运输工具的启运地点,输入装载本批货物的运输工具出境所经过的口岸名称或该口岸所在城市名称(代码录入或在下拉式菜单中选择)。本栏关系到签发通关单还是出具换证凭单(条)的问题,因此不能输入"＊＊＊"。预验报检免输。

(36) 到达口岸:输入输往国家的具体口岸。口岸在系统中没有的,可选择国家名称。输往保税区或加工区的,直接输入保税区或加工区。预验报检免输。

(37) 目的机构:对于出具换证凭条的单据,须输入本单所转至的口岸检验检疫机构。

(38) 是否退运:是退运货物的,在此栏后标注"√"。

(39) 集装箱规格、数量、号码:以集装箱装运的货物,输入准确的集装箱信息,集装箱号码报检时未确定的,可在"号码"一栏输入"＊＊＊"。拼箱的,应在号码栏注明"拼箱"。输入集装箱号码时,多个集装箱号码以"/"分隔。由于号码栏字符长度的限制,每条集装箱信息最多输入 10 个集装箱号码,对同种规定的集装箱数量超过 10 个的,可通过增加集装箱记录分别输入。属非集装箱装载的(包括散货入仓),本栏输入"＊＊＊"。

(40) 特殊条款:输入合同、信用证中与检验检疫有关的特殊要求或检验检疫机构要求在此栏输入的内容(见表 4-6)。如没有特殊要求,输入"＊＊＊"。

表 4-6 "特殊条款"输入内容

出口货物种类	输 入 内 容
轻纺类产品、机电类产品	输入"生产批号"
已有型式试验确认书的产品	输入"型式试验"
小家电类产品若额定工作电压在安全电压(36V)以下或为干电池供电产品或为纯机械式产品	输入"安全工作电压(36V)或干电池供电不需型式试验"或"纯机械式产品,不需型式试验"
新产品出口并经特批同意,型式试验正在进行中的小家电类、灯具类、插头插座类和洗衣机类产品	输入"已开具报检联系单"
异地报关出口的货物	输入"需电子转单"或"不需电子转单",出境预检不能电子转单
进料加工或来料加工的货物	输入进口料件的部分占出口总值的百分比

（41）标记及号码：输入本批货物实际的标记及号码内容，应与合同、发票等有关外贸单据保持一致。标记及号码不能在系统中输入或输入不全的，应输入"见附页"，并在报检单据中加附相应的标记唛头附页。无标记号码的输入"N/M"。预验报检中标记及号码未确定的可输入"暂定"。

（42）随附单据：选择报检时所附的单据种类。选项中没有的单据种类，应在报检单中手工添加。

（43）需要证单名称：选择本单所需要的证单种类。

（5）填写完成后单击"申报"，待收到"申报正确"的回执后，单击"打印"，打印出"出境货物报检单"（见表4-7）。

表 4-7　出境货物报检单

中华人民共和国出入境检验检疫出境货物报检单

报检单位（加盖公章）：四川省正辉国际贸易有限公司　　　　　　　　　　＊编　　　号：510200110000002

报检单位登记号：5100603049　　　联系人：李华　　电话：028-84333777　　　报检日期：2014 年 5 月 10 日

发货人	（中文）四川省正辉国际贸易有限公司				
	（外文）SICHUAN ZHENGHUI INTERNATIONAL TRADE CO. ,LTD.				
收货人	（中文）				
	（外文）WENNEX SHOES CO. ,LTD.				
货物名称（中/外文）	H. S. 编码	产　地	数/重量	货物总值	包装种类及数量
安全靴 SAFETY BOOTS	64034000.90	成都市武侯区	6624 双/19 404 公斤	116 582.40 美元	552 纸箱
运输工具名称号码	船舶	贸易方式	一般贸易	货物存放地点	成都市武侯区簇锦中路 33 号
合同号	ZH20140409	信用证号	T/T	用途	其他
发货日期	2014-05-18	输往国家（地区）	荷兰	许可证/审批号	＊＊＊
启运地	上海	到达口岸	鹿特丹	生产单位注册号	＊＊＊

集装箱规格、数量及号码		

合同、信用证订立的检验检疫条款或特殊要求	标记及号码	随附单据（划"√"或补填）	
需电子转单		☑合同	☑包装性能结果单
		□信用证	□许可/审批文件
		☑发票	□
		□换证凭单	□
		☑装箱单	□
		☑厂检单	□

需要单证名称（划"√"或补填）		＊检验检疫费	
☑品质证书　__正__副	□植物检疫证书　__正__副	总金额（人民币元）	
□重量证书　__正__副	□熏蒸/消毒证书　__正__副		
□数量证书　__正__副	☑出境货物换证凭条　__正__副	计费人	
□兽医卫生证书　正__副	□		
□健康证书　__正__副	□		
□卫生证书　__正__副	□	收费人	
□动物卫生证书　__正__副	□		

报检人郑重声明：	领取证单	
1. 本人被授权报检。		
2. 上列填写内容正确属实，货物无伪造或冒用他人的厂名、标志、认证标志，并承担货物质量责任。	日期	
签名：　李华	签名	

注：有"＊"号栏由出入境检验检疫机关填写。　　　　　　　　　　　　◆国家出入境检验检疫局制

[1-2(2000.1.1)]

4.1.4 手工报检，实地配合查验货物

李华备齐报检单、合同、发票、装箱单、厂检单和包装性能检验结果单等一系列资料后，于2014年5月11日到成都出入境检验检疫局报检，先到报检大厅的检录窗口递送报检资料，然后根据报检回执里的信息联系实施检验的部门，最后确认检验机构5月14日到工厂检验。

5月14日，李华陪同成都出入境检验检疫局的施检人员到成都华意制鞋有限公司仓库。施检人员先核查货物的包装，核对了产品的运输包装，明确唛头与报检单中的"标记及号码"一栏内容一致，核对了生产批次号；又指定样品数，待李华和企业的品质部门主管准备好样品后，施检人员对样品实行逐项性能检测。

4.1.5 领取"出境货物换证凭条"和"品质证书"

检验完毕后，李华陪同施检人员到出入境检验检疫局缴费，获得"出境货物换证凭条"（见表4-8）和"品质证书"，此次产地报检顺利完成。

表4-8 出境货物换证凭条

转单号	510000205010188T 3012		报检号	510200110000002
报检单位	四川省正辉国际贸易有限公司			
品名	安全靴			
合同号	ZH20140409		H.S.编码	64034000.90
数(重)量	19 404公斤	包装件数	552 纸箱	金额 116 582.40 美元
评定意见：				
贵单位报检的该批货物，经我局检验检疫，已合格。请执此单到上海局办理出境验证业务。本单有效期至2014年7月13日。 成都局本部：2014年5月14日				

4.1.6 委托货代在口岸换领"出境货物通关单"

由于货物的出口口岸在上海，因此，李华在取得"出境货物换证凭条"后，须出具"报检委托书"（见表4-9），委托货代公司代理在上海出入境检验检疫局办理换单手续，取得"出境货物通关单"（见表4-10），同时附上其他报关所需单据交货代公司办理报关手续。至此该批货物的报检顺利完成。

表4-9 报检委托书

出入境检验检疫报检委托书

本单位与受托人_____协商后达成本委托书，将本单位进口/出口如下货物的出入境检验检疫报检工作全权委托受托人办理，并保证向受托人提供的用于办理报检手续的所有单证均真实无讹。

品名：安全靴　　　　　　　　　　　数(重)量：19 404公斤

合同号：ZH20140409

委托日期：2014年5月14日

本委托书有效期：2014年5月14日至2014年8月13日

委托人(印章)：

单位地址：成都市人民南路777号

机构性质：　　　　　　　　　　　　经营范围：

法人代表(印章)：　　　　　　　　　联系电话：

受托人确认申明

本单位完全接受本委托书，将根据出入境检验检疫的有关法律、法规规定，办理委托人所委托的上述货物的出入境检验检疫报检并配合检验检疫工作，如有所委托事项中发生违规或违法行为，自愿接受检验检疫机构的处理、处罚并负法律责任。

受托人(印章)：

单位地址：

确认日期：　　　年　月　日

注：收委托单位的名称等空白不填，由受托单位自行填写。

表 4-10　出境货物通关单

中华人民共和国出入境检验检疫出境货物通关单

* 编号:510050110008762

1. 发货人 四川省正辉国际贸易有限公司 SICHUAN ZHENGHUI INTERNATIONAL TRADE CO. ,LTD.		5. 标记及号码 WENNEX 03BT0092 ROTTERDAM C/N. 1-552
2. 收货人 WENNEX SHOES CO. ,LTD.		
3. 合同/信用证号 ZH20140409/ * * *	4. 输往国家或地区 荷兰	
6. 运输工具名称号码 船舶	7. 发货日期 2014.05.18	8. 集装箱规格、数量
9. 货物名称及规格 安全靴 （以下空白）	10. H. S.编码　　　　11. 申报总值 64034000.90　　　116 582.40 美元 （以下空白）　　　　（以下空白）	12. 数/重量、包装种类及数量 19 404 公斤 552 纸箱 （以下空白）
13. 证明 　　　　　　上述货物业经检验检疫,请海关予以放行。 　　　　　　本通关单有效期至二〇一四年六月二十日 　　　　　　　　　　　　　　　　　　　　　　　　（上海出入境检验检疫局章） 　　　　　　签字:×××　　　　　　　　　　　　　2014 年 5 月 16 日		
14. 备注		

知识链接 4-3

一、出入境货物通关单的有效期

"出境货物通关单"有效期:一般货物为 60 天;植物和植物产品为 21 天,北方冬季可适当延长至 35 天;鲜活类货物一般为 14 天;检验检疫机构有其他规定的,以"出境货物通关单"标明的有效期为准。"入境货物通关单"的有效期为 60 天。

二、更改、撤销和重新报检

1. 更改

(1) 已报检的出入境货物,检验检疫机构尚未实施检验检疫或虽已实施检验检疫但尚未出具证单的,由于某种原因需要更改报检信息的,可以向受理报检的检验检疫机构申请,经审核批准后按规定进行更改。

(2) 检验检疫机构证单发出后,报检人需要更改、补充内容或重新签发的,应向原检验检疫机构申请,经审核批准后按规定进行更改。

(3) 品名、数(重)量、包装、发货人、收货人等重要项目更改后与合同、信用证不符,或者更改后与输入国法律、法规规定不符的,均不能更改。

超过有效期的检验检疫证单,不予更改、补充或重发。

(4) 办理更改要提供的单据。

① 填写"更改申请单",说明更改的事项和理由。

② 提供有关函电等证明文件,交还原发检验检疫证单。

③ 变更合同或信用证的,须提供新的合同或信用证。

2. 撤销

(1) 报检人向检验检疫机构因故撤销的,可提出申请,并书面说明理由。

(2) 报检后 30 天内未联系检验检疫事宜的,作自动撤销报检处理。

(3) 办理撤销应填写"更改申请单",说明撤销理由,提供有关证明材料。

3. 重新报检

领取了检验检疫证单后,凡有下列情况之一的,应重新报检。

(1) 超过检验检疫有效期限的。

(2) 变更输入国家或地区,并有不同检验检疫要求的。

(3) 改换包装或重新拼装的。

(4) 已撤销报检的。

(5) 其他不符合更改条件,需要重新报检。

三、出境电子转单

1. 电子转单的概念

电子转单是指通过系统网络将产地出入境检验检疫机构和口岸出入境检验检疫机构的相关信息相互联通,出境货物经产地检验检疫机构将检验检疫合格后的相关电子信息传送到口岸检验检疫机构,入境货物经入境口岸检验检疫机构签发"入境货物通关单"后的相关信息传送到目的地检验检疫机构实施检验检疫的监管模式。较之传统的由报检人员凭"出境货物换证凭单"到报关地检验检疫机构换发"出境货物通关单"的方式,电子转单具有数据信息共享、简化操作程序、降低成本、提高通关速度的功能。

2. 出境电子转单的操作流程

(1) 产地检验检疫机构检验检疫合格后,应及时通过网络将相关信息传送到电子转单中心,内容包括报检信息、签证信息及其他有关信息。

(2) 由产地检验检疫机构向出境检验检疫关系人以书面形式提供报检单号、转单号及密码等。

(3) 出境检验检疫关系人凭报检单号、转单号及密码等到出境口岸检验检疫机构申请"出境货物通关单"。

(4) 出境口岸检验检疫机构应出境检验检疫关系人的申请,提取电子转单信息,签发"出境货物通关单",并将处理信息反馈给电子转单中心。

(5) 按《口岸查验管理规定》需核查货证的,出境检验检疫关系人应配合口岸检验检疫机构完成检验检疫工作。

3. 不适用电子转单的情况

(1) 出境货物在产地预检的。

(2) 出境货物出境口岸不明确的。

(3) 出境货物需到口岸报批的。

(4) 出境货物按规定需在口岸检验检疫并出证的。

(5) 其他按有关规定不适用《出入境检验检疫电子转单管理办法》的。

任务4.2 特殊出境货物报检——出境动物及动物产品

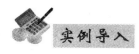

实例导入

成都怡田畜产品有限公司是一家专业从事猪、牛、羊等畜产品初加工和深加工的企业,产品远销欧美、东南亚、西亚地区。公司通过备案登记取得了自理报检的资质,拥有两名注册报检员,张兴就是其中之一。2014 年 9 月,公司与越南商人达成一笔 20 吨猪鬃的外销合同,客户要求提供兽医卫生证书和消毒检验证书,公司安排张兴完成这批货物的报检工作。

4.2.1 明确出境动物及动物产品报检的基本要求

出境动物及动物产品的报检程序与一般货物出境报检大致相当,但国家对出境动物及动物产品的检验检疫有特殊的规定和要求。张兴必须事先掌握和了解,才能顺利开展报检业务。

知识链接 4-4

一、出境动物及动物产品报检范围

根据《中华人民共和国进出境动植物检疫法》规定,出境的动物、动物产品和其他检疫物按规定实施检疫。动物是指饲养、野生的活动物;动物产品是指来源于动物未经加工或者虽经加工但仍有可能传播疫病的动物产品,如生皮张、毛类、肉类、脏器、油脂、动物水产品、奶制品、蛋类、血液、精液、胚胎、骨、蹄、角等;其他检疫物是指动物疫苗、血清、诊断液、动植物性废弃物等。

二、出境动物及动物产品企业注册登记

1. 生产企业注册

国家对生产出境动物及动物产品的企业,包括加工厂、屠宰厂、冷库、仓库等实施注册登记制度。货主或其代理人向检验检疫加工报检的出境动物及动物产品,必须来自注册登记的生产加工企业。

申请注册登记的企业应提供如下材料。

(1)书面申请(内容包括企业的简介、使用或加工出口产品的种类、需要出口量、年加工能力或使用量、仓储条件和能力、使用的目的或加工的终产品、终产品的用途)。

(2)企业厂区平面图(复印件)。

(3)加工工艺流程图(应注明流程中温度处理的时间、使用化学药剂的种类、浓度和 pH 等情况,使用的有关设备的名称)。

(4)营业执照(验正本交复印件)。

(5)企业的兽医卫生防疫工作领导小组及职责。

(6)兽医卫生防疫制度(出入库管理制度、防疫消毒制度,防虫、灭鼠措施、固形废弃物的处理措施、污水处理措施等)。

(7)接触动物产品人员的卫生防疫措施。

(8)县级以上环保部门允许排放污水的证明文件。

(9)图片资料包括:厂门、厂区内外全景、车间全景、各加工工序涉及的设施、用具和工人操作的照片、消毒处理设施及用具消毒过程、外包装和废弃物的处理设施,原料、成品库等照片。

直属检验检疫局对申请材料进行审查合格的,报国家质检总局动植司批准,颁发"出口动物及非食用性动物产品生产、加工、存放企业注册证"。

2. 养殖场、中转场的注册

养殖场是指水生动物的孵化、育苗和养殖场所。中转场是指用于水生动物出境前短期集中、存放、分类、加工整理、包装等用途的场所。国家质检总局对出境水生动物养殖场、中转场实施注册登记制度,除捕捞后直接出口的野生水生动物外,出境水生动物必须来自注册登记养殖场或中转场。

申请注册登记的养殖场、中转场企业应提交如下材料。

(1)注册登记申请表。

(2)工商营业执照。

(3)养殖许可证。

(4)场区平面示意图及彩色照片。

(5)水生动物卫生防疫和疫情报告制度。

(6)从场外引进水生动物的管理制度;养殖、药物使用、饲料使用、包装物料管理制度。

（7）经检验检疫机构确认的水质检测报告。

（8）专业人员资质证明。

（9）废弃物、废水处理程序等。

直属检验检疫机构对申请材料进行审查，并进行现场评审。评审合格者，予以注册登记，颁发"出境水生动物养殖场/中转场检验检疫注册登记证"，并上报国家质检总局。注册登记证有效期为5年，可在有效期满前30日申请延续。

4.2.2 准备相关报检单证

张兴根据该批货物的检验检疫类别，确定报检须提供的单证除外销合同、发票、装箱单、出境货物报检单、包装性能检验结果单、厂检单（上述单据与一般货物报检处理办法一致，不再赘述）以外，还需提交怡田公司的"出口动物及非食用性动物产品生产、加工、存放企业注册证"（见图4-8）和兴旺猪场提供的"动物产地检疫合格证明"（见图4-9）。

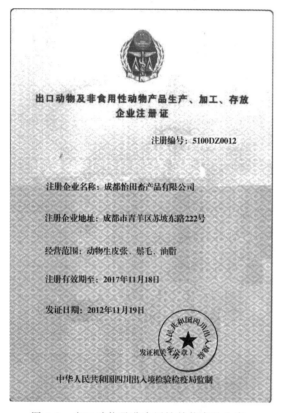

图4-8 出口动物及非食用性动物产品生产、
加工、存放企业注册证

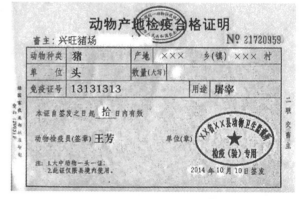

图4-9 动物产地检疫合格证明

知识链接 4-5

出境动物及动物产品报检应提供的其他单证

一、出境动物

（1）输出观赏动物的，应提供贸易合同或展出合约、产地检疫证书。

（2）输出国家规定的保护动物的，应有国家濒危物种进出口管理办公室出具的许可证。

（3）输出非供屠宰用的畜禽，应有农牧部门品种审批单。

（4）输出实验动物，应有中国生物工程开发中心的审批单。

（5）输出实行检疫监督的输出动物，须出示生产企业的输出动物检疫许可证。

（6）出境野生捕捞水生动物的，应提供下列单证。

① 所在地县级以上渔业主管部门出具的捕捞船舶登记证和捕捞许可证。

② 捕捞渔船与出口企业的供货协议。

③ 检验检疫机构规定的其他单证。

（7）出境养殖水生动物的，应提供注册登记证（复印件），并交验原件。

（8）出境水生动物的其他规定。

① 除捕捞后直接出口的野生捕捞水生动物外，出境水生动物必须来自注册登记养殖场或者中转场。注册登记养殖场、中转场应当保证其出境水生动物符合进口国或者地区的标准或者合同要求，并向出口商出具"出境水生动物供货证明"。

② 中转场需凭注册登记养殖场出具的"出境水生动物供货证明"接收水生动物。

③ 出境水生动物必须凭产地检验检疫机构出具的动物卫生证书或"出境货物换证凭单"及检验检疫封识进入口岸中转场。在中转场内不得将不同来源的水生动物混合拼装。凡是在口岸中转场内改变包装的、出口前变更输入国家或地区的，或超过规定有效期的，必须重新向口岸检验检疫机构报检。

二、出境动物产品

报检应按规定填写"出境货物报检单"，并提交相应外贸单据外，还应提供如下单证。

（1）出境动物产品生产企业（包括加工厂、屠宰厂、冷库、仓库）的卫生注册登记证。

（2）如果出境动物产品来源于国内某种属于国家级保护或濒危物种的动物、濒危野生动植物种国际贸易公约中的中国物种的动物，报检时必须递交国家濒危物种进出口管理办公室出具的允许出口证明书。

4.2.3　办理网上电子申报，制作"出境货物报检单"

张兴准备好相关报检单证后，登陆信城通平台完成网上电子申报（与一般货物网上电子申报类似，不再赘述）。因客户要求提供"兽医卫生证书"和"消毒检验证书"，所以在填报时，须在"需要单证名称"一栏勾选两项。申报成功后，打印"出境货物报检单"。

4.2.4　现场报检，实地配合查验

张兴备齐报检单、合同、发票、装箱单、厂检单、包装性能检验结果单、出口动物及非食用性动物产品生产、加工、存放企业注册证和动物产地检疫合格证明等一系列资料到成都出入境检验检疫局报检，联系实施检验的部门确定现场检验日期。在指定的时间，张兴陪同成都出入境检验检疫局的施检人员完成实地查验工作。

知识链接 4-6

报检时间和地点

一、出境动物

（1）需隔离检疫的出境动物，应在出境前60天预报检，隔离前7天正式报检。

（2）出境观赏动物，应在动物出境前30天到出境口岸检验检疫机构报检。

（3）出境野生捕捞水生动物，应在出境3天前向出境口岸检验检疫机构报检。

（4）出境养殖水生动物（包括观赏鱼），应在出境7天前向注册登记养殖场、中转场所在地检验检疫机构报检。

二、出境动物产品

出境动物产品应在出境前7天报检；需作熏蒸消毒处理的，应在出境前15天报检。

4.2.5　领取"出境货物通关单""兽医卫生证书"和"消毒检验证书"

检验完毕后，张兴在规定时间内到出入境检验检疫局缴费，获得"出境货物通关单""兽医卫生证书"和

"消毒检验证书",此次产地报检顺利完成。

任务4.3 特殊出境货物报检——出境植物及植物产品

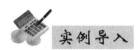

实例导入

四川龙泉大兴果品进出口有限公司是专业从事水果进出口经营的企业。2014年5月公司与韩国某客户签订了一批5吨鲜枇杷的外销合同,报检员刘芳负责该批货物的报检工作。

4.3.1 明确出境植物及植物产品报检的基本要求

由于枇杷属于出口鲜果,刘芳除了解国家关于一般货物出口报检的规定外,还必须掌握我国关于出口植物及植物产品报检的特殊规定和要求。

知识链接 4-7

一、出境植物及植物制品报检范围

根据《中华人民共和国进出境动植物检疫法》的规定,出境植物及植物产品的报检范围包括:

(1) 贸易性出境植物、植物产品及其他检疫物;

(2) 作为展出、援助、交换、赠送等的非贸易性出境植物、植物产品及其他检疫物;

(3) 进口国家(或地区)有植物检疫要求的出境植物产品;

(4) 以上出境植物、植物产品及其他检疫物的装载容器、包装物及铺垫材料。

在这里,"植物"是指栽培植物、野生植物及其种子、种苗及其他繁殖材料等。"植物产品"是指来源于植物未经加工或者虽然经加工但仍有可能传播病虫害的产品,如粮食、豆、棉花、油、麻、烟草、籽仁、干果、鲜果、蔬菜、生药材、木材、饲料等。"其他检疫物"包括植物废弃物:垫舱木、芦苇、草帘、竹篓、麻袋、纸等废旧植物性包装物、有机肥料等。

二、出境植物及植物产品注册登记

1. 出境种苗花卉生产经营企业注册登记

国家对出境种苗实施花卉基地注册登记制度,推行"公司+基地+标准化"管理模式。从事出境种苗花卉生产经营企业,应向所在地检验检疫机构申请注册登记。自2007年12月1日起,未获得注册登记的企业,不得从事出境种苗花卉生产经营业务。出境种苗花卉实施产地检验检疫、口岸查验放行制度,来自未实施注册登记生产经营企业的种苗花卉,检验检疫机构不得受理报检,不准出口。

从事出境种苗花卉生产经营的企业应填写"出境种苗花卉生产经营企业注册登记申请表",随附相关的证明材料向所在地检验检疫机构办理注册登记手续。检验检疫机构经核准后颁发"出境种苗花卉生产经营企业注册登记证书",凭其办理报检,有效期为3年。

2. 出境水果果园、包装厂注册登记

我国与输入国家或地区签订的双边协议、议定书等明确规定,输入国家或地区法律、法规要求对输入该国的水果果园和包装厂实施注册登记的,检验检疫机构应实行注册登记。

(1) 果园注册登记。填写"出境水果果园注册登记申请表",随附果园土地承包、租赁或使用的有效证明等文件,以及果园示意图、平面图、果园质量管理体系文件、植保员有关资格证明或相应技术学历证书复印件等材料一式两份,向所在地检验检疫机构办理水果果园注册登记手续。

(2) 包装厂注册登记。填写"出境水果包装厂注册登记申请表",随附营业执照复印件、包装厂厂区平面图、包装工艺流程及简要说明、水果货源的果园名单及与果园签订有关水果生产或收购合约复印件、卫生质量管理体系文件等材料一式两份,向所在地检验检疫机构办理包装厂注册登记手续。

检验检疫机构对申请材料进行审核并现场考核,核准的颁发"出境水果果园注册登记证书""出境水果包装厂注册登记证书"。注册登记证书有效期3年,届满前3个月可向当地检验检疫机构申请换证。

(3)出境竹木草制品生产企业注册登记。从事出境竹木草制品生产的企业向所在地检验检疫机构办理注册登记手续,提交"出境竹木草制品生产企业注册登记申请表"、企业工商营业执照复印件、组织机构代码证复印件、林业主管部门颁发的木制品生产经营许可证、企业厂区平面图、要求标示企业的原料存放场所、生产加工间、包装车间、成品库、除害处理设施、生产工艺流程、除害处理设施情况及相关材料、生产加工过程中所使用的主要原料、辅料清单及经有资质的检测机构出具的合格证明、企业防疫小组人员名单及相关资格证明材料、企业质量管理体系文件等一式两份材料。检验检疫机构对企业提交的申请材料进行审核,符合要求的,派工作组对企业进行现场考核。考核合格的,上报直属检验检疫局审批,符合要求的予以注册登记,并颁发"出境竹木草制品生产企业注册登记证书"。考核不合格或在整改期限内仍达不到要求的,发出"出境竹木草制品注册登记未获批准通知书",半年内不得重新申请。注册登记证书有效期为3年,所在地检验检疫机构负责对获得注册登记资格的企业进行日常监管和年度审核。

4.3.2 准备相关报检单证

(1)根据规定,刘芳开始着手准备相关报检单证,常规单证有:外销合同、信用证、发票、装箱单、出境货物报检单、包装性能检验结果单、厂检单。

(2)刘芳还查询了中韩关于水果输出入的相关双边协议,需要提交由公司的水果基地提供的"出境水果果园注册登记证书"(见图4-10)和水果包装厂提供的"出境水果包装厂注册登记证书"(见图4-11)。另外,该批枇杷属易腐烂变质商品,装载此类出境货物的集装箱应在装货前向所在地检验检疫机构报检,所以还需提交由货代公司四川省冠豪国际物流有限公司提供的"集装箱检验检疫结果单"(见表4-11)。

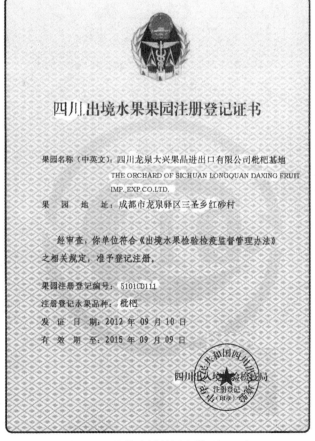

图 4-10 出境水果果园注册登记证书

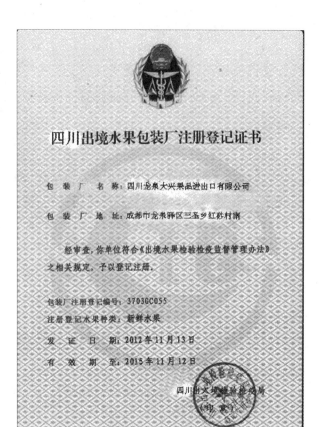

图 4-11　出境水果包装厂注册登记证书

表 4-11　集装箱检验检疫结果单

申请人	四川省冠豪国际物流有限公司				
航班/航次	＊＊＊		货名		鲜枇杷
目的地	韩国釜山		检验日期		2014 年 5 月 22 日
检验结果	合格				
检 验 项 目					结果
箱体、箱门完好,箱号清晰,安全铭牌安全					合格
箱体无有毒有害危险品标志;箱内清洁、卫生,无有毒有害残留物,且密封状况良好					合格
未发现病媒生物					合格
未发现活害虫及其有害生物					合格
集装箱数量		×20′D/C	4×40′D/C	×60′D/C	
规　格	集装箱号	规格	集装箱号	规格	集装箱号
1.1398m×2.256m×2.113m	GBHU8505010				
1.1398m×2.256m×2.113m	GBHU8505011				
1.1398m×2.256m×2.113m	GBHU8505012				
1.1398m×2.256m×2.113m	GBHU8505013				
以上集装箱符合验箱要求,申报无诈(盖章)					
检验地点	××××		检疫人员		××××

出境植物及植物产品报检应提供的单据

除按规定填写"出境货物报检单",并提供外贸合同或销售确认书或信用证(以信用证方式结汇时提供)、发票、装箱单、厂检合格单、出境货物运输包装性能检验结果单(正本及复印件)等有关外贸单据外,还应提供如下相应单证。

(1) 濒危和野生动植物资源须出示国家濒危物种进出口管理办公室或其授权的办事机构签发的允许出境证明文件。

(2) 输往欧盟、美国、加拿大等国家或地区的出境盆景,应提供"出境盆景场/苗木种植场检疫注册证"。

(3) 出境水果来自注册登记果园、包装厂的,应当提供"注册登记证书"(复印件);来自本辖区以外其他注册果园的,由注册果园所在地检验检疫机构出具水果"产地供货证明"。对来自非注册果园、包装厂的水果,不予受理报检。出境水果来源不清楚的,不予受理报检。

4.3.3 办理网上电子申报,制作"出境货物报检单"

刘芳准备好相关报检单证后,登录信城通平台完成网上电子申报(与一般货物网上电子申报类似,不再赘述)。因客户要求提供"卫生检疫证明",所以在填报时,须在"需要单证名称"一栏勾选此项或补填。申报成功后,打印"出境货物报检单"。

4.3.4 现场报检,实地配合查验

刘芳备齐报检单、合同、发票、装箱单、厂检单、包装性能检验结果单、集装箱检验检疫结果单、出境水果果园注册登记证书、出境水果包装厂注册登记证书等一系列资料,到成都出入境检验检疫局报检,联系实施检验的部门确定现场检验日期。在指定的时间,刘芳陪同成都出入境检验检疫局的施检人员完成实地查验和取样检测工作。

报检时间和地点

(1) 出境植物及植物产品报检时间:货主或其代理人应在货物出境前10天报检。

(2) 出境植物及植物产品报检地点:出口水果应在包装厂所在地检验检疫机构报检。

4.3.5 领取"出境货物通关单"和"卫生检疫证明"

检验完毕后,刘芳在规定时间内到出入境检验检疫局缴费,获得"出境货物通关单"和"卫生检疫证明",此次产地报检顺利完成。

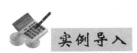

任务4.4 特殊出境货物报检——出境食品

实例导入

上海西源农产品贸易有限公司与日本 FUTSUMA 公司签订了一份20吨的冷冻菠菜(H. S. 编码:07103000.00)的出口协议,由公司报检员李红完成该批货物的出口报检。

4.4.1 明确出境食品报检的基本要求

李红通过查询《法检目录》,得知冷冻菠菜属于法定检验检疫商品,海关监管条件为 A/B。在出口报检前,李红须先了解食品出境报检的相关特殊规定,并确保生产企业已进行了此商品出境检验检疫的各项审批,同时取得报检所必需的各类审批证书。

知识链接 4-10

一、出境食品报检范围

所有出口食品与用于出口食品的食品添加剂等,包括各种供人食用、饮用的成品和原料,以及按照传统习惯加入药物的食品。

二、出口食品生产企业卫生注册登记

1. 卫生注册、登记对象

出口食品生产企业卫生注册登记对象是:出口食品的生产、加工、储存企业。国家对其实施卫生注册登记制度,该企业必须取得卫生注册证书或卫生登记证后,方可生产、加工和储存食品。货主或其代理人向检验检疫机构报检的出口食品,须产自或储存于经卫生注册或登记的企业或仓库,未经卫生注册或登记的企业和仓库所生产或储存的出口食品,不得出口。

在《实施出口食品卫生注册、登记的产品目录》内的食品生产企业实施卫生注册,其外的食品生产企业实施卫生登记管理。国家认证认可监督管理委员会主管全国出口食品生产企业卫生注册和登记工作,地方的由直属出入境检验检疫局负责。

2. 卫生注册、登记与审批

出口食品生产企业在生产食品前,应向所在地直属检验检疫机构申请卫生注册或卫生登记,填写"出口食品生产企业卫生注册登记申请表"一式三份,并随附企业法人营业执照复印件、卫生质量体系文件和厂区平面图、车间平面图、工艺流程图以及生产工艺关键部位的图片资料。

直属检验检疫局对申请资料予以审核,并对申请单位进行现场评审,做出是否予以许可的决定。准予许可的,于 10 日内颁发"卫生注册证书"或"卫生登记证书",有效期 3 年,在期满前 3 个月提出复查申请,合格的予以换证。

李华查询《实施出口食品卫生注册、登记的产品目录》获知,冷冻菠菜属于注册产品类别,于是要求该批菠菜的生产企业上海沪蓉食品有限公司提供其经审批的"卫生注册证书"(见图 4-12)。同时根据国家质检总局《进出境蔬菜检验检疫管理办法》,出境冷冻蔬菜必须来自经检验检疫机构备案的出境蔬菜种植基地,上海沪蓉食品有限公司还需提交"出境蔬菜种植基地登记备案证书"(见图 4-13)。该批商品运输包装选用了上海天沪包装股份有限公司的食品用瓦楞纸箱,所以还需出具纸箱厂的"出入境食品包装备案书"(见图 4-14)。

4.4.2 准备相关报检单证

在确认生产企业、包装企业符合出口食品出入境检验检疫管理规定后,李红开始准备该笔出口业务报检所必需的单证。

(1)冷冻菠菜(H.S.编码:07103000.00)属于易腐烂变质食品、冷冻品,装载此类出境货物的集装箱应在装货前向所在地检验检疫机构报检。于是李红要求该笔业务的货运代理上海新城物流有限公司提交"集装箱检验检疫结果单"(格式参见前表 4-11)。

(2)李红通过生产企业上海沪蓉食品有限公司取得由包装生产企业上海天沪包装股份有限公司提供的"出入境食品包装及材料检验检疫结果单"(见表 4-12)。同时沪蓉公司也提供了该批冷冻菠菜的"厂检结果单"(单中需注明"卫生注册证书"和"出境蔬菜种植基地备案登记证"编号)及明细装箱资料。

中 华 人 民 共 和 国

卫 生 注 册 证 书

企业名称：上海沪蓉食品有限公司

企业地址：上海市长宁区镇北路777号

注册编号：4400/02532

　　经审查，你单位符合出口食品生产企业卫生要求，予以注册。

注册品种：冷冻蔬菜

发证日期：2012 年 9 月 18 日

证书有效期至：2015 年 9 月 17 日

国家认证认可监督管理委员会

图 4-12　卫生注册证书

出境蔬菜种植基地登记备案证书

单位名称：上海沪蓉食品有限公司

单位地址：上海市长宁区镇北路777号

登记备案编号：5300B009

　　根据国家质检总局《进出境蔬菜检验检疫管理办法》的要求，经考核，你单位出口蔬菜基地符合出口蔬菜基地的备案条件，予以登记备案。

登记备案面积：12 000亩

种植品种：蔬菜

基地地址：上海市青浦区红山乡

发证日期：2012 年 9 月 19 日

本证有效期至：2015 年 9 月 19 日

发证机关：上海出入境检验检疫局

图 4-13　出境蔬菜种植基地登记备案证书

出入境食品包装备案书

上海天沪包装股份有限公司：

　　经对贵公司（厂）盛装出入境食品的

_____瓦楞纸箱_____生产条件、管理水平、

检测能力、产品质量（进口商的风险评估资料）

等方面进行审核，根据《进出口食品包装容器、

包装材料实施检验监管工作管理规定》的要

求，贵公司（厂）符合备案要求，予以备案。

企业代号为：S31000026100128

上海出入境检验检疫局

发证日期：2013 年 07 月 23 日

截止日期：2015 年 07 月 23 日

图 4-14　出入境食品包装备案书

表 4-12　出入境食品包装及材料检验检疫结果单

中华人民共和国出入境检验检疫

出入境食品包装及材料检验检疫结果单

编号：3100286008811234

申请人	上海天沪包装股份有限公司				
包装/材料名称及规格	双瓦楞纸箱 50cm×40cm×30cm		包装容器标记及批号	3100345601	
包装/材料数量	1000	生产日期	2014 年 4 月 10 日至 2014 年 4 月 12 日		
拟装食品名称	冷冻菠菜		状态	固态	比重	＊＊＊
检验依据	SN/T0262-93		输出国家或地区	日本	
			运输方式	海运	
检验检疫结果	依据《出口商品运输包装瓦楞纸箱检验规程》进行抽样，经外观检验、物理性能检验，各项指标达到检验规程要求，适合出口商品运输包装。　　　　　　　　　　　　　　　　　　　　　　　　（出入境检验检疫机构章）　　　　　　　签字：×××　　　　　　　　　　　　　　　　　　日期：2014 年 4 月 20 日					
包装/材料使用人	上海沪蓉食品有限公司				
本单有效期	截至 2014 年 8 月 10 日				

续表

申请人				上海天沪包装股份有限公司				
分批出境核销栏	日期	使用数量	结余数量	核销人	日期	使用数量	结余数量	核销人

说明:

1. 当合同或信用证要求包装检验证书时,可凭本结果单向出境所在地检验检疫机关申请检验证书。

2. 包装容器使用人向检验检疫机关申请包装使用鉴定时,须将本结果单交检验检疫机关核实。

(3)由于冷冻菠菜采用预包装,生产企业还应提供检验检疫机构预包装食品标签审核的标签样张和外文翻译件。为此,李红应填制"进出口食品、化妆品标签审核申请表"(见表4-13)。

表 4-13 上海出入境检验检疫局进出口食品、化妆品标签审核申请表

申请书编号:

申请单位名称			上海沪蓉食品有限公司					
地 址			上海市长宁区镇北路 777 号					
联 系 人	李红	电 话	021-87654321	传 真	021-87654321		邮编	200051
产品品牌/名称	(中文)沪蓉牌冷冻菠菜							
	(ENGLISH)HURONG BRAND FROZEN SPINACH							

在所提供的材料后面加上"√"

编号	材 料 名 称	√	编号	材 料 名 称	√
1	食品、化妆品标签样张三套	√	4	工商营业执照复印件	√
2	原标签样张及中文翻译件(进口)或外文翻译件(出口)	√	5	其他材料	√
3	原产地证明或自由销售证明				
备注					

本申请人承诺,本申请表中所列内容和所附资料均真实、准确。 申请单位代表签名(盖章): 李 红 日期:2014 年 7 月 10 日	受理人: 日 期:

知识链接 4-11

一、出口预包装食品、化妆品标签审核申请

1. 概念

预包装食品是指经预先定量包装,或装入(灌入)容器中,向消费者直接提供的食品。

化妆品是指以涂抹、喷洒或其他类似方法,施于人体表面(如表皮、毛发、指甲、口唇等),起到清洁、保养、美化或消除不良气味作用的产品,该产品对使用部位可以有缓和作用。

标签是指食品、化妆品包装容器上的文字、图形、符号以及一切说明事物。

2. 标签审核

国家质检总局对出口预包装食品、化妆品实行标签管理制度。各地出入境检验检疫机构在对出口食品、化妆品实施检验检疫时同时对出口食品、化妆品标签内容是否符合法律、法规和标准规定要求以及与质量有关内容的真实性、准确性进行检验,经检验合格的,在按规定出具的检验证明文件中加注"标签经审核合格"。

出口预包装食品、化妆品的生产者、经营者或其代理人申请标签审核时,应当提供下列资料。

(1)标签审核申请表。

（2）标签样张。

（3）原标签样张及外文翻译件。

（4）工商营业执照复印件。

（5）反映产品特定属性的证明材料。

如出口预包装食品、化妆品的标签与审核证书上标注内容相符，可免于标签审核。

二、出境食品运输包装加施检验检疫标志

1. 运输包装加施检验检疫标志的出境食品范围

水产品及其制品、畜禽、野生动物肉类及其制品、肠衣、蛋及蛋制品、食用动物油脂，以及其他动物源性食品；大米、杂粮（豆类）、蔬菜及其制品、面粉及粮食制品、酱腌制品、花生、茶叶、可可、咖啡豆、麦芽、啤酒花、籽仁、干（坚）果和炒货类、植物油、油籽、调味品、乳及乳制品、保健食品、酒、罐头、饮料、糖与糖果巧克力类、糕点饼干类、蜜饯、蜂产品、速冻小食品、食品添加剂。

2. 食品运输包装加施检验检疫标志的要求

运输包装上必须注明生产企业名称、卫生注册登记号、产品品名、生产批号和生产日期，并加施检验检疫标志。

标志应牢固加施在运输包装的正侧面左上角或右上角，加施标志规格应与运输包装的大小相适应。

企业应将加施标志的时间、地点、规格、流水号区段等信息登记在企业产品检验合格报告上，以备报检时提交产地检验检疫机构。

（4）备齐外销合同、信用证、商业发票和装箱单。

4.4.3 办理网上电子申报，制作"出境货物报检单"

李红准备好相关报检单证后，登陆信城通平台完成网上电子申报（与一般货物网上电子申报类似，不再赘述）。因客户要求提供"植物检疫证书"，所以在填报时，须在"需要单证名称"一栏勾选此项或补填。申报成功后，打印"出境货物报检单"。

4.4.4 现场报检，实地配合查验

李红备齐报检单、合同、发票、装箱单、厂检单、出入境食品包装及材料检验检疫结果单、集装箱检验检疫结果单等一系列资料到出入境检验检疫局报检，联系实施检验的部门确定现场检验日期。在指定的时间，李红陪同出入境检验检疫局的施检人员到沪蓉公司的冷库完成实地查验和取样检测工作。

知识链接 4-12

出口食品报检应提供的特殊单据

（1）一般食品：生产企业（包括加工厂、冷库、仓库）的卫生注册登记证。

（2）植物源性食品（非野生）：生产企业的卫生注册或登记证、出口植物源性食品原料种植基地检验检疫备案证书。

（3）预包装食品。

① 已办理标签预先审核：生产企业的卫生注册或登记证、进出口食品标签审核证书。

② 未办理标签预先审核：生产企业的卫生注册或登记证、进出口食品、化妆品标签审核申请表、标签样张、中文翻译件、产品生产商营业执照。

4.4.5 领取"出境货物通关单"和"植物检疫证书"

检验完毕后，李红在规定时间内到出入境检验检疫局缴费，获得"出境货物通关单"和"植物检疫证书"，此次产地报检顺利完成。

任务 4.5 特殊出境货物报检——出境机电产品

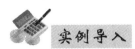 **实例导入**

2014年5月,广东正元国际贸易有限公司与马来西亚客户达成一笔吸油烟机的出口交易,并签订了外销合同,由公司报检员赵云负责该批货物的出境报检工作。

4.5.1 明确出境机电产品报检的基本要求

吸油烟机属于机电类产品,我国对出境机电产品有特殊的检验检疫规定,作为报检员,赵云须了解和掌握有关的要求和规定。

 知识链接 4-13

出境机电产品的报检范围及要求

一、出口小家电

小家电产品是指需要外接电源的家庭日常生活使用或类似用途,具有独立功能的并与人身有直接接触或间接接触,将电能转化为功能或热能,涉及人身的安全、卫生、健康的小型电器产品。

我国对出口小家电企业实行登记制度。出口小家电企业必须向当地检验检疫机构登记,填写"出口小家电生产企业登记表",并提供相应的出口产品质量技术文件,如产品企业标准、国内外认证证书、出口质量许可证、型式试验报告及其他有关产品获证文件。检验检疫机构对出口小家电产品的生产企业的质量保证体系进行书面审核和现场验证,重点审查其是否具备必需的安全项目(如抗电强度、接地电池、绝缘电阻、泄漏电流及特定产品特殊项目)的检测仪器和相应资格的检测人员。

出口产品属于《实施出口法定检验的小家电产品目录》内的小家电企业首次登记时,由当地的检验检疫机构派员从生产批中随机抽取并封存样品,由企业送至国家质检总局指定的实验室进行型式试验,取得产品合格有效的型式试验报告(有效期为1年),才能向当地的检验检疫机构报检。凡型式试验不合格的产品,一律不准出口。

二、电池产品

电池产品系指《商品名称及编码制度》中代码8506、8507品目下的所有子目商品,含专用电器具配置的电池。出口电池产品的制造商应向所在地检验检疫机构申请备案,检验检疫机构受理申请备案后,应对进出口电池产品是否属于含汞电池产品进行审核。经审核,不含汞的电池产品,可直接签发"进出口电池产品备案书",申请人取得备案书后进行报检。对含汞的,必须经汞含量检测实验室进行汞含量专项检测。合格的,制造商凭汞含量检测实验室签发的"电池产品汞含量检测确认书"(正本)向申请备案的检验检疫机构申请换发"进出口电池产品备案书"。

4.5.2 准备相关报检单证

赵云通过查验,该批吸油烟机的生产厂家佛山瑞志电器实业有限公司已经办理了"出口小家电生产企业登记",符合国家有关要求,于是开始着手准备相关报检单据。

(1) 按照常规准备外销合同、发票、装箱单、包装性能检验结果单等。

(2) 因为吸油烟机属于一般小家电,同时又是列入强制性产品认证的小家电,所以还需取得由生产企业提供的型式试验报告(见图4-15)和强制性认证证书(见图4-16)以及认证标志。

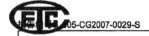

第 1 页,共 44 页

安 全 型 式 试 验 报 告
CQC/QPCP04.04(1/2)

申请编号: A2006CCC0703-438648	申 请 人: 佛山市顺德区瑞志电器实业有限公司
样品名称: 吸油烟机	申请人地址: 佛山市顺德区容桂扁华富路8号首层之八
型 号: RS-1F	制 造 商: 佛山市顺德区瑞志电器实业有限公司
商 标: 瑞风 RUIFENG	制造商地址: 佛山市顺德区容桂扁华富路8号首层之八
数 量: 1套	生 产 厂: 佛山市顺德区瑞志电器实业有限公司
样品生产序号: 无	生 产 厂 地 址: 佛山市顺德区容桂扁华富路8号首层之八

试验依据标准:
　GB4706.1-1998　《家用和类似用途电器的安全 第一部分: 通用要求》
　GB4706.32-2004　《家用和类似用途电器的安全 热泵、空调器和除湿机的特殊要求》

试验结论:

合格

主检: 畅锐	
签名: 　　　　日期: 2014.11.6	广州日用电器检测所（盖章） 检测专用章 2014 年 11 月 6 日
审核: 张琦波	
签名: 　　　　日期: 2014.11.6	

备 注: 无

图 4-15　型式试验报告

知识链接 4-14

出口机电产品应提供的其他单据

（1）国家质检总局指定的实验室出具的产品合格有效的型式试验报告（正本）。

（2）列入强制性产品认证的提供强制性产品认证证书和认证标志。

（3）以非氯氟烃为制冷剂、发泡剂的家用电器产品和以非氯氟烃为制冷工质的家用电器产品用压缩机出口时,应提供非氯氟烃为制冷剂、发泡剂的证明（包括产品说明书、技术文件以及供货商的证明）。

（4）出口电池产品,应提供"进出口电池产品备案书"的正本。

4.5.3　办理网上电子申报,制作"出境货物报检单"

赵云准备好相关报检单证后,登录信城通平台完成网上电子申报（与一般货物网上电子申报类似,不再

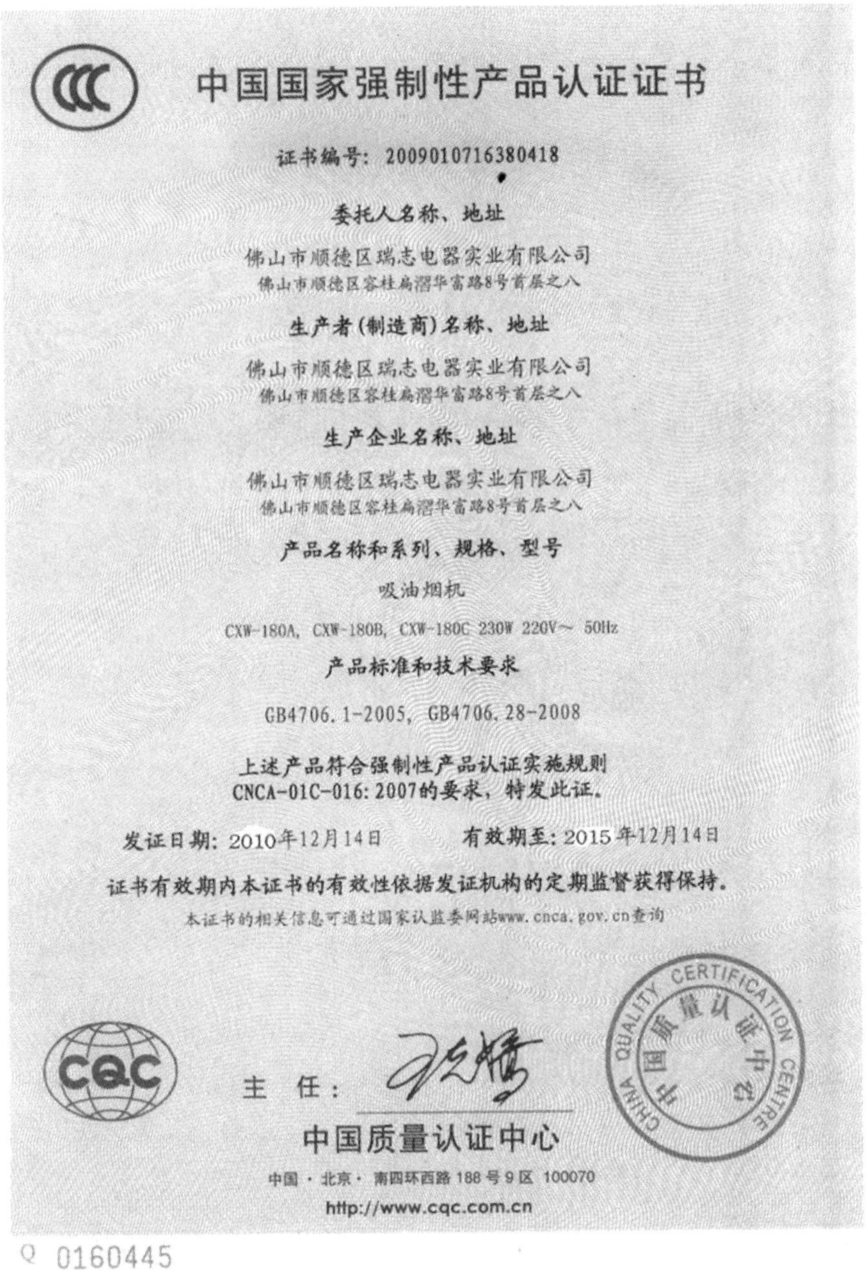

中国国家强制性产品认证证书

证书编号：2009010716380418

委托人名称、地址

佛山市顺德区瑞志电器实业有限公司
佛山市顺德区容桂扁滘华富路8号首层之八

生产者(制造商)名称、地址

佛山市顺德区瑞志电器实业有限公司
佛山市顺德区容桂扁滘华富路8号首层之八

生产企业名称、地址

佛山市顺德区瑞志电器实业有限公司
佛山市顺德区容桂扁滘华富路8号首层之八

产品名称和系列、规格、型号

吸油烟机

CXW-180A、CXW-180B、CXW-180C 230W 220V～ 50Hz

产品标准和技术要求

GB4706.1-2005、GB4706.28-2008

**上述产品符合强制性产品认证实施规则
CNCA-01C-016:2007的要求，特发此证.**

发证日期：2010年12月14日　　有效期至：2015年12月14日

证书有效期内本证书的有效性依据发证机构的定期监督获得保持.

本证书的相关信息可通过国家认监委网站www.cnca.gov.cn查询

主 任：

中国质量认证中心

中国·北京 南四环西路188号9区 100070
http://www.cqc.com.cn

Q 0160445

图 4-16　强制性认证证书

赘述)。因客户要求提供"品质检验证书"，所以在填报时，须在"需要单证名称"一栏勾选此项或补填。申报成功后，打印"出境货物报检单"。

4.5.4　现场报检，实地配合查验

赵云备齐报检单、合同、发票、装箱单、型式试验报告、强制认证证书、包装性能结果单等一系列资料到出入境检验检疫局报检，联系实施检验的部门确定现场检验日期。在指定的时间，赵云陪同出入境检验检疫局的施检人员到实地完成查验和抽样检测工作。

4.5.5　领取"出境货物通关单"和"品质检验证书"

检验完毕后，赵云在规定时间内到出入境检验检疫局缴费，获得"出境货物通关单"和"品质检验证书"，此次产地报检顺利完成。

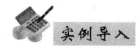

任务4.6 特殊出境货物报检——出境饲料和饲料添加剂

 实例导入

四川中川生物科技有限公司是一家专业生产、经营鱼类饲料的企业,2014年9月与外商签订了一批罗非鱼配合饲料的出口协议,公司报检员张力负责该批货物的报检工作。接到任务后,张力开始着手相关工作。

4.6.1 明确出境饲料和饲料添加剂报检的基本要求

国家质检总局对出口饲料的出口生产企业实施注册登记制度,出口饲料应当来自注册登记的出口生产企业。张力首先须确认公司已完成相关注册登记手续,取得出口饲料生产经营资质。

知识链接 4-15

一、出境饲料和饲料添加剂报检范围

出境饲料和饲料添加剂报检的范围主要有饲料和饲料添加剂两大类,不包括药物饲料添加剂。

二、出境饲料和饲料添加剂生产企业注册登记

1. 注册登记申请的基本条件

(1)厂址应当避开工业污染源,与养殖场、屠宰场、居民点保持适当距离;厂房、车间布局合理,生产区与生活区、办公区分开;工艺设计合理,符合安全卫生要求;具备与生产能力相适应的厂房、设备及仓储设施;具备有害生物(啮齿动物、苍蝇、仓储害虫、鸟类等)防控设施。

(2)具有与其所生产相适应的质量管理机构和专业技术人员。

(3)具有与安全卫生相适应的检测能力。

(4)具有全面的管理制度。主要包括:岗位责任制度;人员培训制度;从业人员健康检查制度;按照危害分析与关键控制点(HACCP)原理建立质量管理体系,在风险分析的基础上开展自检自控;标准卫生操作规范(SSOP);饲料标签管理制度和产品追溯制度等。

(5)国家质检总局按照饲料产品种类分别制定的出口检验检疫要求。

2. 注册登记所需单证

(1)出口饲料生产、加工、存放企业检验检疫注册登记申请表。

(2)工商营业执照、组织机构代码复印件。

(3)国家饲料主管部门有审查、生产许可、产品批准文号等要求的,须提供获得批准的相关文件。

(4)涉及环保的,须提供县级以上环保部门出具的证明文件。

(5)管理制度、生产工业流程图(标明必要的工艺参数,涉及商业秘密的除外)。

(6)厂区平面图及彩色照片(包括厂区全貌、厂区大门、主要设备、实验室、原料库、包装场所、成品库、样品保存场所、档案保存场所等)。

(7)申请注册登记的产品及原料清单。

3. 核准颁证

直属检验检疫局对申请材料进行审查,在5日内做出是否受理的决定,并书面通知申请人。一旦受理申请,必须在10日内组成评审组进行现场评审,并向直属检验检疫局提交评审报告。直属检验检疫局收到评审报告后,在10日内做出决定。评审合格的,予以注册登记,颁发"出口饲料生产、加工、存放企业检验检疫注册登记证",有效期5年,届满前3个月可申请延续。

必须注意的是:属于同一企业、位于不同地点、具有独立生产线和质量管理体系的出口生产企业应当分别申请注册登记,每一注册登记出口生产企业使用一个注册登记编号;注册登记编号专厂专用。

4.6.2 准备相关报检单证

张力经查验,公司已完成了注册登记手续,于是从公司办公室取得"注册登记证"复印件(见图 4-17),并拿到外销合同、信用证、发票、装箱单、厂检单、包装性能结果单等。

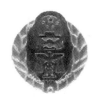

出口饲料生产、加工、存放企业
检验检疫注册登记证
(正本)

注册登记编号: 510042AF07
单位名称: 四川中川生物科技有限公司
法定代表人: 王中川
法定地址: 四川省双流县普兴镇团结村4组
厂库地址: 四川省双流县普兴镇团结村4组
注册登记类型: ■生产 □加工 □存放
注册登记产品: 罗非鱼配合饲料、南美白对虾配合饲料、
草虾配合饲料

有效期: 2012 年 04 月 20 日至 2017 年 04 月 19 日

中华人民共和国国家质量监督检验检疫总局监制

图 4-17 出口饲料生产、加工、存放企业检验检疫注册登记证

4.6.3 办理网上电子申报,制作"出境货物报检单"

张力准备好相关报检单证后,登录信城通平台完成网上电子申报(与一般货物网上电子申报类似,不再赘述)。因客户要求提供"卫生检疫证书",所以在填报时,须在"需要单证名称"一栏勾选此项或补填。申报成功后,打印"出境货物报检单"。

4.6.4 现场报检,实地配合查验

张力备齐报检单、注册登记证复印件、合同、信用证、发票、装箱单、包装性能结果单等一系列资料到出入境检验检疫局报检,联系实施检验的部门确定现场检验日期。在指定的时间,张力陪同出入境检验检疫局的施检人员到实地完成查验,然后抽取样品,出具"抽样凭证",送实验室进行安全卫生项目的检测。

知识链接 4-16

出境饲料现场检验检疫的主要内容

(1) 核对单证与货物名称、数(重)量、生产日期、批号、包装、唛头、出口生产企业名称或注册登记号等是否相符。

(2) 检查标签是否符合要求。

(3) 包装、容器是否完好。

(4) 是否腐败变质。

(5) 是否携带有害生物。

(6) 现场抽样送实验室进行安全卫生项目的检测。

4.6.5 领取"出境货物通关单"和"卫生检疫证书"

检验完毕后,张力在规定时间内到出入境检验检疫局缴费,获得"出境货物通关单"和"卫生检疫证书",此次产地报检顺利完成。

知识链接 4-17

出境饲料和饲料添加剂检验检疫机构监督管理

1. 日常监督管理

检验检疫机构对辖区内注册登记的出口生产企业实施日常监督管理,内容包括:环境卫生、有害生物防控措施、有毒有害物质自检自控的有效性;原辅料或其他供应商变更情况;包装物、铺垫材料和成品库;生产设备、用具、运输工具的安全卫生;批次及标签管理情况;涉及安全卫生的其他内容;"出口饲料监管手册"记录情况。

检验检疫机构对注册登记的出口生产企业实施年审,年审合格的,在"注册登记证"(副本)上加注年审合格记录。与此同时,建立注册登记的出口生产企业以及出口企业诚信档案,建立良好记录企业名单和不良记录企业名单。

2. 备案管理

检验检疫机构对饲料和饲料添加剂出口企业实施备案管理。出口企业应当在首次报检前或报检时提供营业执照复印件,向所在地检验检疫机构备案。出口与生产为同一企业的,不必办理备案。

任务4.7 特殊出境货物报检——出境化妆品

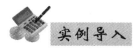

实例导入

浙江龙韵沐浴用品有限公司首次出口一批沐浴露至日本市场,为了确保产品顺利出口,公司报检员许扬在所在地检验检疫机构的指导下开展了各项前期准备工作,并着手报检事务。

4.7.1 明确出境化妆品报检的基本要求

根据我国对化妆品生产管理的要求,在我国境内生产、销售或者在经营活动中使用的化妆品实施生产许可和卫生许可管理,任何企业不得生产、销售或在经营活动中使用未取得生产许可证的化妆品。徐扬首先须确认公司已经完成了注册登记手续,获得"生产许可证"(见图4-18)和"卫生许可证"(见图4-19)。

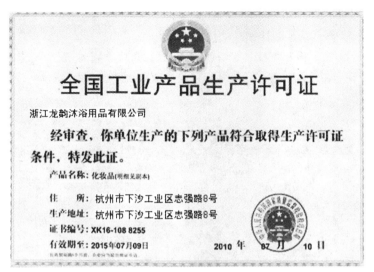

图 4-18　化妆品生产企业生产许可证

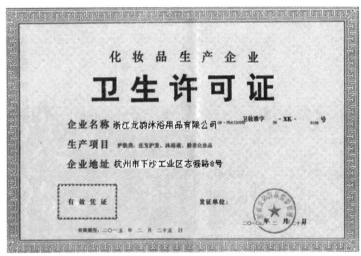

图 4-19　化妆品生产企业卫生许可证

 知识链接 4-18

一、出境化妆品报检范围

化妆品的报检范围是:H.S.编码为 33030000 的香水及花露水、33041000 的唇用化妆品、33042000 的眼用化妆品、33043000 的指(趾)用化妆品、33049100 的香粉(不论是否压紧)、33049900.10 的护肤品(包括防晒油或晒黑油,但药品除外)、33049900.90 的其他美容化妆品、33051000 的洗发剂(香波)、33052000 的烫发剂、33053000 的定型剂、33059000 的其他护发品等。

二、出境化妆品生产企业生产许可和卫生许可注册登记

(1)国家质检总局统一管理化妆品生产许可工作,国家质检总局指定的检验机构负责化妆品生产许可发证检验等工作。

企业申请办理生产许可证,应当向所在地省级质量技术监督局提交申请材料一式三份。主要包括:"化妆品生产许可申请书",营业执照复印件,企业生产使用的原辅材料符合国家法律法规及强制性标准规定、安全卫生要求。企业所使用的原辅材料的种类超过国家法律、法规及强制性标准规定的范围时,提交安全评价机构出具的安全评价报告;企业生产全部产品名录及成分表,宣称有特殊功效的产品,应提供我国质检总局指定的机构出具的功效评价证明;企业生产管理制度清单;产品型式检验报告(也可在企业实地核查时提交);法律、法规规定需要提交的其他材料。

(2)化妆品生产企业的卫生许可管理由各地省级食品药品监督管理局统一负责,生产企业必须办理卫生许可注册登记。凡申请化妆品生产企业卫生许可,应向省级食品药品监督管理局提出申请并提交以下真实、合法、有效的材料(一式四份)。

① 化妆品生产企业卫生许可申请表。

② 所在地市级以上卫生行政部门现场审核合格的证明材料。

③ 生产企业厂区和周围环境平面图。

④ 生产场所(车间)布局及生产用房使用面积平面图。

⑤ 生产工艺简述及流程图。

⑥ 主要生产及检验设备清单(含设备名称、型号、生产厂商、数量)。

⑦ 检验人员考核合格证、从业人员健康检查、卫生知识培训合格证明材料。

⑧ 企业卫生质量控制体系相关材料(包括卫生管理组织、管理制度等)。

⑨ 生产眼部用护肤类、婴儿和儿童用护肤类化妆品的半成品储存间、灌装间、清洁容器储存间应达到30万级洁净要求,企业应提供30万级洁净室(区)的检测报告原件及复印件(检测报告应是具有洁净室(区)检测资格的法定机构出具的一年内的合格检测报告)。

⑩ 工商行政管理部门出具的企业名称预先核准通知书或企业营业执照副本的复印件。

⑪ 生产场地合法的证明文件。

⑫ 法定代表人的身份证明;如是委托代理人办理"化妆品生产企业卫生许可证"申请,须提供法定代表人出具的授权委托书。

⑬ 有资质检验机构出具的生产环境和水质检测报告。

⑭ 省食品药品监督管理部门依法要求提供的其他有关材料。

以上申请资料中的复印件应逐页加盖申请人印章或骑缝章,加盖的印章应符合国家有关用章规定,并具有法律效力。

4.7.2 准备相关报检单证

因为是首次出口化妆品,报检员徐扬必须按照规定准备相应的报检单证。

1. 常规单证

出境货物报检单(电子报检后打印)、外贸合同、信用证(以信用证方式结汇时提供)、发票和装箱单、出口化妆品生产企业厂检单、出境货物包装性能检验结果单等。

2. 首次出口的化妆品应提供的文件

(1)出口化妆品企业营业执照、卫生许可证、生产许可证、生产企业备案材料及法律、行政法规要求的其他证明。

(2)自我声明。声明化妆品符合进口国家(地区)相关法规和标准的要求,正常使用不会对人体健康产生危害等内容。

(3)产品配方。

(4)销售包装化妆品成品应当提交外文标签样张和中文翻译件。

(5)特殊用途销售包装化妆品成品应当提供相应的卫生许可批件或者具有相关资质的机构出具的是否存在安全性风险物质的有关安全性评估资料。

上述文件提供复印件的,应当同时交验正本。

4.7.3 办理网上电子申报，制作"出境货物报检单"

徐扬准备好相关报检单证后，登录信城通平台完成网上电子申报。因客户要求提供"品质检验证书"，所以在填报时，须在"需要单证名称"一栏勾选此项或补填。申报成功后，打印"出境货物报检单"。

4.7.4 现场报检，实地配合查验

徐扬备齐报检资料到出入境检验检疫局报检，联系实施检验的部门确定现场检验日期。在指定的时间，徐扬陪同出入境检验检疫局的施检人员到实地完成查验和抽样检测工作。

4.7.5 领取"出境货物通关单"和"品质检验证书"

检验完毕后，徐扬在规定时间内到出入境检验检疫局缴费，获得"出境货物通关单"和"品质检验证书"，此次产地报检顺利完成。

任务4.8 特殊出境货物报检——出境玩具

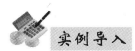
实例导入

四川省正辉国际贸易有限公司与美商签订了一笔丝绒布袋熊玩具出口合同，该玩具的生产企业是成都市正源玩具股份有限公司，由报检员李华完成该出口产品的报检业务。

4.8.1 明确出境玩具报检的基本要求

我国对出境玩具实施法定检验。出境玩具产品实施出境玩具质量许可（注册）登记制度。生产出境玩具的企业出口前需向检验检疫机构申请"玩具出口产品质量许可证书"（见图4-20）。李华首先必须确认生产商成都市正源玩具股份有限公司取得了"玩具出口产品质量许可证书"。

知识链接 4-19

玩具是促进儿童增长知识、发展智力的益智产品，一般是为特定年龄组的儿童设计和制造的。由于儿童受智力发育的自然限制，不能识别玩具的潜在危险，不懂得如何保护自己免受伤害。因此，国际上对玩具的安全、卫生性能要求很高，许多国家制定了严格的玩具安全法规标准，并实施严格的检验管制。我国对出口玩具实施法定检验。

一、检验范围

出口玩具报检范围是：H.S.编码为95010000的供儿童乘骑的带轮玩具及玩偶车（如三轮车、踏板车、踏板汽车）；95021000玩偶（无论是否着装）；95031000玩具电动火车；（包括轨道、信号及其他附件）；95032000缩小（按比例缩小）的全套模型组件（不论是否活动，但编号950310货品除外）；95033000其他建筑套件及建筑玩具；95034100填充的玩具动物；95034900其他玩上具动物；95035000玩具乐器；95036000智力玩具；95037000组装成套的其他玩具；95038000其他带动力装置的玩具及模型；95039000其他未列明的玩具。

二、报检要求

（1）检验检疫机构对出口玩具及其生产企业实行质量许可制度，生产出口玩具的企业应根据《出口玩具质量许可证管理办法》的要求，向检验检疫机构申请"玩具出口产品质量许可证"。申请"玩具出口产品质量

出口产品质量许可证书

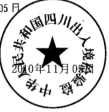

编号:10川W061

经检测审查 成都市正源玩具股份有限公司

生产的 玩具

符合标准 EN71、ASTM F963、ST2002

其生产条件符合出口质量许可制度规定的要求。

特发此证。

有效期至: 2015 年 11 月 05 日

图 4-20 玩具出口产品质量许可证书

许可证"必须符合下列条件:出口玩具样品必须按照《出口玩具型式试验规则》试验合格;出口玩具的生产企业按照 ISO 9000 标准系列和《出口玩具生产企业质量体系评审表》建立质量体系。在资料审查、型式试验和生产企业现场评审合格后,由国家质检总局统一颁发出口产品质量许可证,有效期为 3 年。

(2) 出口玩具的发货人应在货物装运前 7 天向检验检疫机构报检,出口玩具必须逐批实施检验,检验不合格的不准出口。出口玩具坚持产地检验、口岸查验的方式,不接受异地报检。口岸查验中发现问题,应及时通报产地局协调处理。

4.8.2 准备相关报检单证

因为是首次出口玩具,报检员李华必须按照规定准备相应的报检单证。

1. 常规单证

出境货物报检单(电子报检后打印)、外贸合同、信用证(以信用证方式结汇时提供)、发票和装箱单、厂检单、出境货物包装性能检验结果单等。

2. 特殊文件

(1) 玩具出口产品质量许可证。

(2) 该批货物符合输入国家或地区的标准或者技术法规要求的声明;输入国或地区的技术法规和标准

无明确规定的,提供该批货物符合我国国家技术规范的强制性要求的声明。

(3) 玩具实验室出具的检测报告。

(4) 国家质检总局规定的其他材料。

此外,生产者使用油漆的玩具产品,须同时提供所使用油漆的检测合格报告。出口日本的玩具,须提供安全项目检测合格报告。

 知识链接 4-20

出口玩具的其他规定和要求

(1) 严禁在玩具的材料中使用有毒有害物质。

(2) 玩具出口企业在生产过程中使用新的材料时,应向检验检疫机构提供该新材料的成分表和有关物质的安全分析表或有关机构的毒理评估报告,同时提供进口商或品牌商对该成分的安全保证确认函。

(3) 出口可充电类玩具产品时,出口企业除按要求提供产品的首件检测报告或安全项目检测报告外,还必须提供所使用电池的安全性能检测报告或该玩具的型式试验报告,供检验检疫机构对充电电池的安全性检测。

4.8.3 办理网上电子申报,制作"出境货物报检单"

李华准备好相关报检单证后,登录信城通平台完成网上电子申报。因客户要求提供"品质检验证书",所以在填报时,须在"需要单证名称"一栏勾选此项或补填。申报成功后,打印"出境货物报检单"。

4.8.4 现场报检,实地配合查验

李华备齐报检资料到当地出入境检验检疫局报检,联系实施检验的部门确定现场检验日期。在指定的时间,李华陪同出入境检验检疫局的施检人员到实地完成查验和抽样检测工作。

4.8.5 领取"出境货物通关单"和"品质检验证书"

检验完毕后,徐扬在规定时间内到出入境检验检疫局缴费,获得"出境货物通关单"和"品质检验证书",此次产地报检顺利完成。

 知识链接 4-21

《进出口玩具检验监督管理办法》(摘选)

第五章 监督管理

第二十三条 检验检疫机构对出口玩具生产企业按照出口工业产品生产企业分类管理办法实施分类管理。

第二十五条 检验检疫机构应当对出口玩具生产、经营企业实施监督管理,监督管理包括:企业质量控制过程;企业在原料、产品设计、生产工艺、成品及外包加工等安全质量关键控制点情况;企业使用原料情况;企业所使用的涂料、添加剂等高风险原材料的进货台账等。

第二十六条 检验检疫机构对具有下列情形之一的玩具生产、经营企业实施重点监督管理。

(1) 企业安全质量控制体系未能有效运行的。

(2) 发生国外预警通报或者召回、退运事件经检验检疫机构调查确属企业责任的。

(3) 出口玩具经抽批检验连续 2 次,或者 6 个月内累计 3 次出现安全项目检验不合格的。

（4）进口玩具在销售和使用过程中发现存在安全质量缺陷，或者发生相关安全质量事件，未按要求主动向国家质检总局或者检验检疫机构报告和配合调查的。

（5）违反检验检疫法律、法规规定受到行政处罚的。

对实施重点监督管理的企业，检验检疫机构对该企业加严管理，对该企业的进出口产品加大抽查比例，期限一般为 6 个月。

第二十八条　国家质检总局对玩具实验室实施监督管理。玩具实验室应当通过中国合格评定国家认可委员会(CNAS)的资质认可并获得国家质检总局指定。

国家质检总局对出现检测责任事故的玩具实验室，暂停其检测资格，责令整改，整改合格后，方可恢复；情节严重的，取消其指定实验室资格。

第六章　法律责任

第三十一条　擅自出口未经检验的出口玩具的，由检验检疫机构没收违法所得，并处货值金额 5% 以上 20% 以下罚款。

第三十四条　出口玩具的发货人、代理报检企业、快件运营企业、报检人员未如实提供出口玩具的真实情况，取得检验检疫机构的有关证单，或者逃避检验的，由检验检疫机构没收违法所得，并处货值金额 5% 以上 20% 以下罚款；情节严重的，并撤销其报检注册登记、报检从业注册。

出口玩具的发货人委托代理报检企业、出入境快件运营企业办理报检手续，未按照规定向代理报检企业、出入境快件运营企业提供所委托报检事项的真实情况，取得检验检疫机构的有关证单的，对委托人依照前款规定予以处罚。

代理报检企业、出入境快件运营企业、报检人员对委托人所提供情况的真实性未进行合理审查或者因工作疏忽，导致骗取检验检疫机构有关证单的结果的，由检验检疫机构对代理报检企业、出入境快件运营企业处 2 万元以上 20 万元以下罚款；情节严重的，并撤销其报检注册登记、报检从业注册。

第三十五条　伪造、变造、买卖或者盗窃检验检疫证单、印章、标志、封识、货物通关单或者使用伪造、变造的检验检疫证单、印章、标志、封识、货物通关单，由检验检疫机构责令改正，没收违法所得，并处货值金额等值以下罚款；构成犯罪的，依法追究刑事责任。

第三十六条　检验检疫机构发现出口玩具生产企业不再符合法定条件、要求，继续从事生产经营活动的，吊销该企业的出口玩具注册登记证书。

第三十七条　擅自调换检验检疫机构抽取的样品或者检验检疫机构检验合格的出口玩具的，由检验检疫机构责令改正，给予警告；情节严重的，并处货值金额 10% 以上 50% 以下罚款。

第三十八条　出口未获得注册登记的玩具的，由检验检疫机构责令停止出口，没收违法所得，并处货值金额 10% 以上 50% 以下罚款。

第三十九条　擅自调换、损毁检验检疫机构加施的标志、封识的，由检验检疫机构处 5 万元以下罚款。

第四十条　我国境内的出口玩具生产企业、经营者、品牌商有下列情形之一的，检验检疫机构可以给予警告或者处 3 万元以下罚款。

（1）对出口玩具在进口国家或者地区发生质量安全事件隐瞒不报并造成严重后果的。

（2）对应当向检验检疫机构报告玩具缺陷而未报告的。

（3）对应当召回的缺陷玩具拒不召回的。

第四十一条　检验检疫机构的工作人员滥用职权，故意刁难当事人的，徇私舞弊，伪造检验检疫结果的，或者玩忽职守，延误出证的，依法给予行政处分，没收违法所得；构成犯罪的，依法追究刑事责任。

重要内容概要

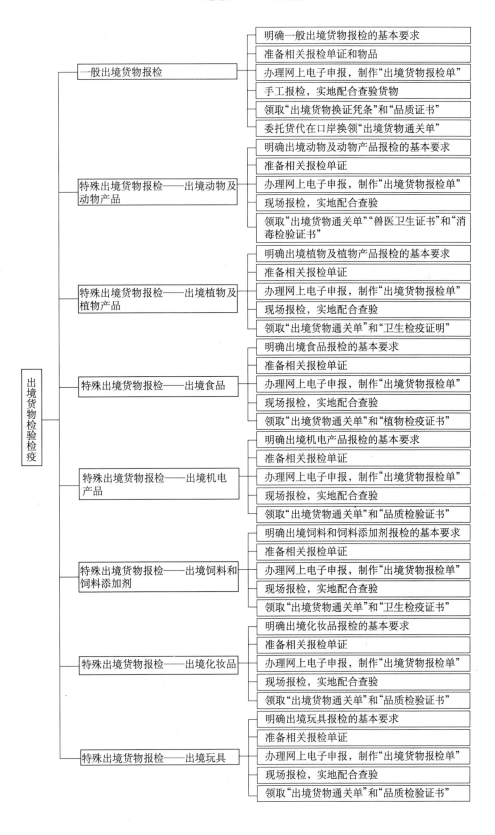

教学做一体化训练

【同步训练】

一、单项选择题

1. 报检人向产地检验检疫机构报检,检验检疫合格后获取( ),凭其向口岸检验检疫机构报检。
　　A. 出境货物通关单　　　　　　　　B. 检验检疫证
　　C. 出境货物换证凭单　　　　　　　D. 合格通知书

2. 对产地和报关地相一致的出境货物,经检验检疫合格后出具( )。
　　A. 检验检疫证　　　　　　　　　　B. 出境货物通关单
　　C. 出境货物换证凭单　　　　　　　D. 出境货物合格通知单

3. 出境动物产品应在出境前( )天报检。
　　A. 5　　　　　　B. 7　　　　　　C. 10　　　　　　D. 15

4. 输往欧盟、美国、加拿大等国家或地区的盆景,报检时应提供( )。
　　A. 出境盆景场/苗木种植场检疫注册证　　B. 出境动植物检疫许可证
　　C. 盆景/苗木允许出境证明　　　　　　　D. 栽培介质的特许审批单

5. 出口小家电产品生产企业实行登记制度,首次登记的企业应将样品送至( )指定的实验室进行型式试验。
　　A. 直属检验检疫局　　　　　　　　B. 环境保护部
　　C. 国家认监委　　　　　　　　　　D. 国家质检总局

6. 我国对出口玩具及其生产企业实行质量许可制度,生产出口玩具的企业必须按( )建立质量保证体系。
　　A. 出口玩具质量许可证　　　　　　B. 出口玩具质量许可证要求
　　C. ISO 9000 质量管理体系　　　　　D. 出口玩具质量许可证管理办法

7. 出境观赏动物应在出境前( )天到出境口岸检验检疫机构报检。
　　A. 15　　　　　　B. 20　　　　　　C. 30　　　　　　D. 60

二、多项选择题

1. 下列需要进行出境植物及其产品报检的有( )。
　　A. 出口到日本的 20 吨菠菜　　　　　B. 参加国外农业博览会的 200 克优良大豆样品
　　C. 通过快递方式向日本出口的 5 克种子　　D. 供应香港的 10 吨蔬菜

2. 办理出境货物报检手续时,出境货物报检单中"发货人"一栏可填写( )。
　　A. 生产单位　　　　　　　　　　　B. 外贸合同中的卖方
　　C. 信用证的受益人　　　　　　　　D. 出口货物的承运人

3. 国家对生产出境动物产品的( )等企业实施卫生注册登记制度。
　　A. 加工厂　　　　B. 屠宰厂　　　　C. 冷库　　　　D. 仓库

4. 检验检疫机构对生产出口( )的企业实施注册、登记或质量许可管理制度。
　　A. 食品　　　　B. 化妆品　　　　C. 玩具　　　　D. 烟花爆竹

5. 江苏某企业第一次出口沐浴液,拟从上海吴淞港启运,下列描述正确的有( )。
　　A. 报检时应提交"化妆品标签审核申请书"以及相关资料申请标签审核
　　B. 其产品经检验检疫合格后,必须加贴检验检疫标志
　　C. 申请化妆品标签审核时,应提供产品配方
　　D. 该企业应在江苏检验检疫局取得通关单后,到上海吴淞海关办理通关手续

6. 下列关于出口玩具的表述正确的有( )。

    A. 我国对出口玩具及其生产企业实行质量许可制度

    B. 我国对出口玩具及其生产企业实行注册登记制度

    C. 出口玩具检验不合格的,但符合双方合同要求也可出口

    D. 检验检疫机构凭"玩具出口产品质量许可证"接受报检

三、判断题

1. 输出实验动物的,应有农牧部门品种审批单。 ( )

2. 需隔离检疫的出境动物在出境前 30 天预报,隔离前 7 天报检。 ( )

3. 检验检疫机构尚未实施检验检疫,品名更改后与原报检不是同一种商品的,不能更改。 ( )

4. 实施检疫监督的输出动物,生产企业需出示输出动物检疫许可证。 ( )

5. 对外展出、援助、交换和赠送的出境植物、植物产品,无须向检验检疫机构报检。 ( )

6. 检验检疫机构对获得"玩具出口产品质量许可证"企业出口的玩具实行抽查检验。 ( )

7. 除捕捞后直接出口的野生捕捞水生动物外,出境水生动物必须来自注册登记养殖场或中转场。 ( )

【实训项目】

    广西贺州桂龙果品经营有限公司是一家长期经营热带水果进出口业务的民营企业,现有一批价值 40 000.00 美元的新鲜荔枝准备从广西凭祥口岸出关,请你以该公司报检员的身份完成该批货物的报检工作。

入境货物检验检疫

能力目标:

1. 能调查各类进口产品出境检验检疫监管的各项要求,获取并查验监管审批的各种证书;
2. 能够应检验检疫机构的要求准备各种入境报检单据;
3. 能完成入境报检工作,取得"入境货物通关单"及有关检验检疫单证。

知识目标:

1. 了解入境货物检验检疫工作程序;
2. 熟悉入境货物报检的分类和范围;
3. 熟悉《法检目录》以及强制性检疫内容;
4. 掌握办理特殊入境货物的报检及入境货物报检单的缮制方法。

任务 5.1 一般入境货物报检

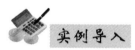 实例导入

2014 年 5 月,上海兴程国际贸易有限公司与马来西亚 M. SRINIVASAN CHETTY PTY LTD. 达成了塑料相框的进口业务,签订进口购买合同(见表 5-1),由该公司报检员周荣负责该批货物的进口报检工作,确保货物顺利清关。

表 5-1 进口购买合同

PURCHASE CONFIRMATION

S/C No.:MSC2014-018

Date:Jun. 1,2014

The Seller:M. Srinivasan Chetty Pty Ltd.

Address:Postbus 20506,2700 Ecs-Penang,Malaysia

The Buyer:Shanghai Xingcheng International Trade Corp.

Address:F18 Sunny building,1271# Huaihai Rd Shanghai,China

Item No.	Commodity & Specification	Quantity(PCS)	Unit Price(USD)	Amount(USD)
	Plastic Photo Frame			FOB PENANG
	Art NO. 101	1200	8.90	10 680.00
	Art NO. 201	800	12.80	10 240.00
	Total	2000		20 920.00
Total Contract Value	SAY US DOLLAR TWENTY THOUSAND NINE HUNDRED AND TWENTY ONLY			

续表

Packing:Art NO. 101:1 piece/box,6 boxes/carton,Total 200 CTNS

　　　　Art NO. 201:1 piece/box,8 boxes/carton,Total 100 CTNS

　　　　Total:Three Hundred(300)CTNS

Port of Loading & Destination:From Marseilles to Shanghai by sea

Shipment:Not later than July 31,2014 with partial shipment not allowed and transshipment allowed.

Payment:The Buyer shall open through a bank acceptable to the seller an irrevocable letter of credit at sight to reach the seller 30 days before the date of shipment and remain valid for negotiation in France until 15 day after the date of shipment.

Insurance:To be covered by the Buyer.

Shipping Marks:MSC2014-018/S. X. CO. /SHANGHAI/C NO. 1-UP

Confirmed by:

　　　　THE SELLER
　　　　M. SRINIVASAN CHETTY PTY LTD.
　　　　　　Hanson

　　　　　　　　　　　THE BUYER
　　　　SHANGHAI XINGCHENG INTERNATIONAL TRADE CORP.
　　　　　　　　　路兴明

5.1.1 明确一般入境货物报检的基本要求

周荣根据该批塑料相框的 H. S. 编码 8306300000 查询《法检目录》,确认该商品虽不属于法定检验范围,但是清关时仍需提供"入境货物通关单"。该批货物的进口报检属于进境一般报检,即在上海口岸检验检疫局进行检验检疫申报,通关单的签发和对货物的检验检疫均在上海出入境检验检疫局完成。申报完成后取得入境货物通关单,而后在海关办理通关手续,货物转往指定仓库存放后,再主动联系上海出入境检验检疫局相关检验检疫部门对该批货物实施抽查检验。周荣确认上述基本要求后,开始着手报检准备工作。

知识链接 5-1

一般入境货物的报检知识

一、入境货物报检的范围

入境货物报检的范围主要包括以下三个方面。

1. 法律与行政法规规定的实施检验检疫的入境对象

根据《中华人民共和国进出口商品检验法》及其实施条例、《中华人民共和国进出境动植物检疫法》及其实施条例、《中华人民共和国国境卫生检疫法》及其实施细则、《中华人民共和国食品卫生法》等有关法律、行政法规的规定,以下入境对象须向检验检疫机构报检,由其实施检验检疫或鉴定工作。

(1) 列入《法检目录》内的货物。

(2) 入境废物、进口旧机电产品。

(3) 进境集装箱。

(4) 进境、过境的动植物、动植物产品及其他检疫物。

(5) 进境动植物性包装物、铺垫材料。

(6) 来自动植物疫区的运输工具,装载进境、过境的动植物、动植物产品及其他检疫物的运输工具。

(7) 进境拆解的废旧船舶。

(8) 入境人员、交通工具、运输设备以及可能传播检疫传染病的行李、货物和邮包等物品。

(9) 旅客携带物和携带伴侣动物。

（10）国际邮寄物。

（11）法律、行政法规规定需经检验检疫机构实施检验检疫的其他应检对象。

2. 有关国际条约规定须检验检疫的入境货物

凡是我国作为成员的国际条约、公约和协定所规定的，必须由我国检验检疫机构实施检验检疫的入境货物，须向检验检疫机构报检。

3. 贸易合同约定须凭检验检疫机构签发的证书进行索赔的入境货物

凡在进口贸易合同或协议中规定，要以我国检验检疫机构签发的检验检疫证书作为交接和结算依据的入境货物，该货物的货主或其代理人须向检验检疫机构报检，由检验检疫机构根据合同或协议的要求实施检验检疫或鉴定工作，签发相关检验检疫或鉴定证书。

二、报检的分类

根据不同的检验检疫实施地，入境货物报检分为入境一般报检、入境流向报检和异地施检报检。

1. 入境一般报检

入境一般报检是指法定检验检疫入境货物的货主或者其代理人，持有关单证向卸货口岸检验检疫机构申请取得"入境货物通关单"（三联通关单），并对货物进行检验检疫的报检工作。

2. 入境流向报检

入境流向报检又称为口岸清关转异地进行检验检疫报检，是指法定入境检验检疫货物的收货人或者其代理人持有关单据在卸货口岸检验检疫机构申报商检，获取"入境货物通关单"（四联通关单）并通关后，由进境口岸检验检疫机构进行必要的卫生处理后，货物调往目的地后，再由目的地检验检疫机构进行检验检疫监管。

3. 异地施检报检

异地检验检疫报检是指已经在口岸完成进境流向报检，货物运达目的地后，该批进境货物的货主或者其代理人在海关放行后 20 天内，持相关单据向目的地检验检疫机构申请进行检验检疫的报检。（注意：上述 2、3 为一个完整的流程。）

三、入境货物报检的时限和地点

1. 报检时限

（1）输入微生物、人体组织、生物制品、血液及其制品或种畜、禽及其精液、胚胎、受精卵的，应在入境前 30 天报检。

（2）输入其他动物的，应在入境前 15 天报检。

（3）输入植物、种子、种苗及其他繁殖材料的，应在入境前 7 天报检。

（4）入境货物需对外索赔出证的，应在索赔有效期前不少于 20 天内向到货口岸、指定的或到达地的检验检疫机构报检。

（5）对入境的一般货物或运输工具及人员，应在入境前或入境时向入境口岸、指定的或到达地的检验检疫机构办理报检或申报。

2. 报检地点

（1）审批、许可证等有关政府批文中规定检验检疫地点的，在规定地点报检。

（2）大宗散装商品、易腐烂变质商品、废旧物品及在卸货时发现包装破损、数/重量短缺的商品，必须在卸货口岸检验检疫机构报检。

（3）成套设备、机电仪器产品以及在口岸开件后难以恢复包装的商品，在收货人所在地检验检疫机构报检。

（4）输入动植物、动植物产品和其他检疫物的，应向入境口岸检验检疫机构报检，并由口岸检验检疫机构实施检疫。进境肉类产品及水产品只能从国家质检总局指定的口岸进境。入境后需办理转关手续的检疫物，除活动物和来自动植物疫情流行国家或地区的检疫物必须在入境口岸报检和实施检疫外,其他均应到指运地检验检疫机构报检,并实施检疫。涉及品质检验且在目的港或到达站卸货没有发现残损的,可在合同约定的目的地向检验检疫机构报检并实施检验。

(5)其他入境货物,应在入境前或入境时向报关地检验检疫机构报检。

(6)入境的运输工具及人员应在入境前或入境时向入境口岸检验检疫机构申报。

四、入境货物报检所需单据

入境报检时,应提交"入境货物报检单",并随附进口贸易合同、商业发票、提(运)单和装箱单等基本单证。报检人对检验检疫有特殊要求的或有特殊规定的商品,应在报检单上注明并交付如下相关文件。

(1)凡实施认证制度、卫生注册或其他需审批审核的货物,应提供有关证明。

(2)申请品质检验的,应提供国外品质证书或质量担保证书、产品使用说明书及有关标准和技术资料;凭样品成交的,须加附成交样品;以品级或公量计价结算的,应同时申请重量鉴定。

(3)报检入境废物时,应提供国家环保部门签发的"进口废物批准证书"和经认可的检验机构签发的装运前检验合格证书等。

(4)申请残损鉴定的,应提供理货残损单、铁路商务记录、空运事故记录或海事报告等证明货损情况的有关单证。

(5)申请(重)数量鉴定的,应提供重量明细单、理货清单等。

(6)货物经收、用货部门验收或其他单位检测的,应随附验收报告或检测结果以及重量明细单等。

(7)入境的国际旅行者,应填写入境检疫申明卡。

(8)入境的动植物及其产品,应提供产地证书、输出国家或地区官方的检疫证书;需办理入境检疫审批手续的,还应提供入境动植物检疫许可证。

(9)过境动植物及其产品,应提供货运单和输出国家或地区官方出具的检疫证书;运输动物过境时,还应提交国家检验检疫局签发的动植物过境许可证。

(10)报检入境运输工具、集装箱时,应提供检疫证明,并申报有关人员健康状况。

(11)入境旅客、交通员工携带伴侣动物的,应提供入境动物检疫证书及预防接种证明。

(12)因科研等特殊需要,输入禁止入境物的,必须提供国家检验检疫局签发的特许审批证明。

(13)特殊物品入境的,应提供有关的批件或规定的文件。

五、入境报检的流程

入境报检的流程如图5-1所示。

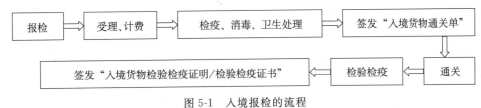

图5-1 入境报检的流程

5.1.2 准备相关报检单证和物品

周荣根据这批货物的检验检疫类别,确认这批货物报检需要进口购买合同、商业发票、装箱单、海运提单、入境货物报检单等单证。

进口购买合同已备好,周荣另需备妥国外卖方提供的商业发票(见表5-2)和装箱单(见表5-3)以及海运提单(见表5-4)。

表 5-2 商业发票

EXPORTER/SELLER/BENEFICIARY				
M. Srinivasan Chetty Pty Ltd. Postbus 20506,2700 Ecs-Penang,Malaysia		M. SRINIVASAN CHETTY PTY LTD. Postbus 20506,2700 Ecs-Penang,Malaysia COMMERCIAL INVOICE		
TO. MESSRS Shanghai Xingcheng International Trade Corp. F18 Sunny building,1271# Huaihai Rd Shanghai,China				
SHIPMENT FROM Penang,Malaysia		INVOICE NO. IN2014-018	DATE Jun. 5,2014	
TO Shanghai,China		DOCUMENTARY CREDIT NO. IE20000CD295		
BY VESSEL		CONTRACT NO. MSC2014-018	TERMS OF DELIVERY AND PAYMENT FOB PENANG	
SHIPPING MARKS	DESCRIPTION OF GOODS	QUANTITY	UNIT PRICE	AMOUNT
MSC2014-018 S. X. CO. SHANGHAI C/NO. 1-300	Plastic Photo Frame Art NO. 101 Art NO. 201 TOTAL	1200 Pieces 800 Pieces 2000 Pieces	USD 8.90 USD 12.80	USD 10 680.00 USD 10 240.00 USD 20 920.00
Total Value:SAY US DOLLARS ONLY TWENTY THOUSAND NINE HUNDRED AND TWENTY ONLY				
G. W. /N. W. :2300KGS/1850KGS M. SRINIVASAN CHETTY PTY LTD. Hanson				

表 5-3 装箱单

EXPORTER/SELLER/BENEFICIARY							
M. Srinivasan Chetty Pty Ltd. Postbus 20 506,2 700 Ecs-Penang,Malaysia		M. SRINIVASAN CHETTY PTY LTD. Postbus 20506,2700 Ecs-Penang,Malaysia PACKING LIST					
TO. MESSRS Shanghai Xingcheng International Trade Corp. F18 Sunny building,1271# Huaihai Rd Shanghai,China							
SHIPMENT FROM Penang,Malaysia		INVOICE NO. IN2014-018	DATE: Jun. 5,2014				
TO Shanghai,China		DOCUMENTARY CREDIT NO. IE20000CD295					
BY VESSEL		CONTRACT NO. MSC2014-018	TERMS OF DELIVERY AND PAYMENT FOB PENANG				
SHIPPING MARKS	DESCRIPTION OF GOODS	NOS OF PACKAGES (CTN)	QTY (PCS)	MEA(M³)	G. W. (KG)	N. W. (KG)	
MSC2014-018 S. X. CO. SHANGHAI C/NO. 1-300	Plastic Photo Frame Art NO. 101 Art NO. 201 TOTAL	 200 100 300	 1200 800 2000	 9.800 3.500 13.300	 1600 700 2300	 1300 550 1850	

续表

Packing：Art NO. 101：1 piece/box,6 boxes/carton,Total 200 CTNS

　　　　Art NO. 201：1 piece/box,8 boxes/carton,Total 100 CTNS

EACH CARTON：

ART NO.	G. W.	N. W.	MEA
101	8KGS	6.5KGS	0.049M³
201	7KGS	5.5KGS	0.035M³

M. SRINIVASAN CHETTY PTY LTD.

Hanson

表 5-4　海运提单

Shipper M. Srinivasan Chetty Pty Ltd. Postbus 20506,2700 Ecs-Penang,Malaysia	COMBINED TRANSPORT BILL OF LADING NO. COSU1003982
Consignee Shanghai Xingcheng International Trade Corp. F18 Sunny building,1271♯ Huaihai Rd Shanghai,China	永联航运 LINK & LINK SHIPPING LTD. ORIGINAL Received in apparent good order and condition except as otherwise noted the total number of containers or other packages or units enumerated below for transportation from the place of receipt to the place of delivery subject to the terms hereof. One of the signed Bills of Lading must be surrendered duly endorsed in exchange for the Goods or delivery order. On presentation of this document(duly endorsed) to the Carrier by or on behalf of the Holder,the rights and liabilities arising in accordance with the terms hereof shall(without prejudice to any rule of common law or statute rendering them binding on the Merchant)become binding in all respects between the Carrier and the Holder as though the contract evidenced hereby had been made between them.
Notify Party Shanghai Xingcheng International Trade Corp. F18 Sunny building,1271♯ Huaihai Rd Shanghai,China TEL：021-90560446　　FAX：021-90560487	

Ocean Vessel Voy. HANLIN MADRID 0085E	Port of Loading PENANG	

Port of Discharge SHANGHAI	Place of Delivery	Freight Payable at	Number of Original Bs/L THREE

PARTICULARS DECLARED BY SHIPPER：

Marks and Numbers　No. and Kind of Packages　Description of Goods　G. W. (Kilos)　Measurement(CBM)

MSC2014-018	Three(300)CARTONS	Plastic Photo Frame	2300KGS	13.300CBM
S. X. CO. SHANGHAI C/NO. 1-300				

For Deliver Please Apply to： Agency of Destination： LINK & LINK SHIPPING(EAST ASIA)LTD. ♯5200 SONGHONG ROAD,SHANGHAI,CHINA TEL：021-84570213　　FAX：021-84570338 ATTN：TONY TAN	Place and Date of Issue Jul. 27,2014 Pengnang
	Shipped on Board Jul. 27,2014
We affirm to the number of Bills of Lading stated above, all of this tenor and date, one of which being accomplished the others to stand void.	LINK & LINK SHIPPING LTD. AS CARRIER

5.1.3 进行网上电子申报，制作"入境货物报检单"

（1）将电子密钥插入计算机的 USB 接口，登录信城通网站，在"货物报检"项下单击"总平台入口"按钮（见图 5-2）。

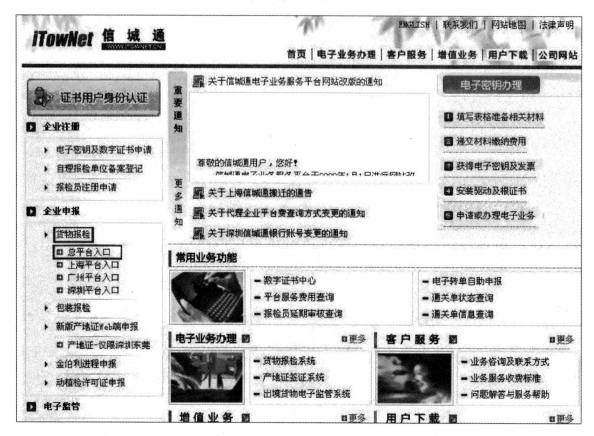

图 5-2 信城通平台货物报检入口

（2）选择数字证书，输入电子密钥口令（见图 5-3）。

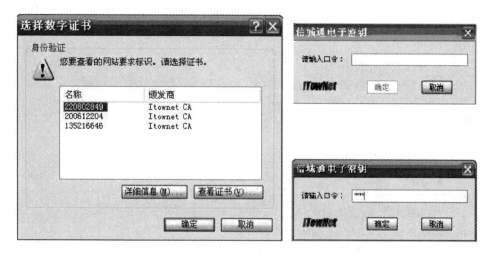

图 5-3 数字证书与电子密钥界面

（3）进入报检系统主页面，单击"入境报检"按钮（见图 5-4）。

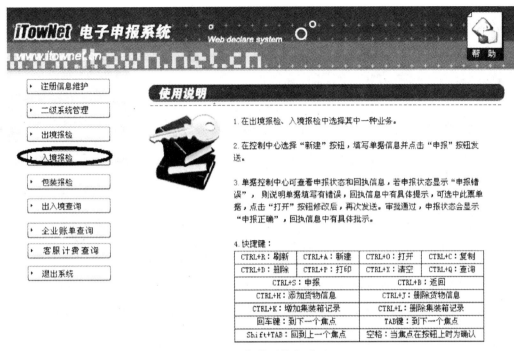

图 5-4　报检系统主页面

（4）在"入境报检单据"主页面单击"新建"按钮（见图 5-5）。

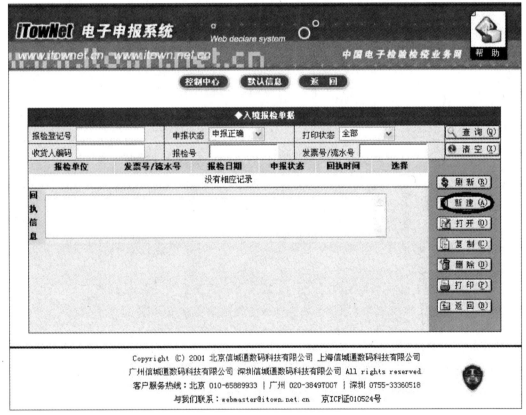

图 5-5　单据控制中心页面

（5）在网上填写入境货物报检单（见图 5-6）。

入境货物报检单

报检类别	入境检验检 ∨	报检日期*	2014年7月31日	报检员编码			施检机构 上海局本部

报检登记号* 510000056275815　报检单位名称 上海兴程国际贸易有限公司 联系人　周来　　电话 021-81122330

发货人	编码		中文* ***		英文 M.SRINIVASAN CHETTY PTY LTD.
收货人	编码		中文 上海兴程国际贸易有限公司		英文 SHANGHAI XINGCHENG INTERNATIONAL TRADE CORP.

货物信息

H.S编码* 8306300000　货物名称中文 塑料相框　　　英文 Plastic Photo Frame

规格		产地* 马来西亚	数量 2000	数量单位* 个
重量 2300	重量单位 公斤	货物总值 20930.00	货币单位* 美元
单价	包装数量 300	包装种类 纸箱	辅助包装 详细
用途 其他	H.S标准量	HS标准量单位	生产单位注册号
CIQ编码	许可证/审批号		1/1 << >> ..

<< >> 复制(G) 添加(K) 删除(T)　　　第 1 项共 1 项

运输工具 船舶	名称 HANLIN MADRID	号码 009SE	吨位
货物存放地点 上海***8号库	合同号 MSC2011-018	信用证号	贸易方式 一般贸易
到货日期 2014.7.31	输入国家(地区) 马来西亚	启运地 槟城	到达口岸 上海
目的机构	是否退运 □		

集装箱信息

规格	数量	号码	第 1 项共 1 项

<< >> 添加(K) 删除(L)　　　第 1 项共 1 项

特殊条款		标记及号码: MSC2011-018 S.X.CO. SHANGHAI C/NO.1-300
随附单据: 合同、发票、装箱单、提(运)单		厂检信息:
生产组批号:		

换证凭单号码	换证凭单份数
包装性能结果单号	包装使用结果单号
需要证单名称	

申报(S) 暂存(T) 返回(B)

图 5-6　网上入境货物报检单页面

知识链接 5-2

CIQ2000"入境货物报检单"数据录入说明

CIQ2000"入境货物报检单"报检数据录入必须真实、完整、准确,一律不得空项。除因特殊情况确实无法录入时,可录入"***"号、留空或注明情况外,所有项目必须按实际情况准确录入。如录入数据有明显填写错误,会被信城通平台校验拦截,并在申报状态显示"申报错误",需修改后重新发送。具体要求如下。

(1) 报检类别:根据报检实际情况选择相应的报检类别。入境货物在产地申报时选择"入境检验检疫",即一般报检。

(2) 报检日期:检验检疫机构实际受理的报检日期。直通式报检为系统通过机审自动生成正式报检号的日期。非直通式报检为受理报检的日期,而非申请人制作报检单据的日期。

(3) 报检员编码:输入报检员证的编号。

(4) 施检机构:单据报到哪个检验检疫局即选择正确的局的名称。

(5) 报检登记号:输入自理/代理报检单位在检验检疫机构备案登记的10位数代码。

(6) 报检单位名称:输入自理/代理报检单位的全称。

(7) 联系人:办理报检业务的报检员姓名。

(8) 电话:报检员的电话号码。

(9) 发货人:外销合同的卖方,没有相应的翻译名称的,中文可输入"***"。

(10) 收货人:外销合同的买方。企业性质:根据实际情况,在对应的"□"内打"√"。在录入时,注意同时录入收货人的备案登记号。

(11) H.S.编码:输入有效的 10 位数 H.S.编码(以当年海关公布的商品税则编码分类为准)。H.S.编码应与货物相对应,并与海关报关时的 H.S.编码一致。

(12) 货物中文名称:输入货物的具体中文名称,不能笼统地输入货物的大类名称。

(13) 英文名称:输入准确的英文名称,须和外销合同、发票一致,且与中文货物名称相对应。

(14) 规格:输入货物的规格。如无具体规格的,可输入"＊＊＊"。

(15) 产地:输入准确的原产国/地区,可以直接输入,也可以通过下拉列表选取。

(16) 数量/重量:根据装箱单填写相应的数/重量及其单位。数/重量单位可直接输入,也可通过下拉列表选择,或者输入单位代码。

(17) 货物总值:此栏填写申报货物的总价款。

(18) 货币单位:此栏填写具体的币种。

(19) 单价:按照发票、合同的货物单价输入。单价应以第一标准量来计算(此栏为非必输项)。

(20) 包装种类/数量:输入申报货物外包装的件数和外包装的具体种类。包装种类必须明确具体,不能只填箱、袋等笼统类别;有两种以上包装的,应添加辅助包装;同时有木质包装和其他包装的,应将非木质包装输入为辅助包装。包装种类可直接输入或通过下拉列表选择,或输入包装种类代码。对于系统中确实无法输入的包装种类,选择输入"其他",同时在报检单中手工加注实际包装种类。

(21) 用途:选择准确的产品用途。下拉列表中共有 16 个选项:种用或繁殖、食用、奶用、观赏或演艺、伴侣动物、试验、药用、饲用、介质土、食品包装材料、食品加工设备、食品添加剂、食品容器、食品洗涤剂、食品消毒剂、其他。选取符合申报货物实际情况的一种用途。对于选择"其他"的,应在报检单中手填具体的用途。

(22) H.S.标准量/H.S.标准量单位:此栏为申报货物的标准量数值及标准计量单位,无须输入,操作系统自动填写。根据申报货物不同,标准计量单位可能用数量单位也可能用重量单位,货物 H.S.编码录入后,标准量单位会自动确定,标准量的数值也会自动提取数量栏或者重量栏的数值。

(23) CIQ 编码:输入有效的 8 位数 CIQ 编码(以国家质检总局公布的《出入境货物检验检疫分类代码》为准)。

(24) 许可证/审批号:对实施许可/审批管理制度的申报货物,须录入许可证编号或审批单编号。

(25) 运输工具名称、号码:输入装运本批货物的运输工具的名称和号码。转船运的,应输入最终航程运输工具的名称和号码。

(26) 吨位:输入运输工具吨位(此栏为非必输项,可以不填)。

(27) 存放地点:本栏为必输项,应按货物实际的具体存放地点填制,以便检验检疫机构顺利验货。

(28) 合同号:对外贸易合同或订单的号码。

(29) 信用证号:以信用证方式结算的,输入准确的信用证号码(此栏为非必输项,可以不填)。

(30) 贸易方式:从下拉列表中选择正确的贸易方式,如一般贸易、来料加工等。

(31) 到货日期:输入申报货物到达口岸的具体日期。

(32) 卸毕日期:指本批货物在口岸卸货完毕的日期。

(33) 启运地:指装运本批货物的运输工具的启运地点,可以直接输入,也可通过下拉列表选择或输入口岸代码。

(34) 到达口岸:输入申报货物最终抵达目的地停靠的港口,应是本批货物从运输工具卸离的第一个境内口岸。

(35) 贸易国别:输入外贸合同中出口方所在国家或地区。

(36) 集装箱规格、数量、号码:以集装箱装运的货物,输入准确的集装箱信息,集装箱号码报检时未确定的,可在"号码"一栏输入"＊＊＊"。拼箱的,应在号码栏注明"拼箱"。输入集装箱号码时,多个集装箱号码以"/"分隔。由于号码栏字符长度的限制,每条集装箱信息最多输入 10 个集装箱号码,对同种规定的集装箱数量超过 10 个的,可通过增加集装箱记录分别输入。属非集装箱装载的(包括散货入仓),本栏输入"＊＊＊"。

(37) 特殊条款:输入合同、信用证中与检验检疫有关的特殊要求或检验检疫机构要求在此栏输入的内容。如没有特殊要求,输入"＊＊＊"。

（38）标记及号码：输入本批货物实际的标记及号码内容，应与合同、发票等有关外贸单据保持一致。标记及号码不能在系统中输入或输入不全的，应输入"见附页"，并在报检单据中加附相应的标记唛头附页。无标记号码的输入"N/M"。

（39）随附单据：选择报检时所附的单据种类。选项中没有的单据种类，应在报检单中手工添加。

（40）需要证单名称：选择本单所需要的证单种类。

（6）填写完成后单击"申报"按钮，待收到"申报正确"的回执后，单击"打印"按钮，打印出"入境货物报检单"（见表5-5）。

表5-5　入境货物报检单

中华人民共和国出入境检验检疫入境货物报检单

报检单位（加盖公章）：上海兴程国际贸易有限公司　　　　　　　　　　* 编　号：510000966875815

报检单位登记号：5100603049　　联系人：周荣　电话：021-81122330　报检日期：2014 年 7 月 31 日

收货人	（中文）上海兴程国际贸易有限公司	企业性质（划√）	□合资 □合作 □外资		
	（外文）SHANGHAI XINGCHENG INTERNATIONAL TRADE CORP.				
发货人	（中文）＊＊＊				
	（外文）M. SRINIVASAN CHETTY PTY LTD.				
货物名称（中/外文）	H.S.编码	原产国（地区）	数/重量	货物总值	包装种类及数量
塑料相框 Plastic Photo Frame	8306300000	马来西亚	2000 个/ 2300 公斤	20 920.00 美元	300 纸箱
运输工具名称号码	HANLIN MADRID 0085E			合同号	MSC2014-018
贸易方式	一般贸易	贸易国别	马来西亚	提单/运单号	COSU1003982
到货日期	2014.7.31	启运国家（地区）	马来西亚	许可证/审批号	＊＊＊
卸毕日期	2014.8.2	启运口岸	槟城	入境口岸	上海
索赔有效期至		经停口岸	＊＊＊	目的地	上海
集装箱规格、数量及号码	＊＊＊				

合同订立的特殊条款以及其他要求	＊＊＊	货物存放地点	上海＊＊＊8 号库
		用途	其他

随附单据（划"√"或补填）		标记及号码	外商投资财产（划√）	□是□否
☑合同	□到货通知	MSC2014-018 S. X. CO. SHANGHAI C/NO. 1-300	检验检疫费	
☑发票	☑装箱单			
☑提/运单	□质保书		总金额	
□兽医卫生证书	□理货清单			
□植物检疫证书	□磅码单		计费人	
□动物检疫证书	□验收报告			
□卫生证书	□		收费人	
□原产地证	□			
□许可/审批文件	□			

报检人郑重声明：	领取证单	
1. 本人被授权报检。 2. 上列填写内容正确属实。 　　　　　　　　　　签名：周荣（手签）	日期	
	签名	

注：有"＊"号栏由出入境检验检疫机关填写。　　　　　　　　　　◆国家出入境检验检疫局制

5.1.4 提交物理单证，配合现场查验，取得通关单

周荣备齐入境货物报检单、进口购买合同、商业发票、装箱单、海运提单等单证，于2014年8月1日向上海出入境检验检疫局检务处递送报检资料，然后联系具体的施检处室，确定现场实施检验检疫的具体时间。届时，由上海出入境检验检疫局施检人员对该批进口货物依法进行查验。查验合格后，签发"入境货物通关单"（见表5-6），周荣到检验检疫局缴费后，领取通关单，办理本批货物的清关手续。

表5-6 入境货物通关单

中华人民共和国出入境检验检疫入境货物通关单

* 编　号：123456789101321

1. 收货人 上海兴程国际贸易有限公司 SHANGHAI XINGCHENG INTERNATIONAL TRADE CORP.		5. 标记及号码 MSC2014-018 S. X. CO. SHANGHAI C/NO. 1-300
2. 发货人 M. SRINIVASAN CHETTY PTY LTD.		
3. 合同/提（运）单号 COSU1003982	4. 输出国家或地区 马来西亚	
6. 运输工具名称及号码 HANLIN MADRID 0085E	7. 目的地 上海	8. 集装箱规格及数量 ***
9. 货物名称及规格 塑料相框 Plastic Photo Frame （以下空白）	10. H. S. 编码 8306300000 （以下空白）	11. 申报总值 20 920.00 美元 （以下空白）	12. 数/重量、包装种类及数量 2000 个/2300 公斤 300 纸箱 （以下空白）
13. 证明 上述货物已报检/申报，请海关予以放行。 本通关单有效期至二〇一四年十月八日 （上海出入境检验检疫局章） 签字：×××　　　　　　　2014年8月8日		
14. 备注		

5.1.5 领取"入境货物检验检疫证明"

周荣再次联系出入境检验检疫局检验人员对该批货物进行抽样检验，做出结果评定。检验检疫工作完毕后，周荣通过上海出入境检验检疫局的查询电话查询到结果评定和计费信息，然后到局里缴纳相关检验费用，获得"入境货物检验检疫证明"（见表5-7），此次入境报检顺利完成。

表 5-7　入境货物检验检疫证明

中华人民共和国出入境检验检疫入境货物检验检疫证明

编号:410000698753321
收货人:上海兴程国际贸易有限公司
发货人:M. SRINIVASAN CHETTY PTY LTD.
品名:塑料相框
　　　Plastic Photo Frame

报检数/重量:2000 个
包装种类及数量:300 纸箱
输出国家或地区:马来西亚
合同号:MSC2014-018
标记及唛头:MSC2014-018
　　　　　　S. X. CO.
　　　　　　SHANGHAI
　　　　　　C/NO. 1-300
提/运单号:COSU1003982
入境口岸:上海口岸
入境日期:2014-7-31
说明:
　　上述货物业已经检验检疫,准予销售/使用。

（上海出入境检验检疫局章）

签字：×××　　　　　　日期：　2014 年 8 月 8 日

备注:

任务 5.2　特殊入境货物报检——入境动物及动物产品

 实例导入

　　上海信源畜产进出口有限责任公司从日本进口一批小牛肉,用于饭店、餐厅销售,货物于 2014 年 5 月 23 日到达上海口岸,公司指派报检员李静办理进口报检、清关提货事宜。早在贸易合同签订之前,信源畜产进出口有限责任公司已向上海出入境检验检疫局申请办理了"进境动植物检疫许可证"(具体申报程序和内容见本任务下 5.2.2 小节的内容)。

5.2.1　明确入境动物及动物产品报检的基本要求

　　入境动物及动物产品的报检程序与一般货物入境报检大致相当,但国家对入境动物及动物产品的检验检疫有特殊的规定和要求,报检员必须事先掌握和了解,才能顺利开展报检业务。李静根据该批货物的 H. S. 编码 0201300090,查询《法检目录》,确认该商品属于法定检验范围,检验检疫类别为 P. R/Q. S,即入境动植物、动植物产品检验检疫,清关时需提供"入境货物通关单",该批货物的进口报检属于进境一般报检,即在上海口岸检验检疫局进行检验检疫申报,通关单的签发和对货物的检验检疫均在上海出入境检验检局完成。申报完成后取得入境货物通关单,而后在海关办理通关手续,货物转往指定仓库存放后再主动联系上海出入境检验检疫局相关检验检疫部门对该批货物实施现场检验检疫。李静确认上述基本要求后,开始着手报检准备工作。

知识链接 5-3

一、报检范围

进境动物及动物产品的报检范围分为下列三类。

1. 进境动物

进境动物是指饲养、野生的活动物,包括大动物、中动物、小动物、水生动物等。

2. 进境动物产品

进境动物产品是指来源于动物未经加工或虽经加工但仍有可能传播疫病的产品,如生皮张、毛类、肉类、脏器、油脂、动物水产品、奶制品、蛋类、血液、精液、胚胎、骨、蹄、角等。

3. 其他检疫物

其他检疫物是指动物疫苗、血清、诊断液、动物性废弃物等。

国家禁止的入境的动物及动物产品有:①动物病原体及其他有害生物;②动物疫情流行的国家和地区的有关动物、动物产品和其他检疫物;③动物尸体。口岸检验检疫机构一经发现,将作退回或销毁处理。

二、报检要求

(1) 国家质检总局对入境的动物、动物产品、肉类产品及水产品、动物源性饲料及饲料添加剂实行检疫审批制度,即:进口商在签订动物、动物产品、肉类产品及水产品、动物源性饲料及饲料添加剂的进口合同时,应注意在合同签订前到检验检疫机构办理检疫审批手续,取得准许入境的"进境动植物检疫许可证"。

(2) 进口商应当在合同或者协议书中订明中国法定的检疫要求,并订明必须附有输出国家或者地区政府动植物检疫机构出具的检疫证书。

(3) 我国规定禁止或限制入境的动物、动物产品及其他检疫物等,还需持特殊审批单报检。

(4) 入境动物产品如用于加工,需申请办理注册登记。检验检疫机构检查考核其用于生产、加工、存放的场地,符合规定防疫条件的发给注册登记证。

(5) 输入活动物的,国家质检总局根据输入数量、输出国家的情况和这些国家与我国签订的动物卫生协定书的要求确定是否需要进行境外产地检疫。需进行境外检疫的,要在进口合同中加以明确。

(6) 输入我国的水生动物,必须来自输出国家或者地区官方注册的养殖场。水生动物在输往我国之前,必须在输出国家或者地区官方机构认可的场地进行不少于14天的隔离养殖。输往我国的水生动物在隔离检疫期间,不得与其他野养或者养殖的水生动物接触。

(7) 进口种用/观赏用水生动物、种畜禽以及国家质检总局批准进境的其他动物,须在临时隔离场实施隔离检疫的,申请单位应在办理审批检疫初审前,向检验检疫机构申请"进境动物临时隔离检疫场许可证"。

(8) 输入动物遗传物质(哺乳动物精液、胚胎和卵细胞)的,输出国家或者地区的国外生产单位必须经检验检疫机构注册登记,检验检疫机构对注册的国外生产单位定期或不定期派出检疫人员进行考核。输入动物遗传物质的使用单位应当到所在地直属检验检疫机构备案。

注意:风险转低的动物产品,如蓝湿(干)皮、已鞣制皮毛、洗净羽绒、洗净毛、碳化毛、毛条、贝壳类、水产品、蜂产品、蛋制品(不含鲜蛋)、奶制品(鲜奶除外)、熟制肉类产品(如香肠、火腿、肉类罐头、食用高温炼制动物油脂),无须申请办理检疫审批手续。

三、报检时限（详见知识链接 5-1）

四、报检地点（详见知识链接 5-1）

五、报检应提供的单据

除常规基础单据（外贸合同、商业发票、装箱单、提/运单）外，还需提交以下单据。

（1）原产地证。

（2）输出国家或地区官方出具的检疫证书（正本）。

（3）"进境动植物检疫许可证"（如是分批进口的，需提供许可证的复印件进行核销）。

（4）"隔离场使用证"（进口种用/观赏用水生动物、种畜禽等活动物提供）。

（5）"备案证明书"（输入动物遗传物质的，应提供经所在地直属检验检疫机构批准并出具的使用单位备案证明书）。

（6）输入动物产品的应提供加工厂注册等级证书。

（7）国家或地区规定禁止或限制入境动物产品，须持有特许审批单。

（8）动物源性饲料及饲料添加剂的，应提供输出国家或地区检验检疫证书和"进口饲料和饲料添加剂产品登记证"（复印件）。

六、检疫放行与处理

经现场检疫合格的，允许卸离运输工具，对运输工具、货物外包装、污染场地进行消毒处理并签发"入境货物通关单"，将货物运往指定存放地点。该批货物未经检验检疫机构实施检验检疫，不得加工、销售、使用。报检后，经检验检疫合格的，签发"入境货物检验检疫证明"，准予加工、销售、使用；不合格的，签发"检验检疫处理通知书"，在检验检疫机构的监督下，作退回、销毁或者无害化处理。需索赔的，由检验检疫机构出具相关证书。

5.2.2 准备相关报检单证

李静根据该批货物的检验检疫类别，确定报检须提供的单证除外销合同、发票、装箱单、提/运单、入境货物报检单（上述单据与一般入境货物报检处理办法一致，不再赘述）以外，还需提交产地证、输出国官方检验检疫机构出具的兽医卫生证书、"进境动植物检疫许可证"原件及复印件（包括核销记录）、公司的法人资格证明文件。因该批小牛肉是供宾馆、饭店专用的，故而还需提供用货单位名单和用货单位证明（注明产品名称、产地及具体数重量）。同时，还需提供上海信源进出口有限责任公司和商检局指定的注册存放冷库和加工单位签订的存储协议或加工合同。

其中，"进境动植物检疫许可证"必须在外贸合同签订之前在网上进行申领，具体操作程序如下。

1. 登录

李静登录 www.itownet.cn 网站，单击"动植物检疫许可证"，用电子密钥进入申请界面，进行录单。

2. 录单

第一步，单击"填写预申请单"（见图 5-7），进入录入数据的页面。

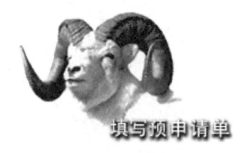

图 5-7 "填写预申请单"图标

第二步，进入录单界面（见图 5-8）；填写相关信息。

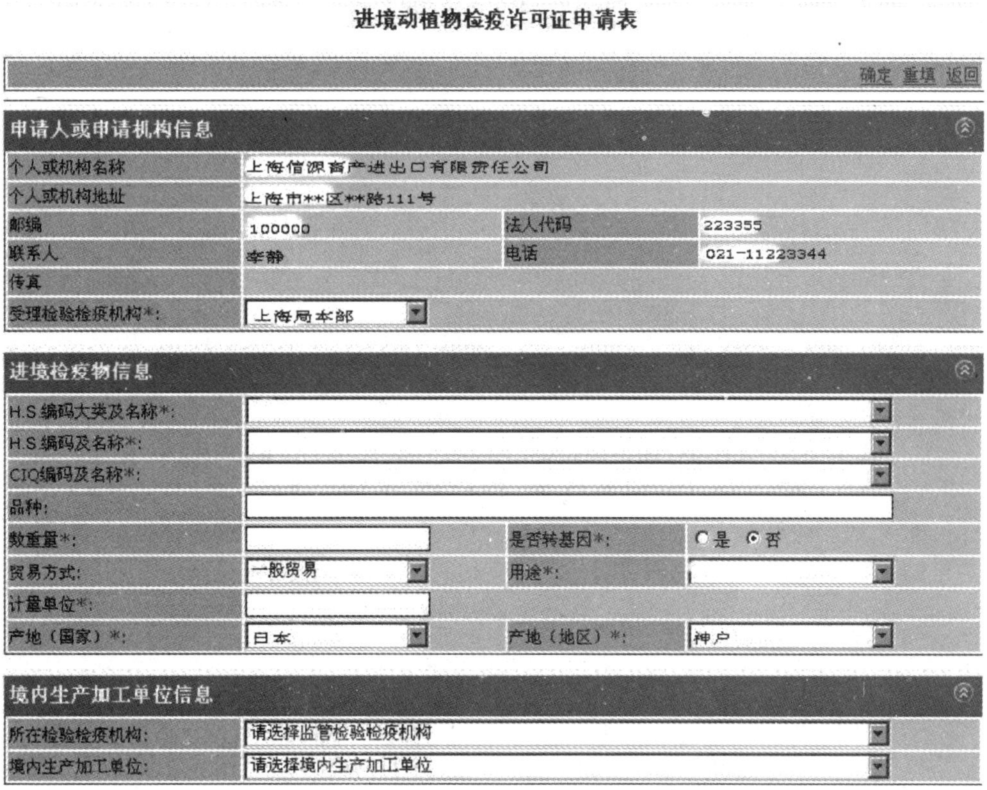

进境动植物检疫许可证申请表

确定 重填 返回

申请人或申请机构信息

个人或机构名称	上海信源畜产进出口有限责任公司		
个人或机构地址	上海市**区**路111号		
邮编	100000	法人代码	223355
联系人	李静	电话	021-11223344
传真			
受理检验检疫机构*:	上海局本部		

进境检疫物信息

H.S编码大类及名称*:	
H.S编码及名称*:	
CIQ编码及名称*:	
品种:	
数重量*:		是否转基因*: ○是 ⊙否
贸易方式:	一般贸易	用途*:
计量单位*:	
产地（国家）*:	日本	产地（地区）*: 神户

境内生产加工单位信息

所在检验检疫机构:	请选择监管检验检疫机构
境内生产加工单位:	请选择境内生产加工单位

图 5-8　进境动植物检疫许可证申请表

3. 用户管理

单击"申请人员维护"（见图 5-9），进入用户管理的页面。

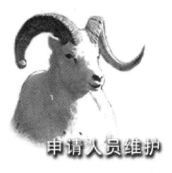

图 5-9　"申请人员维护"图标

4. 查单

需要查询单据，单击"查询预申请单"（见图 5-10）进入。

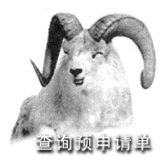

图 5-10　"查询预申请单"图标

按要求网上申报,填写申请表后输出纸质申请表,随附其他单据,及时向上海出入境检验检疫局(行政审批办公室)递交相关材料。初审业务部门从受理之日起,5个工作日内做出初审决定。初审合格的,提交国家质检总局审批。国家质检总局对提交的初审材料进行终审,做出准予许可或不予许可的决定。李静再次登录信城通平台,查询获取许可信息,然后可凭编号到检验检疫局服务窗口领取"进境动植物检疫许可证"。

知识链接 5-4

一、备案和许可证的办理

第一步:企业备案。

首次申请办理"进境动植物检疫许可证"前,收货人或代理进口商须填写"检疫许可证申办企业备案表"(见表5-8)。备案表与表格中注明的相关材料(企业法人营业执照、组织机构代码证、企业法人身份证、进出口企业资格证明等相关材料)复印件一同交检验检疫机构审核。检验检疫机构将在接到书面申请后3个工作日内,反馈备案结果。

表 5-8 进境动植物检疫许可证申办企业备案表

受理编号:

企业分类		
属已注册并申领数字证书的企业	是 □	
属已安装企业端软件,在信城通公司注册手续齐全的企业	是 □	
属已安装企业端软件,但注册手续不齐全的企业	是 □	
属以上3种都不具备的企业	是 □	
申请单位基本信息		
单位名称		
法人代码(15位)		
地 址		
邮编		所属地区	
联系电话(含区号)		传真(含区号)	
联系人		
注册人信息		
企业法人	姓名	身份证号
经法人授权的个人(备案报批员)	姓名	身份证号
所在地检验检疫局		
企业资料		
企业营业执照	有□ 无□	
企业法人代码证	有□ 无□	
税务登记证	有□ 无□	
中华人民共和国进出口企业资格证书	有□ 无□	
身份证复印件	有□ 无□ 缺□	
回 执		
受理编号		
回复日期		

第二步:申领数字证书或安装检疫许可证申报软件。

首次在网上申请许可证的企业,备案手续完成后,联系信城通数码科技有限公司,申领密钥或安装软件。

第三步:网上提交申请。

申请单位登录"进境动植物检疫许可证管理系统",填报申请表并打印纸质申请表(见表5-9)。

表5-9　进境动植物检疫许可证申请表

中华人民共和国进境动植物检疫许可证申请表

一、申请单位

名称:			本表所填内容真实;保证严格遵守进出境动植物检疫的有关规定,特此声明。
地址:			
邮编:	法人代码:	联系人:	签字盖章:
电话:	传真:		申请日期:　　年　月　日

二、进境后的生产、加工、使用、存放单位

名称及地址	联系人	电话	传真

三、进境检疫物

名称	品种		产地	境外生产、加工、存放单位	是否转基因产品

输出国家或地区:		进境日期:		出境日期:	
进境口岸:		结关地:			
目的地:		用途:		出境口岸:	
运输路线及方式:					
进境后的隔离检疫场所:					

四、审批意见(以下由出入境检验检疫机关填写)

初审机关意见:	审批机关意见:
签字盖章:	经办:　　审核:　　签发:
日期:　　年　月　日	经办日期:　　年　月　日

中华人民共和国国家质量监督检验检疫总局印制

第四步:在网上提交申请后及时向当地检验检疫机构(初审业务部门)提交规定的相关纸质材料(视入境申报的动植物货物不同,要求的随附材料也不同,在此不一一赘述)。初审业务部门从受理之日起,5个工作日内做出初审决定:经初审合格的,提交国家质检总局审核批准;经初审不合格的,退回申请单位并说明原因。

企业可在进境动植物检疫许可证申请系统中查询许可证的办理状态和出证情况。

国家质检总局将在受理申请后20个工作日内,通过"进境动植物检疫许可证管理系统"签发电子版许可证或未获准通知书。

二、申报注意事项

(1)许可证须在贸易合同签订前办妥。

(2)申请单位应为进口产品的直接对外签约单位。

(3)同一申请单位对同一品种、同一输出国家或者地区、同一加工、使用单位一次只能办理一份许可证。

三、许可证核销使用

企业进口报检时,直接登录"进境动植物检疫许可证系统"打印"预核销单",填写进口数量(以净重计),加盖公章后,前往口岸报检。有需要书面许可证的企业,可前往检验检疫机构领取纸质"进境动植物检疫许可证"。

四、证书管理

1. 许可证有效期限

"进境动植物检疫许可证"的有效期为 6 个月。

对活动物签发的"检疫许可证"一次有效,不得核销使用,但食用水生动物可以分批核销。

2. 许可证的重新办理

取得"检疫许可证"后,有下列情况之一的,须重新办理。

(1) 更改产地。

(2) 更改输出国家或地区。

(3) 更改入境口岸、指运地或者运输路线。

(4) 更改进境物种类(或品种)、数量、用途。

(5) 更改加工或使用单位。

(6) 超过许可证有效期。

5.2.3 办理网上电子申报,制作"入境货物报检单"

李静准备好相关所有报检单证后,完成网上电子申报(与一般货物网上电子申报类似,不再赘述)。申报成功后,打印"入境货物报检单"。

5.2.4 提交物理单证,配合现场查验,取得通关单

李静备齐报检单、合同、发票、装箱单、海运提单、产地证、输出国官方检验检疫机构出具的兽医卫生证书和"进境动植物检疫许可证"等一系列资料后,到上海出入境检验检疫局报检,联系实施检验检疫的部门确定检疫日期。由施检人员对该批进口货物依法查验。现场查验合格后,签发"入境货物通关单"。李静到检验检疫局缴费后,领取通关单,办理本批货物的清关手续。

5.2.5 领取"入境货物检验检疫证明"

本批货物被调往"进境动植物检疫许可证"上指定的场所存放。李静再次联系上海出入境检验检疫局检验人员对该批货物进行详细抽样检验,做出结果评定。检验检疫工作完毕后,李静查询到结果评定和计费信息,然后到局里缴纳相关检验费用,获得"入境货物检验检疫证明",此次入境报检顺利完成。

任务 5.3 特殊入境货物报检——入境植物及植物产品

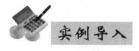
实例导入

山东烟台朗润粮油进出口公司于 2014 年 3 月与加拿大商人达成一笔大豆的进口合同,货物于 2014 年 5 月 20 日顺利运抵目的港烟台,该公司报检员陈明承担了这批货物的报检工作。

5.3.1 明确入境植物及植物产品报检的基本要求

入境植物及植物产品的报检程序与一般货物入境报检大致相当,但国家对入境植物及植物产品的检验检疫有特殊的规定和要求,报检员必须事先掌握和了解,才能顺利开展报检业务。陈明根据该批货物的

H. S.编码1201009900,查询《法检目录》,确认该商品属于法定检验范围,检验检疫类别为 M. P. R/Q. S,即实施进口商品检验、入境动植物、动植物产品检验检疫,清关时需提供"入境货物通关单"。该批货物的进口报检属于进境一般报检,即在烟台口岸检验检疫局进行检验检疫申报,通关单的签发和对货物的检验检疫均在烟台出入境检验检疫局完成。申报完成后取得入境货物通关单,而后在海关办理通关手续,货物转往指定仓库存放后再主动联系烟台出入境检验检疫局相关检验检疫部门对该批货物实施现场检验检疫。陈明确认上述基本要求后,开始着手报检准备工作。

知识链接 5-5

一、报检范围

进境植物及植物产品的报检范围分为下列三类。

1. 植物

植物是指栽培植物、野生植物及其种子、种苗及其他繁殖材料等。

2. 植物产品

植物产品是指来源于植物未经加工或虽然经过加工但仍有可能传播病虫害的产品,如粮食、豆、棉花、油、麻、烟草、籽仁、干果、鲜果、蔬菜、生药材、木料和饲料等。

3. 其他检疫物

其他检疫物是指植物性废弃物等,如垫舱木、芦苇、麻袋、纸、竹篓和草帘等废旧植物性包装物、有机肥料等。

国家禁止进境的植物及植物产品有:①动植物病原体(包括菌种、毒种等)、害虫及其他有害生物;②动植物疫情流行国家和地区的有关动植物、动植物产品及其他检疫物;③土壤。口岸检验检疫机构一经发现,将作退回或者销毁处理。

二、报检要求

1. 种子、苗木等植物繁殖材料报检

(1)检疫审批。输入植物繁殖材料的,必须事先办理检疫审批手续,并在贸易合同中列明检疫审批提出的检疫要求。

因科学研究、教学等特殊原因,需从国外引进《中华人民共和国进境植物检疫禁止进境物名录》植物繁殖材料的,引种单位、个人或其代理人须按照有关规定向国家质检总局申请办理特许检疫审批手续。要求引进单位或个人提供上级主管部门的证明,详细说明"特批物"的品名、品种、产地和引进的特殊需要、使用方式以及引进单位具有符合检疫要求的监督管理措施。引进单位办理审批时,按要求填写"进境动植物检疫许可证申请表",随附申请单位法人资格证明复印件、详细说明进口禁止入境物的用途及防疫措施的书面申请报告和省部级科研立项报告等证明文件一起交至受理机构。当地检验检疫机构进行初审,合格后,出具初审意见,加盖公章后报国家质检总局审批。国家质检总局根据特批物进境后的特殊需要和使用方式决定批准数量,提出检疫要求,指定进境口岸并委托有关口岸检验检疫机构核查和监督使用。

引进单位或个人或其代理人因特殊原因引进带有土壤或生长介质的植物繁殖材料,应在贸易合同签订前向国家质检总局申请办理输入土壤和生长介质的特许检疫审批手续。应在网上提交"进境动植物检疫许可证申请表",随附具有栽培介质的成分检验、加工工艺流程、防止有害生物土壤感染的措施、有害生物检疫报告和申请单位法人资格证明复印件等有关材料。经审查合格,由国家质检总局签发"进境动植物检疫许可证",并签署进境检疫要求,指定其进境口岸和限定其使用范围和时间。

引进禁止进境以外的种子、种苗和其他植物繁殖材料,货主或其代理人应按照我国引进种子的审批规定,事先向农业部、国家林业局、各省植物保护站、林业局等有关部门申请办理"引进种子、苗木检疫审批单"或"引进林木种子、苗木和其他繁殖材料检疫审批单"。转基因产品需到农业部申领许可证。

(2)报检时限和地点。输入植物、种子、种苗及其他繁殖材料的,货主或其代理人应在入境前7天持有关资料向检验检疫机构报检,预约检疫时间。

（3）报检时应提供的单据。填制"入境货物报检单"，随附贸易合同、商业发票、装箱单、提（运）单、"进境动植物检疫许可证"或"引进种子、苗木检疫审批单"或"引进林木种子、苗木和其他繁殖材料检疫审批单"、输出国官方植物检疫证书、原产地证等有关文件。

（4）其他检验检疫规定。在植物种子、种苗入境前，经检验检疫机构实施现场检疫或处理合格的，签发"入境货物通关单"。

入境后需要进行隔离检疫的，须向检验检疫机构申请隔离场或临时隔离场。

从事进境种苗花卉生产经营企业，要向所在地检验检疫机构备案。

引种单位、个人或其代理人应在植物繁殖材料进境前10～15日，将"进境动植物检疫许可证"或"引进种子、苗木检疫审批单"或"引进林木种子、苗木和其他繁殖材料检疫审批单"送入境口岸直属检验检疫局办理备案手续。

2. 水果、烟叶和茄科蔬菜报检

（1）检疫审批。物主或其代理人应在贸易合同签订前办理申请检疫审批手续，填写"进境动植物检疫许可证申请表"，通过进出境动植物检疫许可证管理系统，在网上向当地检验检疫机构进行申报。审批合格后，可取得"进境动植物检疫许可证"。然后货主、物主或其代理人在入境口岸检验检疫局办理检疫手续，经检疫合格后获取"入境货物通关单"。转基因产品须到农业部申领许可证。

我国对进口水果的原产国有明确的规定，专门制定了"允许进境水果种类及输出国/地区名录"。因科研、赠送、展览等特殊用途需要进口国家禁止进境水果的，货主或其代理人须事先向国家质检总局或国家质检总局授权的检验检疫机构申请办理特许检疫审批手续。

（2）报检时限和地点。货主或其代理人应在入境前持有关资料向检验检疫机构报检，预约检疫时间。

（3）报检时应提供的单据。填制"入境货物报检单"，随附贸易合同、商业发票、装箱单、提（运）单、"进境动植物检疫许可证"及输出国官方植物检疫证书、原产地证等有关文件。

（4）其他检验检疫规定。检验检疫机构依照相关工作程序和标准实施现场检验检疫和实验室检验检疫。

经港、澳地区中转进境的水果，货主或其代理人须向经国家质检总局授权的港、澳中检公司申请中转预检。港、澳中检公司严格按照质检总局的要求，预检后加施新的封识并出具确认证明文件，入境口岸检验检疫机构凭港、澳中检公司出具的确认证明文件（正本）接受报检。

3. 粮食及其加工品报检

（1）检疫审批。国家对入境粮食实行检疫审批制度，货主或其代理人应在贸易合同签订前办理检疫审批手续。但是，携带有害生物风险较低的产品，无须办理入境检疫审批。无须办理检疫审批的植物产品有粮食加工品（大米、面粉、米粉、淀粉等）和薯类加工品（马铃薯细粉、冷冻马铃薯条、马铃薯淀粉、木薯淀粉等）。货主或其代理人应将"进境动植物检疫许可证"规定的入境粮食检疫要求在贸易合同中列明。转基因产品须向农业部申领许可证。

（2）报检时限和地点。货主或其代理人应当在入境前向入境口岸检验检疫机构申报。

（3）报检时应提供的单据。填制"入境货物报检单"，随附贸易合同、商业发票、装箱单、提（运）单、约定的检验方法或成交样品、原产地证等单据，并根据产品的不同要求，提供"进境动植物检疫许可证"、输出国官方植物检疫证书等有关文件。转基因产品还须交验农业部颁发的"农业转基因生物安全证书（进口）""农业转基因生物标识审查认可批准文件"（正本）。

（4）其他检验检疫规定。经检验检疫合格的，签发"入境货物检验检疫证明"，准予入境销售和使用。

4. 其他植物产品报检

进口原木须附有输出国家或地区官方检疫部门出具的植物检疫证书，证明不带有中国关注的检疫性有害生物或双边植物检疫协定中规定的有害生物和土壤。进口原木带有树皮的应当在输出国家或地区进行有效的除害处理，并在植物检疫证书中注明除害处理方法以及使用药剂、剂量、处理时间和温度。进口原木不带树皮的,应在植物检疫证书中做出声明。

进口干果、干菜、原糖、天然树脂、土产类、植物性油类产品等,货主或其代理人应根据货物不同的种类进行不同的报检准备。在进口上述货物前应持合同、输出国官方出具的植物检疫证书向检验检疫机构报检,约定检疫时间,经检验检疫机构实施现场检疫、实验室检疫合格或经检疫处理合格的,签发"入境货物检验检疫证明",准予入境销售或使用。

根据产品携带有害生物风险分析,植物源性饲料添加剂、乳酸菌、酵母菌等产品无须办理入境检疫审批。

5. 转基因产品报检

国家对进境转基因动植物及其产品、微生物及其产品和食品实行申报制度。在填报"入境货物报检单"时,货物名称一栏要注明是否为转基因产品。当申报为转基因产品时,除常规单据外,还应提供农业部颁发的"农业转基因生物安全证书"和"农业转基因生物标识审查认可批准文件"。

国家对农业转基因生物实行标识制度。对实施标识管理的进境转基因产品,检验检疫机构核查标识,符合"农业转基因生物标识审查认可批准文件"的,准许入境;不按规定标识的,重新标识后方可入境;未标识的,不得入境。

三、重新申请检疫审批的情况

办理进境检疫审批手续后,有下列情况之一的,货主、物主或其代理人应当重新申请办理检疫审批手续。

(1) 变更进境物的品种或者数量的。

(2) 变更输出国家或者地区的。

(3) 变更进境口岸的。

(4) 超过检疫审批有效期的。

5.3.2 准备相关报检单证

陈明根据该批货物的检验检疫类别,确定报检须提供的单证除外销合同、发票、装箱单、提/运单、入境货物报检单(上述单据与一般入境货物报检处理办法一致,不再赘述)以外,还需提交产地证、输出国官方检验检疫机构出具的植物检疫证书和"进境动植物检疫许可证"。

5.3.3 办理网上电子申报,制作"入境货物报检单"

陈明准备好相关所有报检单证后,完成网上电子申报(与一般货物网上电子申报类似,不再赘述)。申报成功后,打印"入境货物报检单"。

5.3.4 提交物理单证,配合现场查验,取得通关单

陈明备齐报检单、合同、发票、装箱单、海运提单、产地证、输出国官方检验检疫机构出具的植物检疫证书和"进境动植物检疫许可证"等一系列资料后,到烟台口岸出入境检验检疫局报检,联系实施检验检疫的部门确定检疫日期。由施检人员对该批进口货物依法查验。现场查验合格后,签发"入境货物通关单",陈明到检验检疫局缴费后,领取通关单,办理本批货物的清关手续。

5.3.5 领取"入境货物检验检疫证明"

本批货物被调往"进境动植物检疫许可证"上指定的场所存放。陈明再次联系烟台出入境检验检疫局检验人员对该批货物进行详细抽样检验,做出结果评定。

检验检疫工作完毕后,陈明通过出入境检验检疫局的查询电话查询到结果评定和计费信息,然后到局里缴纳相关检验费用,获得"入境货物检验检疫证明",此次入境报检顺利完成。

任务 5.4 特殊入境货物报检——入境食品

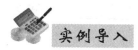

实例导入

四川锦尚国际贸易有限责任公司与德国法兰克福一家贸易公司签订了一单从德国进口巧克力酱(属于预包装食品)的贸易合同,到货口岸为上海。公司报检员谢强负责联系上海逸海国际货运代理公司代理清关提货和国内运输事宜。

5.4.1 明确入境食品报检的基本要求

入境食品的报检程序与一般货物入境报检大致相当,但国家对入境食品的检验检疫有特殊的规定和要求。报检员必须事先掌握和了解,才能顺利开展报检业务。谢强根据巧克力酱的 H.S.编码 1806900000,查询《法检目录》,确认该商品属于法定检验范围,检验检疫类别为 R/S,即进口食品卫生监督检验,清关时需提供"入境货物通关单"。该批货物的进口报检属于进境流向报检,即在上海口岸检验检疫局进行进口申报,取得入境货物通关单,而后到海关通关,货物转往成都后,再向当地检验检验局申报检验检疫。谢强确认上述基本要求后,开始着手报检准备工作。

知识链接 5-6

一、入境食品报检范围

入境食品的报检范围分为下列三类。

1. 进口食品

我国《食品法》规定,食品是指各种供人食用或者饮用的成品和原料以及按照传统既是食品又是药品的物品,但不包含以治疗为目的的物品。

2. 食品添加剂

食品添加剂是指为改善食品品质和色、香、味以及为防腐、保鲜和加工工艺的需要而加入食品中的人工合成或者天然物质。

3. 食品相关产品

食品相关产品是指用于食品的包装材料、容器、洗涤剂、消毒剂和用于食品生产经营的工具和设备。

二、报检要求

1. 一般要求

货主或其代理人持贸易合同、商业发票、装箱单、提(运)单以及相关证单(是动植物源性食品的,应根据产品的不同要求提供相应的"入境动植物检疫许可证"、输出国官方出具的检验检疫证书、原产地证书等),向报关地的出入境检验检疫机构报检。

进口食品、食品添加剂和食品相关产品,经出入境检验检疫机构检验合格后,签发"入境货物通关单",海关凭通关单予以放行。

2. 其他检验检疫规定和要求

(1)进口食品、食品添加剂和食品相关产品应当符合我国食品安全国家标准。

(2)食品标签审核。检验检疫机构对食品的标签审核,与进口食品检验检疫结合进行。进口食品的经营者或其代理人应在货物报检前及行政许可规定的时限内,向当地出入境检验检疫局提出申请,当地的检验检疫局受理申请后,由国家质检总局进行审核、批准和发证工作。

进口的预包装食品①及食品添加剂应当有中文标签和中文说明书,且应当符合我国有关法律、行政法规的规定,载明食品的原产地和境内代理商的名称、地址、联系方式。预包装食品和食品添加剂没有中文标签、中文说明书或者标签、说明书不符合规定的,不得进口。

食品和食品添加剂的标签、说明书,不得含有虚假、夸大的内容,不得涉及疾病预防、治疗功能。生产者对标签、说明书上所载明的内容负责。食品和食品添加剂的标签、说明书应当清楚、明显,容易辨识。如食品和食品添加剂与其标签、说明书所载明的内容不符的,不得上市销售。

预包装食品和食品添加剂报检时,除常规单据外,还应提供食品中文标签样张和外文原标签及翻译件。当进口食品标签中特别强调某项内容,如获奖、获证、法定产区等内容时,应提供相应的证明材料。

(3)向我国境内出口食品的出口商或者代理商应当向国家出入境检验检疫机构备案。向我国境内出口食品的境外食品生产企业应当经国家出入境检验检疫机构注册。

(4)进口商应当建立食品进口和销售记录制度,如实记录食品的名称、规格、数量、生产日期、生产或进口批号、保质期、出口商和购货者名称及联系方式、交货时间等内容。食品进口和销售记录保存期不得少于两年。

(5)凡以保健食品名义报检的进口食品必须报国家食品药品监督管理局审批合格取得"进口保健食品批准书"后方准进口。进口时,口岸检验检疫机构凭该证书对货物进行检验检疫,合格的方准进口。

(6)进口尚无安全国家标准的食品,或者首次进口食品添加剂新品种、食品相关产品新品种,进口商应当向检验检疫机构提交经国务院卫生行政部门批准颁发的许可文件。

(7)经检验检疫合格的,签发"卫生证书"准予入境销售使用。不合格的,签发"检验检疫处理通知书",涉及安全卫生、健康、环境保护项目不合格的,由检验检疫机构责令当事人销毁或退货。其他项目不合格的,必须在检验检疫机构监督下进行技术处理,经重新检验合格后,方可销售使用;不能进行技术处理或经技术处理后,重新检验仍不合格的,责令其销毁或退货。

(8)进口食品换证。进口食品在口岸检验合格取得"进口食品卫生证书"(见表5-10)后再转运内地销售时,进口食品经营企业应持口岸检验检疫局签发的"进口食品卫生证书"正本或副本到当地检验检疫机构换取"卫生证书"。申请换证时也要填写"入境货物报检单",并在报检单上的"合同订立的特殊条款以及其他要求"栏目中注明需换领证书的份数。

表5-10　进口食品卫生证书

中华人民共和国出入境检验检疫
ENTRY-EXIT INSPECTION AND QUARANTINE
OF THE PEOPLE'S REPUBLIC OF CHINA

共1页第1页　Page 1 of 1
编号 No.:510000206015608

卫生证书

SANITARY CERTIFICATE

收货人名称及地址
Name and Address of Consignee _____

发货人名称及地址
Name and Address of Consignor _____

---

① 预包装食品是指预先定量包装或者装入(灌入)容器中,向消费者直接提供的食品。

续表

品名 Description of Goods _____	
报检数量/重量 Quantity/Weight Declared _____ 包装种类及数量 Number and Type of Packages _____ 产地 Place of Origin _____ 合同号 Contract No. _____	标记及号码 Mark & No.

到货地点 　Place of Arrival _____	到货日期 Date of Arrival _____
启运地 　Place of Despatch _____	卸毕日期 Date of Completion of Discharge _____
运输工具 　Means of Conveyance _____	检验日期 Date of Spection _____

经检验该批进口商品未发现异常,标签经检验合格。

印章 Official Stamp	签证地点 Place of Issue _____ 授权签字人 Authorized Officer _____	签证日期 Date of Issue _____ 签　名 Signature _____

(9) 进口食品包装容器、包装材料(简称食品包装)报检。国家质检总局对食品包装进口商实施备案管理。对未经备案企业进口或生产的食品包装,检验检疫机构实施批批检验检测。作为商品直接进口的与食品接触材料和制品及已盛装进口食品的食品包装,应向到货地口岸检验检疫机构报检。报检时填写"入境货物报检单",同时随附贸易合同、商业发票、装箱单、提(运)单等,还应提交"出入境食品包装备案书"(见表 5-11),经检验检疫合格后出具"入境货物检验检疫证明"。

盛装进口食品的食品包装,在进口食品报检时列明包装情况。检验检疫局在对进口检验的同时对食品包装进行抽查检验。

表 5-11　　出入境食品包装备案书

出入境食品包装备案书

_____公司(厂):

经对贵公司(厂)_____的出入境食品包装生产条件、管理水平、检测能力、产品质量(进口商的风险评估资料)等方面进行审核,根据《进出口食品包装容器、包装材料实施检验监管工作管理规定》的要求,贵公司(厂)符合备案要求,予以备案。

企业代号为_____

_____出入境检验检疫局

发证日期　　年　月　日

截止日期　　年　月　日

5.4.2　准备相关报检单证

谢强根据该批货物的检验检疫类别,确定报检须提供的单证除外贸合同、发票、装箱单、提/运单外,还需准备食品的中文标签样张、食品的原文标签中文翻译件、原产地证原件、原产地证翻译件、德国检验机构出具的产品卫生证明(或者是自由销售证明)、产品卫生证明(或自由销售证明)的翻译件、缺陷产品召回承诺书、国家质检总局签发的有效"进出口食品标签审核证书"(绿证),再制作好"报检委托书",一并交给上海逸海国际货运代理公司,由货代公司代为在上海出入境检验检疫局办理申报手续。

5.4.3　办理网上电子申报,制作"入境货物报检单"

上海逸海国际货运代理公司完成网上电子申报(与一般货物网上电子申报类似,不再赘述)。申报成功后,打印"入境货物报检单"。

5.4.4　提交物理单证,配合现场查验,取得通关单

上海逸海国际货运代理公司报检人员将一系列单证和资料交到上海口岸出入境检验检疫局,联系实施检验检疫的部门确定现场检疫日期。由施检人员对该批进口货物依法现场查验。现场查验合格后,上海口岸出入境检验检疫局签发"入境货物通关单"和"进口食品卫生证书",上海逸海国际货运代理公司凭通关单和其他海关所需单据在口岸海关办理本批货物的清关提货手续。

5.4.5　换取"食品卫生证书"

上海逸海国际货运代理公司将该批货物运至四川锦尚国际贸易有限责任公司指定的仓库存放。谢强再次填写"入境货物报检单",向四川出入境检验检疫局申报检验检疫以及审核中文标签是否合格。四川出入境检验检疫局按规定检疫及审核合格后,换发"食品卫生证书"。该批进口的巧克力酱就可以销售使用了,此次报检工作顺利结束。

任务 5.5　特殊入境货物报检——入境机电产品

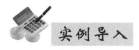

实例导入

大连市崇明机电设备进出口公司与日本签订了一笔进口二手毛织编织机的贸易合同,拟于 2014 年 8 月从大连口岸进口该批货物。公司报检员张雪负责该批货物的进口商检备案与检验检疫申请工作。

5.5.1　明确入境机电产品报检的基本要求

入境机电产品的报检程序与一般货物入境报检大致相当,但国家对入境机电产品的检验检疫有特殊的规定和要求。报检员必须事先掌握和了解,才能顺利开展报检业务。张雪根据该批二手毛织编织机 H.S.编码 8447202000,查询《法检目录》,确认该商品属于法定检验范围,检验检疫类别为 M/N,即进口商品检验,清关时需提供"入境货物通关单"。而且,该批货物属于旧机电产品,所以在合同签订前,须先在大连出入境检验检疫局进行备案登记,取得"进口旧机电产品装运前预检验备案书";因二手机械设备进口涉及安全、卫生、环保问题,所以在进口过程中还必须在香港中检公司做进口旧机电产品预装运前检验检疫(俗称"中检"),取得"进口旧机电产品装运前检验证书"。

该批货物的进口报检属于进境一般报检,即在大连出入境检验检疫局进行检验检疫申报,通关单的签发和对货物的检验检疫均在大连出入境检验检疫局完成。申报完成后取得入境货物通关单,而后在海关办

理通关手续,货物转往指定工厂后再主动联系大连出入境检验检疫局相关检验检疫部门对该批货物实施现场检验检疫。确认上述基本要求后,张雪开始着手报检准备工作。

知识链接 5-7

一、报检范围

入境机电产品的报检范围包括以下三类。

1. 机电产品

机电产品是指机械设备、电气设备、交通运输工具、电子产品、电器产品、仪器仪表、金属制品等及其零部件、元器件。

2. 旧机电产品

旧机电产品是指如下情形的机电产品:已经使用(不含使用前测试、调试的设备),仍具备基本功能和一定使用价值的;未经使用,但超过质量保证期(非保修期)的;未经使用,但存放时间过长,部件产生明显有形损耗的;新旧部件混装的;经过翻新的,如旧压力容器类、旧工程机械类、旧电器类、旧车船类、旧印刷机械类、旧食品机械类、旧农业机械类等。

3. 进口电池产品

进口电池产品是指用于汽车、玩具、电器产品的各种电瓶、蓄电池、锂电池等。

二、报检要求及检验检疫规定

1. 强制性产品认证

国家对涉及人类健康、动植物生命和健康以及环境保护和公共安全的产品实行强制性认证制度。凡是列入《中华人民共和国实施强制性产品认证的产品目录》(以下简称《强制性产品认证目录》)内的商品,必须经过指定的认证机构认证合格,取得认证证书,即《中国国家强制性产品认证证书》(见表 5-12),并加施认证标志,即"3C"(China Compulsory Certification)标志后,方可出厂、销售、进口或者在其他经营活动中使用。

表 5-12　中国国家强制性产品认证证书

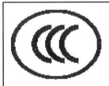

中国国家强制性产品认证证书

证书编号 20031501256894711

申请人名称及地址

商标

制造商名称及地址

生产企业名称及地址

产品名称和系列、规格、型号

产品标准和技术要求

上述产品符合强制性产品认证实施规则的要求,特发此证。

发证日期　　有效期至

本证书的有效性依据发证机构的定期监督获得保持。

主任:_____

（1）主管机构。国家认证认可监督管理委员会主管全国认证认可工作,负责全国强制性产品认证制度的管理和组织实施工作。地方各级质量技术监督部门和各地出入境检验检疫机构按照各自职责,负责对所辖地区《强制性产品认证目录》中产品实施监督,对强制性产品认证违法行为进行查处。

（2）认证程序。《强制性产品认证目录》中产品认证的程序见图5-11。

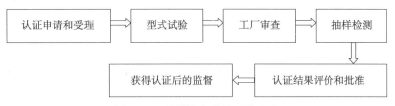

图 5-11　强制性产品认证的程序

（3）认证后续监督管理。国家认证认可监督委员会指定的认证机构按照具体产品认证实施规则的规定,对其颁发认证证书的产品及其生产企业实施跟踪检查。

如果认证证书持有人不能满足《强制性产品认证目录》中产品认证适用的国家标志、技术规则或者认证实施规则变更要求的,或者认证证书超过有效期并且没有申请延期使用的,或者获得认证证书的产品不再生产的,或者认证证书的持有人申请注销的,应当注销认证证书。

如认证证书持有人未按规定使用认证证书和认证标志的,或者认证证书持有人违反《强制性产品认证目录》中产品认证实施规则和指定的认证机构要求的,或者监督结果证明产品不符合《强制性产品认证目录》中产品认证实施规则要求的,但不需要立即撤销认证证书的,应当责令暂时停止使用认证证书。

如果在认证证书暂停使用的期限内,认证证书持有人未采取纠正措施的,或者监督结果证明产品出现严重缺陷的,或者获得认证的产品出现严重缺陷而导致重大质量事故的,应当撤销认证证书。

申请人和认证证书持有人对指定认证机构的认证决定有异议的,可向做出认证决定的认证机构提出投诉、申诉,对认证机构处理结果仍有异议的,可向国家认证认可监督委员会申诉。

2. 进口许可证民用商品入境验证

民用商品入境验证是指对国家实行强制性产品认证的民用商品,在通关入境时由检验检疫机构核查其是否取得必需的证明文件。在《法检目录》内检验检疫类别中,标有"L"标记的进口商品,收货人或其代理人在办理进口报检时,应当提供有关进口许可的证明文件。口岸检验检疫机构对其认证文件进行验证,必要时对其货证的相符性以及认证标记进行查验。

3. 旧机电产品的报检与检疫规定

（1）国家允许进口的旧机电产品的收货人在签订外贸合同前,应当向国家质检总局或所在地出入境检验检疫机构办理备案手续,备案时,收货人应填写"进口旧机电产品备案申请书"（见表5-13）。检验检疫机构受理备案申请后5个工作日内确定该进口旧机电产品是否需要实施装运前预检验。

表 5-13　进口旧机电产品备案申请书

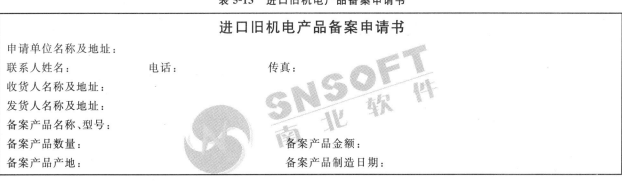

续表

备案产品的用途:□企业自用　　　　□市场销售　　　　□其他＿＿＿＿＿＿＿＿＿

　　根据《进口旧机电产品检验监督管理办法》的有关规定,特就上述拟进口的旧机电产品申请备案,随附单证(共　页):

□申请人营业执照(复印件)　　　　□收货人营业执照(复印件)

□发货人营业执照(复印件)　　　　□合同(协议)

□国家允许进口证明文件(复印件)　　　　□装运前预检验申请书

□拟进口旧机电产品清单(包括:名称、编码、数量、规格型号、产地、制造日期、制造商、新旧状态、价格、用途)

□其他资料

申请人(单位)郑重声明:

　　上述填写内容及随附单证正确属实,如申请备案产品须实施装运前预检验,本人(单位)将遵照《进口旧机电产品检验监督管理办法》有关规定执行,并提供必要的检验条件。

　　　　　申请人(单位章):　　　　　　　　　代表人:

　　　　　申请日期:　　年　月　日

　　凡是列入《国家质检总局办理备案的进口旧机电产品目录》的进口旧机电产品,经所在地直属检验检疫局初审后,报国家质检总局备案;目录外的进口旧机电产品由所在地直属检验检疫局受理备案申请。

　　(2)进口旧机电产品的单位,在签署贸易合同时,必须按照国家安全、卫生、环保等法律、法规的规定订明该产品的检验依据和各项技术指标等检验条款。对高价值,涉及人身财产安全、健康、环保项目的高风险进口旧机电产品,应当依照国家有关规定实施装运前检验,收货人应当向所在地检验检疫机构申请装运前预检验,填写"进口旧机电产品装运前预检验申请书"(见表5-14)。进口时,收货人应当提供出入境检验检疫机构指定的检验机构出具的装运前检验证书。

表5-14　进口旧机电产品装运前预检验申请书

进口旧机电产品装运前预检验申请书

申请单位名称及地址:

联系人姓名:　　　　　电话:　　　　　传真:

收货人名称及地址:

发货人名称及地址:

产品名称、型号:

产品数量:　　　　　　　　　产品金额:USD　　　万

产品启运地:　　　　　　　　　产品制造日期:

拟进口日期:　　年　月至　　年　月　　　　入境口岸:

产品的用途:□企业自用(用于生产/制造产品)　　□市场销售　　　□其他＿＿＿＿＿

　　根据《进口旧机电产品检验监督管理办法》的有关规定,特就上述拟进口的旧机电产品向贵局申请装运前预检验,并随附:

□拟进口旧机电产品清单　　□邀请函　　□其他资料:

　　　　　　　　　　　　　　　　　　　代表人:

　　　　　　　　　　　　　　　　　　　申请单位(公章):

　　　　　　　　　　　　　　　　　　　申请日期:　　年　月　日

　　(3)进口旧机电产品,报检时应提供商务部或地方、部门机电办签发的注明为旧机电的相关机电进口证明。

（4）进口旧机电产品报检时，须经装运前检验的产品，需提供"进口旧机电产品装运前检验备案书"（正本）、"进口旧机电产品装运前预检验证书"（正本）、"进口旧机电产品装运前检验报告"（正本）。无须装运前检验的产品，提供"进口旧机电产品免装运前预检验证明书"（正本）。

4. 进口电池产品

按照《发布〈关于限制电池产品汞含量的规定〉的通知》，进出口电池产品汞含量由检验检疫机构实施强制检验。进出口电池产品实行备案和汞含量年度专项检测制度。汞含量专项检测由国家质检总局核准实施进出口电池产品汞含量检测的实验室实施并出具"电池产品汞含量检测合格确认书"。确认书的有效期为一年，进口电池产品的收货人或其代理人填写"进出口电池产品备案申请表"（见表5-15），向所在地检验检疫机构申请进口电池产品备案，受理备案申请的检验检疫机构凭该确认书审核换发"进出口电池产品备案书"，进口电池产品的收货人或其代理人在进口报检时应提供"进出口电池产品备案书"。

表 5-15　进出口电池产品备案申请表

编号：＿＿＿＿＿＿＿

申请人	名称					
	地址					
	法人代表			联系人		
	电话		传真		邮政编码	
	营业执照编号					
制造商	名称					
	地址					
	法人代表			联系人		
	电话		传真		邮政编码	
	营业执照编号					
备案产品	名称					
	品牌					
	型号规格					
	H.S.编码					
	含汞量					
	产地					

随附单据（划"√"）
□申请人营业执照
□授权委托书
□制造商营业执照（复印件）
□制造商声明
□产品描述
备注：

申请人郑重声明：
1. 本人被授权申请备案。
2. 上列填写内容及随附单据正确属实。

签名＿＿＿＿＿

续表

以上由申请人填写	
以下由检测实验室、检验检疫机构填写	
电池种类审核： □含汞 □不含汞 电池含汞量检测结果： 检测合格确认书编号： 检测实验室：	检验检疫机构意见： 备案编号：
（审核部门） 　　　　年　月　日	（签章） 　　　　年　月　日

5.5.2　准备相关报检单证

张雪处理该批货物的进口商检备案与检验检疫申请事宜，于进口合同签订前，向大连出入境检验检疫局办理了备案手续，取得了"进口旧机电产品装运前检验备案书"。经检验检疫机构确定，该批二手编织机需要实施装运前预检验，货物从日本运至香港，张雪联系大连出入境检验检疫局指定的检验机构香港中检公司做检验，取得"进口旧机电产品装运前预检验证书"，再准备好进口旧机电机产品清单、3C认证证书、申请人、收货人、发货人营业执照（复印件）、贸易合同、发票、装箱单、提/运单等单据。

5.5.3　办理网上电子申报，制作"入境货物报检单"

货物运抵大连港后，张雪完成网上电子申报（与一般货物网上电子申报类似，不再赘述）。申报成功后，打印"入境货物报检单"。

5.5.4　提交物理单证，配合现场查验，取得通关单

张雪将一系列单证和资料交到大连出入境检验检疫局，联系实施检验检疫的部门确定现场检疫日期。由施检人员对该批进口货物依法现场查验。现场查验合格后，大连出入境检验检疫局签发"入境货物通关单"，大连崇明机电产品进出口公司凭通关单和其他海关所需单据在海关办理本批货物的清关提货手续。

5.5.5　领取"入境货物检验检疫证明"

大连崇明机电设备进出口公司将货物运至指定工厂。张雪再次联系大连出入境检验检疫局检验人员对该批货物进行现场的详细检验，做出结果评定。检验检疫工作完毕后，张雪查询到结果评定和计费信息，然后到局里缴纳相关检验费用，获得"入境货物检验检疫证明"。此次入境报检顺利完成。

任务 5.6　特殊入境货物报检——入境饲料和饲料添加剂

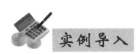

实例导入

山东烟台天润国际贸易有限公司主营畜产品、食品的进出口业务。公司于2014年4月与秘鲁商人达成一笔饲料用鱼粉的进口合同，该批鱼粉的秘鲁生产厂家已在我国检验检疫机构注册登记，烟台天润国际贸易有限公司持有《注册登记证》。货物于2014年5月20日顺利运抵目的港烟台，该公司报检员樊情承担了

这批货物的报检工作。

5.6.1　明确入境饲料和饲料添加剂报检的基本要求

入境饲料和饲料添加剂的报检程序与一般货物入境报检大致相当,但国家对饲料和饲料添加剂的检验检疫有特殊的规定和要求。报检员必须事先掌握和了解,才能顺利开展报检业务。樊倩根据该批货物的H.S.编码2301201000,查询《法检目录》,确认该商品属于法定检验范围,检验检疫类别为M.P/R,即进境动植物、动植物产品检疫,清关时需提供"入境货物通关单"。该批货物的进口报检属于进境一般报检,即在烟台口岸检验检疫局进行检验检疫申报,通关单的签发和对货物的检验检疫均在烟台出入境检验检疫局完成。申报完成后取得入境货物通关单,而后在海关办理通关手续,货物转往指定仓库存放后再主动联系烟台出入境检验检疫局相关检验检疫部门对该批货物实施现场检验检疫。此外,鱼粉这种饲料属于蛋白饲料,需要在农业部门办理登记手续,并取得相关的"进口饲料和饲料添加剂产品登记证书"。樊倩确认上述基本要求后,开始着手报检准备工作。

知识链接 5-8

一、报检范围

1. 饲料

饲料是指经种植、养殖、加工、制作的供动物食用的产品及其原料,包括饲料用活动物、饲料用(含饵料用)冰鲜冷冻动物产品及水产品、加工动物蛋白及油脂、宠物食品及咬胶、饲草类、青贮料、饲料粮谷类、糠麸饼粕渣类、加工植物蛋白及植物粉类、配合饲料、添加剂预混合饲料等。

2. 饲料添加剂

饲料添加剂是指饲料加工、制作、使用过程中添加的少量或者微量物质,包括营养性饲料添加剂、一般饲料添加剂等。

二、报检时间和所需单证

货主或其代理人应当在饲料和饲料添加剂入境时向检验检疫机构报检,报检时应当如实填写"入境货物报检单",随附贸易合同、提(运)单、商业发票、原产地证书等单据,并根据产品的不同要求提供进境动植物检疫许可证、输出国家或地区检验检疫证书、进口饲料和饲料添加剂产品登记证(复印件)等单证。

三、检验检疫规定和要求

1. 注册登记及备案

国家质检总局对允许进口饲料的国家或者地区的生产企业实施注册登记制度,进口饲料应当来自注册登记的境外生产、加工企业。《注册登记证》有效期为5年。经注册登记的境外生产企业停产、转产、倒闭或被输出国家或地区主管部门吊销生产许可证、营业执照的,国家质检总局注销其注册登记。

检验检疫机构对饲料进口企业实施备案管理。进口企业应当在首次报检前或报检时提供营业执照复印件,向所在地检验检疫机构备案。进口企业应当建立经营档案,记录进口饲料的报检号、品名、数/重量、包装、输出国家或地区、国外出口商、境外生产企业名称及其注册登记号、"入境货物检验检疫证明"、进口饲料流向等信息,记录保存期限不得少于2年。

国家质检总局对允许进口饲料的国家或者地区的生产企业实施注册登记制度,进口饲料应当来自注册登记的境外生产、加工企业。

2. 进口饲料和饲料添加剂标签查验

进口饲料包装上应当有中文标签,标签应当符合中国饲料标签国家标准。散装的进口饲料,进口企业应当在检验检疫机构指定的场所包装并加施饲料标签后方可入境。直接调运到检验检疫机构指定的生产、加工企业用于饲料生产的,免予加施标签。国家对进口动物源性饲料的饲用范围是有限制的,进入市场销售的动物源性饲料包装上应当注明饲用范围。

3. 检疫放行和处理

经检验检疫合格的,检验检疫机构签发"入境货物检验检疫证明",予以放行。经检验不合格须做检疫处理的,签发"检验检疫处理通知书",作除害、退回或者销毁处理,经除害处理合格的准予进境。

经现场查验有以下情况之一的,作退回或销毁处理。

(1) 输出国家或地区未被列入允许进口的国家或地区名单。

(2) 来自非注册登记境外生产企业的产品。

(3) 来自注册登记境外生产企业的非注册登记产品。

(4) 货证不符的。

(5) 标签不符合标准且无法更正的。

(6) 超过保质期或者腐败变质的。

(7) 发现土壤、动物尸体、动物排泄物、检疫性有害生物,无法进行有效的检疫处理的。

5.6.2 准备相关报检单证

樊倩确定报检须提供的单证除外销合同、发票、装箱单、提/运单、入境货物报检单(上述单据与一般入境货物报检处理办法一致,不再赘述)以外,还需提交产地证、输出国官方检验检疫机构出具的兽医卫生证书、农业部颁发的"进口饲料和饲料添加剂产品登记证"(烟台天润国际贸易有限公司已在山东省农业厅办理了登记手续,取得了该证书)和"进境动植物检疫许可证"。

5.6.3 办理网上电子申报,制作"入境货物报检单"

樊倩准备好所有报检单证后,完成网上电子申报(与一般货物网上电子申报类似,不再赘述)。申报成功后,打印"入境货物报检单"。

5.6.4 提交物理单证,配合现场查验,取得通关单

樊倩备齐报检单、合同、发票、装箱单、海运提单、产地证、输出国官方检验检疫机构出具的兽医卫生证书、农业部颁发的"进口饲料和饲料添加剂产品登记证"和"进境动植物检疫许可证"等一系列资料后,到烟台口岸出入境检验检疫局报检,联系实施检验检疫的部门确定现场检疫日期。由施检人员对该批进口货物依法现场查验。现场查验合格后,签发"入境货物通关单",樊倩到检验检疫局缴费后,领取通关单,办理本批货物的清关手续。

5.6.5 领取"入境货物检验检疫证明"

本批货物被调往"进境动植物检疫许可证"上指定的场所存放。樊倩再次联系烟台出入境检验检疫局检验人员对该批货物进行详细抽样检验,做出结果评定。

检验检疫工作完毕后,樊倩通过烟台出入境检验检疫局的查询电话查询到结果评定和计费信息,然后到局里缴纳相关检验费用,获得"入境货物检验检疫证明",此次入境报检顺利完成。

任务 5.7 特殊入境货物报检——入境化妆品

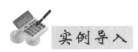 实例导入

广州粤港进出口有限公司从日本进口一批资生堂的化妆品,货物于 2014 年 8 月 15 日顺利抵达广州口岸,公司指派报检员王磊着手办理进口报检及清关手续。

5.7.1 明确入境化妆品报检的基本要求

入境化妆品的报检程序与一般货物入境报检大致相当,但国家对化妆品的检验检疫有特殊的规定和要求。报检员必须事先掌握和了解,才能顺利开展报检业务。王磊根据该批货物的 H.S.编码 3304990099,查询《法检目录》,确认该商品属于法定检验范围,检验检疫类别为 M/N,即实施进口商品检验,清关时需提供"入境货物通关单"。该批货物的进口报检属于进境一般报检,即在广州口岸检验检疫局进行检验检疫申报,通关单的签发和对货物的检验检疫均在广州出入境检验检疫局完成。申报完成后取得入境货物通关单,而后在海关办理通关手续,货物转往指定仓库存放后再主动联系广州出入境检验检疫局相关检验检疫部门对该批货物实施现场检验检疫。此外,广州粤港进出口有限公司还应在卫生部保健食品化妆品监管司办理《卫生批件》的申报手续,取得《卫生批件》。王磊确认上述基本要求后,开始着手报检准备工作。

 知识链接 5-9

一、报检范围

化妆品是指以涂、擦散布于人体表面任何部位(皮肤、毛发、指甲、口唇等)以达到清洁、芳香、护肤、美容和修饰目的的产品。

二、报检时间和所需单证

报检人应在入境前或入境时向海关报关地检验检疫机构报检,报检时,如实填写"入境货物报检单",随附贸易合同、发票、装箱单、提(运)单、进口化妆品标签检验相关资料(如化妆品中文标签样张和外文原标签及其翻译件、化妆品成分配比等)、卫生部进口化妆品卫生许可批件(备案证书)等单证。

三、检验检疫规定和要求

1. 进口化妆品标签审核

进口化妆品标签审核是指对进口化妆品标签中标示的反映化妆品卫生质量状况、功效成分等内容的真实性、准确性进行符合性检验,并根据有关规定对标签格式、版面、文字说明、图形、符号等进行审核。

入境化妆品标签审核范围主要包括:列入《法检目录》的化妆品;其他法律、法规规定须由检验检疫机构实施检验的化妆品;国际条约或双边协议要求检验的化妆品。

对化妆品的标签审核,检验检疫机构与进口化妆品检验检疫结合进行。经检验合格的,在按规定出具的检验证明文件中加注"标签经审核合格"字样。

2. 进口化妆品监督管理制度

国家检验检疫机构对进出口化妆品实施分级监督检验管理制度,制定、调整并公布《进出口化妆品分级管理类目录》,同时对进口化妆品实施后续监督管理。发现未经检验检疫机构检验的,未加贴或者盗用检验检疫标志及无中文标签的进口化妆品,可依法采取封存、补检等措施。

3. 检疫放行和处理

经检验检疫合格的进口化妆品及标签,在检验检疫机构签发"入境货物检验检疫证明"后方可销售、使用。经检验检疫不合格的,签发"检验检疫处理通知书",安全卫生指标不合格的,由检验检疫机构责令当事人销毁或退货;其他项目不合格的,必须在检验检疫机构监督下进行技术处理,经重新检验合格后,方可销售、使用;不能进行技术处理或者经技术处理后,重新检验仍不合格的,责令当事人销毁或退货。

四、卫生部对进口化妆品的审核制度

中华人民共和国卫生部对进口化妆品实行申报审核制度:进口化妆品须领取"进口(非)特殊用途化妆品备案凭证"(简称"卫生批件"),未领取"卫生批件"的进口化妆品不得在中国大陆市场上销售。国家将对未领取"卫生批件"而在中国市场上销售的进口化妆品进行处罚。整个申报过程持续 4 个月左右。

5.7.2 准备相关报检单证

王磊根据该批货物的检验检疫类别,确定报检须提供的单证除外销合同、发票、装箱单、提/运单、入境货物报检单(上述单据与一般入境货物报检处理办法一致,不再赘述)以外,还需提交产地证、进口化妆品中文标签样张和外文原标签及其翻译件、化妆品成分配方表、卫生部进口化妆品卫生批件(广州粤港进出口有限公司已在卫生部保健食品化妆品监管司办理申报手续,取得了"卫生批件")。

5.7.3 办理网上电子申报,制作"入境货物报检单"

王磊准备好所有报检单证后,完成网上电子申报(与一般货物网上电子申报类似,不再赘述)。申报成功后,打印"入境货物报检单"。

5.7.4 提交物理单证,配合现场查验,取得通关单

王磊备齐报检单、合同、发票、装箱单、海运提单、产地证等一系列单证和资料后,到广州出入境检验检疫局报检,联系实施检验检疫的部门确定现场检疫日期。由施检人员对该批进口货物依法现场查验。现场查验合格后,签发"入境货物通关单",到检验检疫局缴费后,领取通关单,然后办理本批货物的清关提货手续。

5.7.5 领取"入境货物检验检疫证明"

王磊再次联系广州出入境检验检疫局检验人员对该批货物进行详细抽样检验,做出结果评定。检验检疫工作完毕后,王磊查询到结果评定和计费信息,然后到局里缴纳相关检验费用,获得"入境货物检验检疫证明"。同时,对该批资生堂的进口化妆品的标签审核,与资生堂进口化妆品检验检疫结合进行。经检验合格,广州出入境检验检疫局在"入境货物检验检疫证明"加注了"标签经审核合格"字样,此次入境报检顺利完成。

任务 5.8 特殊入境货物报检——入境玩具

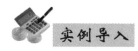
实例导入

成都市恒丰实业有限公司和美国 AAA CO.,LTD. 达成一笔"孩之堡"儿童益智玩具的贸易合同,货物于 2014 年 9 月 16 日顺利抵达目的港上海,成都市恒丰实业有限公司指派报检人员覃凯负责该批货物的进口报检及清关事宜。

5.8.1 明确入境玩具报检的基本要求

入境玩具的报检程序与一般货物入境报检大致相当,但国家对玩具的检验检疫有特殊的规定和要求。报检员必须事先掌握和了解,才能顺利开展报检业务。覃凯根据该批货物的 H.S. 编码 9503006000,查询《法检目录》,确认该商品属于法定检验范围,检验检疫类别为 L.M/N,即实施进口商品检验和入境民用商品认证,清关时需提供"入境货物通关单"。该批货物的进口报检属于进境流向报检,即在上海口岸检验检疫局进行进口申报,取得入境货物通关单,而后在海关通关,货物转往成都后,再向成都当地检验检疫局申报检验检疫。覃凯确认上述基本要求后,开始着手报检准备工作。

知识链接 5-10

一、报检范围

(1)列入《法检目录》以及法律、行政法规规定必须经检验检疫的进口玩具。

(2)《法检目录》外的进口玩具,检验检疫机构按照国家质检总局的规定实施抽查检验。

二、报检时间和所需单证

进口玩具的收货人或者代理人应在入境前或入境时向报关地检验检疫机构报检。报检时,如实填写"入境货物报检单",随附贸易合同、发票、装箱单、提(运)单等单证。凡是列入《强制性产品认证目录》的进口玩具,还应提供强制性产品认证证书复印件。

三、检验检疫规定和要求

1. 检验检疫规定

检验检疫机构对列入《强制性产品认证目录》的进口玩具,按照《进口许可制度民用商品入境验证管理办法》的规定实施验证管理。对未列入《强制性产品认证目录》的进口玩具,报检人已经提供进出口玩具检测实验室出具的合格检测报告的,检验检疫机构对报检人提供的有关单据与货物是否相符进行审核。对未能提供检测报告或经审核发现有关单证与货物不相符合的,应当对该批货物实施现场检验并抽样送进出口玩具检测实验室。

国家质检总局对存在缺陷可能导致儿童伤害的进出口玩具的召回实施监督管理。进入我国国内市场的进口玩具存在缺陷的,进口玩具的经营者、品牌商应当主动召回;不主动召回的,由国家质检总局责令召回。进口玩具的经营者、品牌商获知其提供的玩具可能存在缺陷的,应当进行调查,确认产品质量安全风险,同时在24小时内报告所在地检验检验机构。实施召回时应当制作并保存完整的召回记录,并在召回完成时限期满后15个工作日内,向国家质检总局和所在地检验检疫机构提交召回总结。

2. 检疫放行与处理

进口玩具经检验合格的,检验检疫机构出具"入境货物检验检疫证明"。经检验不合格的,由检验检疫机构出具"入境货物检验检疫处理通知书"。涉及人身财产安全、健康、环境保护项目不合格的,由检验检疫机构责令当事人退货或销毁;其他项目不合格的,可在检验检疫机构的监督下进行技术处理,经重新检验合格后,方可销售或使用。

5.8.2 准备相关报检单证

根据该批货物的检验检疫类别,覃凯确定报检须提供入境货物报检单、外销合同、发票、装箱单、提/运单等单据(上述单据与一般入境货物报检处理办法一致,不再赘述)。再制作好"报检委托书",一并交给上海运通国际货运代理公司,由货代公司代为在上海出入境检验检疫局办理申报手续。

5.8.3 办理网上电子申报,制作"入境货物报检单"

上海运通国际货运代理公司的报检人员准备好所有报检单证后,完成网上电子申报(与一般货物网上电子申报类似,不再赘述)。申报成功后,打印"入境货物报检单"。

5.8.4 提交物理单证,配合现场查验,取得通关单

上海运通国际货运代理公司的报检人员备齐报检单、合同、发票、装箱单、海运提单等一系列单证和资料后,到上海入境检验检疫局报检,由施检人员对该批进口货物依法查验。查验合格后,签发"入境货物通关单",上海运通国际货运代理公司的报检人员到检验检疫局缴费后,领取通关单,然后办理本批货物的清关提货手续。

5.8.5 领取"入境货物检验检疫证明"

上海运通国际货运代理公司将该批货物运往成都市恒丰实业有限公司指定仓库存放。成都市恒丰实业有限公司报检员覃凯联系成都出入境检验检疫局检验人员对该批货物进行现场的详细抽样检验,做出结果评定。检验检疫工作完毕后,覃凯查询到结果评定和计费信息,然后到局里缴纳相关检验费用,获得"入境货物检验检疫证明"。此次入境报检顺利完成。

重要内容概要

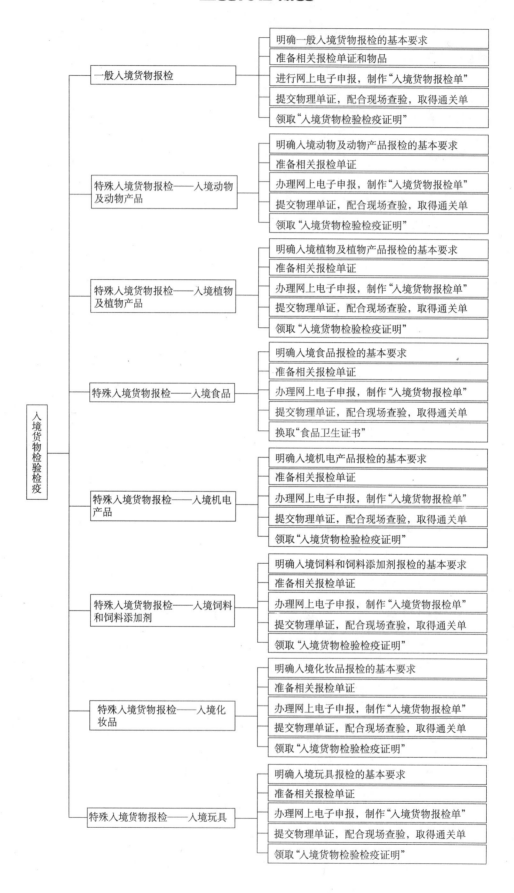

教学做一体化训练

【同步训练】

一、单项选择题

1．法定检验检疫货物完成入境报检后，报检人领取（　　）到海关办理通关手续。

    A．入境货物通关单　　　　　　　　　　　　B．入境货物检验证书

    C．入境货物检验检疫通知书　　　　　　　　D．入境货物检验检疫证明

2．法定检验的进口商品到货后，（　　）必须向卸货口岸或达到口岸的检验检疫机构申报商检。

    A．用货人　　　　　　　　　　　　　　　　B．发货人

    C．收货人或其代理人　　　　　　　　　　　D．其他贸易关系人

3．根据进出口商品检验法有关规定，法定检疫进口商品的收货人或其代理人应当向（　　）的检验检疫机构报检。

    A．报关地　　　　　B．目的地　　　　　C．销售地　　　　　D．使用地

4．口岸清关转异地进行检验检疫的报检也称之为（　　）。

    A．进境货物一般报检　　　　　　　　　　　B．进境货物流向报检

    C．异地施检报检　　　　　　　　　　　　　D．口岸地报检

5．输入微生物、人体组织、生物制品、血液及其制品或种畜、禽及其精液、胚胎、受精卵的应当在入境前（　　）天报检。

    A．10　　　　　　　B．20　　　　　　　C．30　　　　　　　D．40

6．输入其他动物的，应在入境前（　　）天报检。

    A．5　　　　　　　　B．15　　　　　　　C．25　　　　　　　D．35

7．进境动植物及动植物产品的检疫审批由（　　）办理。

    A．直属检验检疫局　　　　　　　　　　　　B．国家质检总局

    C．国家农业部　　　　　　　　　　　　　　D．国家林业局

8．入境动物报检时，除提供合同、发票、装箱单、提单外，还应提供（　　）。

    A．兽医证书　　　　　　　　　　　　　　　B．卫生证书

    C．输出国检疫证　　　　　　　　　　　　　D．进境动植物检疫许可证

9．以下进口货物，必须在卸货口岸实施检验检疫的是（　　）。

    A．散装铁矿砂　　　　B．旧编织机　　　　C．电梯　　　　　D．心电仪

10．输入植物、种子、种苗及其他繁殖材料的，报检时限为（　　）。

    A．货物入境前7天　　　　　　　　　　　　B．货物入境前10天

    C．货物达到口岸时　　　　　　　　　　　　D．货物入境后7天

11．下列进口商品中，不需提供"进境动植物检验检疫许可证"的是（　　）。

    A．面粉　　　　　　　B．烟叶　　　　　　C．水果　　　　　D．鱼粉

12．四川省某公司委托上海某进出口公司进口6部电梯，货物从上海口岸入境，最终运往成都某待完工建筑工地，该批电梯申请检验的地点应在（　　）。

    A．上海　　　　　　　B．成都　　　　　　C．上海吴淞　　　　D．重庆

13．四川某生产企业委托广州某进出口公司从深圳口岸进口一批货物（检验检疫类别分别为M/N），报检人应当向（　　）报检，货物通关后，向（　　）检验检疫局申请检验。

    A．广东，四川　　　B．四川，广东　　　C．四川，广州　　　D．深圳，四川

二、多项选择题

1．入境货物检验检疫报检方式可分为（　　）。

  A. 进境一般报检　　　　B. 进境流向报检　　　C. 进境异地报检　　　D. 异地施检报检

2.（　　）必须在卸货口岸检验检疫机构报检。

  A. 大宗散装商品　　　　　　　　　　B. 废旧物品

  C. 易腐烂变质商品　　　　　　　　　D. 包装破损、重（数）量短缺的商品

3. 口岸检验检疫机构发现国家禁止的进境动物及动物产品，将作（　　）处理。

  A. 除害　　　　　　　B. 退回　　　　　　　C. 销毁　　　　　　　D. 消毒

4. 无须申请办理检疫审批手续的动物产品主要有（　　）。

  A. 水产品　　　　　　B. 奶制品　　　　　　C. 蜂产品　　　　　　D. 蛋制品

5. 某企业从日本进口一批冻鱼，欲从大连口岸入境通关后转济南加工，下列表述正确的有（　　）。

  A. 企业先到大连检验检疫局报检，取得入境货物通关单

  B. 货物通关后，企业联系济南检验检疫局施检

  C. 取得通关单后，企业可以销售使用

  D. 货物通关后，企业等待济南检验检疫局联系施检

6. 货主或者其代理人应当在饲料入境前向口岸检验检疫机构报检，报检时应提供（　　）。

  A. 中华人民共和国进境动植物检疫许可证

  B. 出口商出具的检疫证书

  C. 产地证

  D. 出口国官方检疫证书

7. 国家对（　　）实行登记备案和专项检测制度。

  A. 进口玩具　　　　　B. 进口电池　　　　　C. 进口涂料　　　　　D. 进口化妆品

三、判断题

1. 凡进口玩具检验合格后都应加施检验检疫标志。　　　　　　　　　　　　（　　）

2. 国家对进口玩具实行加施检验检疫标志的管理。　　　　　　　　　　　　（　　）

3. 国家对进口玩具实行强制性产品认证管理，未经检验检疫合格的，不得进口。（　　）

4. 进口旧机电产品的国内收货人须向检验检疫机构申请注册登记。　　　　　（　　）

5. 对于进口旧机电产品，海关凭"旧机电产品装运前预检验备案书"验放。　　（　　）

6. 检验检疫机构对外商独资企业进口的成套设备不进行强制性检验。　　　　（　　）

7. 产自动植物疫情流行的国家和地区的动植物及其产品，列入我国限制进口范围。（　　）

8. 入境货物经检验检疫不合格的，收货人可凭"入境货物通关单"对外索赔。　（　　）

9. 根据食品卫生法规定，在国内市场销售的进口食品必须有中文标识。　　　（　　）

10. 进口货物取得"入境货物通关单"后方可销售或使用。　　　　　　　　　（　　）

【实训项目】

  四川佳盛国际贸易有限责任公司（以下简称"四川公司"）拟于 2015 年 6 月从日本进口一批和风料理调味料（检验检疫类别为 R/S），海运集装箱运输，入境口岸为上海。对于该批货物，四川公司已在贸易合同签订前，按照规定办理了检疫审批手续。货物预计于 6 月 27 日运抵上海港，四川公司委托上海逸海国际货运代理公司代为办理报检和通关业务。请您以上海逸海国际货运代理公司报检员的身份填写"入境货物报检单"。参考资料如下。

货物名称：料理调味料（Japanese Flavor Seasoning）

货物数（重）量：G. W. / N. W. ：3250/2100 公斤

货物件数：500 纸箱

货物总值：13 000.00 美元

装运港：神户　　　　　到货港：上海

提单号:MUC35879452　　　　　贸易合同号:KATO-2015-15

集装箱编号:FSCU831082520 尺海运柜　　　商品编码:21049090

货物存放地点:＊＊保税区 9 号库

卖方:KATO 物产株式会社

买方:四川佳盛国际贸易有限责任公司(Sichuan Jiasheng International Trade Co.,Ltd.)

上海逸海国际货运代理公司代理报检登记号 123456789101122

四川佳盛国际贸易有限责任公司自理报检登记号 332244556677889

项目 6

出入境木质包装检验检疫

能力目标：

1. 掌握木质包装材料检疫除害的正确处理方法；
2. 正确认识和判断木质包装除害处理的专用标识；
3. 完成出入境木质包装报检工作。

知识目标：

1. 了解出入境货物木质包装的报检范围；
2. 熟悉出入境货物木质包装报检要求；
3. 掌握出入境货物木质包装检疫监督管理。

任务 6.1　出境货物木质包装报检

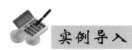

实例导入

四川省广茂进出口公司于 2014 年 2 月向加拿大多伦多 SUNSHINE CO.，LTD. 出口一批调味品，30 瓶产品装一个标准出口纸箱，42 个纸箱打一个木质托盘，共计 5 个木质托盘，然后再装 20 英尺集装箱一个。加方 SUNSHINE CO.，LTD. 在合同中规定还要提供相关的"熏蒸消毒证书"。四川省广茂进出口公司的报检员林诚负责出口报检事宜。

6.1.1　明确报检基本要求

根据加拿大食品检验署决定，自 2009 年 4 月 1 日起，加方对来自中国的货物木质包装必须查验 IPPC 专用标识。故而，林诚在进行货物出口报检时，须按规定对本批货物采用的木质托盘进行检疫处理并加施 IPPC 专用标识，并按照合同要求提供"熏蒸消毒证书"。

知识链接 6-1

一、出境货物木质包装的报检范围

1. 列入《法检目录》内的出境货物木质包装

凡是列入《法检目录》内的出境货物使用木质包装，需由检验检疫机构签发"出境货物通关单"并对木质包装实施检疫。

2. 未列入《法检目录》内的出境货物木质包装

凡是未列入《法检目录》内的出境货物使用木质包装，检验检疫机构可在海关放行后实施检疫。

注意：木质包装不包含经人工合成或者经加热、加压等深度加工的包装用木质材料，如胶合板、刨花板、纤维板、薄板旋切芯、锯屑、木丝、刨花等以及厚度等于或小于 6mm 的木质材料。

二、出境货物木质包装材料的检疫除害处理方法

为确保我国出境货物使用的木质包装符合输入国家或地区的检疫要求，根据国际植物保护公约组织

(IPPC)公布的《国际贸易中木质包装材料管理准则》的规定,检验检疫机构对出口货物使用的木质包装进行相应的检疫除害处理,主要方法为热处理(HT)和溴甲烷熏蒸处理(MB)两种。除此之外,还有国际植物检疫措施标准或国家质检总局认可的其他除害处理方法以及依据有害生物风险分析结果。

三、出境货物木质包装检疫监督管理措施

1. 标识加施企业许可

根据国际植物保护公约组织(IPPC)公布的《国际贸易中木质包装材料管理准则》的规定,不仅要求出境货物木质包装应进行检疫除害处理,并应加施专用标识。对出境货物木质包装实施除害处理并加施标识的企业应向所在地检验检疫机构提出除害处理标识加施资格申请。为确保木质包装除害处理质量,国家质检总局对木质包装标识加施企业的除害处理设施、质量管理体系和相关防疫条件等提出明确要求。只有具备这些条件的木质包装企业方可向检验检疫部门提出标识加施资格申请。

使用木质包装的出口商,应从检验检疫机构许可的标识加施企业购买木质包装。

2. 除害处理过程监管

检验检疫机构对木质包装除害处理及标识加施等实施全过程监管,重点检查除害处理设施运行是否正常,除害处理过程是否达到规定的技术指标要求,标识加施是否符合规范,并对木质包装使用情况进行核销。

3. 对标识加施企业的监管措施

检验检疫机构对木质包装标识加施企业实施日常监督管理,对企业的防疫设施、除害处理设施等关键设备和质量管理体系进行定期评审。如发现不符合认可条件或出现重大违规情况时,检验检疫机构暂停或取消其标识加施资格。

4. 口岸抽查

检验检疫机构对出境货物使用的木质包装进行抽查检疫,重点检查木质包装是否加施标识、标识是否清晰规范、是否添加未经除害处理的木质材料、是否感染有害生物、是否带有输入国家或地区关注的禁止进境物,以及木材含水率等情况。

四、出境货物木质包装报检时间

货主或代理人按照规定时间向当地出入境检验检疫局办理报检手续。一般安排在货物报检之前。

五、出境货物木质包装报检所需单据

除提供发票、装箱单、外贸合同、信用证等单证外,输入欧盟各成员国的货物木质包装,必须提供"输欧货物木质包装材料声明",如实申报木质包装材料的材种和产地。

6.1.2 联系包装生产厂家,包装除害处理

四川省广茂进出口公司的报检员林诚联系出口货物木质包装木托盘的生产厂家——成都丰凯木材加工厂。该厂家已经获得了四川出入境检验检疫局颁发的"出境货物木质包装除害处理标识加施资格证书"(见表6-1),林诚安排该工厂生产5个木质托盘。成都丰凯木材加工厂生产完毕后,将木质托盘除害处理计划——溴甲烷熏蒸处理(MB)向四川出入境检验检疫局植物检疫处申报,检验检疫局对该工厂整个除害处理过程进行监督管理。除害处理完成后,工厂将处理结果报告单提交给四川出入境检验检疫局植物检疫处,经认定合格后,在5个定制的木质托盘上加施IPPC标识(见图6-1)。

表6-1 出境货物木质包装除害处理标识加施资格证书

中华人民共和国出入境检验检疫局
出境货物木质包装除害处理标识加施资格证书

企业名称:

企业地址:

经审查,你单位符合出境货物木质包装除害处理标识加施企业考核要求,授予标识加施资格。

标识为:

认可类型: □热处理 □熏蒸处理

认可编号:

发证日期: 年 月 日

有效期至: 年 月 日

出入境检验检疫局(印章)

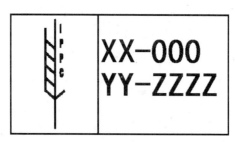

图 6-1　IPPC 标识式样

IPPC 代表国际植物保护公约组织。

XX 代表国际标准组织(ISO)中的国家编码。该业务中,CN 是中国的国家编码。

000 代表检验检疫机构批准的木质包装生产企业的登记号。该业务中,成都丰凯木材加工厂的编号是 012。

YY 表示除害处理方法。该业务中,MB 是熏蒸处理方法。

ZZZZ 表示属检验检疫局 4 位数代码。

　　林诚在进行出境货物报检时,在出境货物报检单上要求出入境检验检疫局出具"熏蒸消毒证书",报检过程如同项目 4 中的出境货物报检,在此不再赘述。报检工作完成后,取得"出境货物换证凭条"和"熏蒸消毒证书"(见表 6-2)。

表 6-2　熏蒸消毒证书

熏蒸/消毒证书
FUMIGATION/DISINFECTION CERTIFICATE　　编号 No.:451300206047642

发货人名称及地址 Name and Address of Consignor	四川省广茂进出口公司 GUANGMAO IM. & EX. CO.,LTD. OF SICHUAN PROVINCE
收货人名称及地址 Name and Address of Consignee	SUNSHINE CO.,LTD.

品名 Description of Goods	PALLET　木托盘	产地 Place of Origin	CHENGDU,CHINA　中国,成都

报检数量 Quantity Declared	5PIECES　5 个	标记及号码 Mark & No. N/M

启运地
Place of Despatch　　SHANGHAI,CHINA　中国,上海

到达口岸
Port of Destination　　TORONTO,CANADA 加拿大,温哥华

运输工具
Means of Conveyance　　BY SEA　　海运

(CONTAINER NO.:YMLU 4826503)集装箱号:YMLU 4826503

杀虫和/或灭菌处理 DISINFESTATION AND/OR DISINFECTION TREATMENT

日期 Date APR.26,2014	处理时间及温度 Duration & Temperature	见附加声明 SEE ADDITIONAL DECLARATION
处理方法 Treatment　HEAT TREATMENT　热处理	药剂及浓度 Chemical & Concentration　　***	

附加声明 ADDITIONAL DECLARATION

THE SOLID WOOD PACKING MATERIAL HAD BEEN HEAT TREATED AT 60℃ FOR 7 HOURS AFTER THE KILN REACHED SET CONDITIONS.

该批木质包装材料在达到设定条件的热处理窑中,经过 7 小时 60℃的热处理。

印章 Official Stamp	签证地点 Place of Issue _____	签证日期 Date of Issue _____
	授权签字人 Authorized Officer _____	签名 Signature _____

6.1.3 交付包装，用于装货

林诚到成都丰凯木材加工厂付清款项，提取 5 个加施了 IPPC 标识的木质托盘，交与公司业务人员，装载货物。至此，出口货物木质包装的报检工作顺利结束。

任务 6.2　入境货物木质包装报检

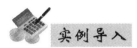

浙江省浦江机械进出口公司从日本进口三菱电梯五部，进口货物由木箱包装。木箱上由日方按照规定已加施了 IPPC 专用标识，日方还提供了相关的熏蒸消毒证书。入境口岸为宁波。该公司报检员李莉承担了进口报检的工作任务。在如实进行货物申报商检的同时，办理木质包装的申报工作。

6.2.1 明确报检基本要求

根据我国《进出境动植物检疫法》及其实施条例等法律、法规的规定，入境货物带木质包装的都要实施检疫除害处理，加施 IPPC 专用标识。因此，李莉联系宁波市出入境检验检疫局，对该批货物的木质包装——木箱进行抽查检疫工作。

知识链接 6-2

一、入境货物木质包装报检范围

1. 列入《法检目录》内的入境货物木质包装

凡是列入《法检目录》内的入境货物使用木质包装，须由检验检疫机构签发"入境货物通关单"，并对木质包装实施检疫。

2. 未列入《法检目录》内的入境货物木质包装

凡是未列入《法检目录》内的入境货物使用木质包装，检验检疫机构可在海关放行后实施检疫。

注意：木质包装不包含经人工合成或者经加热、加压等深度加工的包装用木质材料，如胶合板、刨花板、纤维板、薄板旋切芯、锯屑、木丝、刨花等以及厚度等于或小于 6mm 的木质材料。

二、入境货物木质包装的检疫管理

1. 木质包装材料检疫除害处理方法

为防止林木有害生物随进境货物木质包装传入我国，根据国际植物保护公约组织（IPPC）公布的《国际贸易中木质包装材料管理准则》的规定，要求进境货物木质包装应在输出国或地区进行检疫除害处理，主要方法为热处理（HT）和溴甲烷熏蒸处理（MB）两种。

依据有害生物风险分析结果，当上述除害处理方法不能有效杀灭我国关注的有害生物时，国家质检总局可要求输出国或地区采取其他除害处理措施。

2. 木质包装除害处理专用标识

专用标识的图样如图 6-1 所示，字母代表含义在此不再赘述。

输出国家或地区官方植物检疫机构或木质包装生产企业可以根据需要增加其他信息。IPPC 标识应当加施于木质包装的显著位置，至少应在相对的两面，标识应清晰易辨，具永久性和不可改变性，避免使用红色或橙色。

3. 入境货物使用木质包装检疫管理

出入境检验检疫局对输出国家或地区木质包装标识企业的诚信做出评价，实施分类管理。对诚信好的企业,可以采取减少抽查比例和先行通关后在工厂或其他指定地点实施检疫等便利措施。对诚信不良的企业,可采取加大抽查比例等措施。对多次出现问题的,国家质检总局可以向输出国家或地区发出通报,暂停相关标识加施企业的木质包装入境。

检验检疫机构视下列不同情况进行检疫。

(1) 加施了 IPPC 专用标识的木质包装。对加施了 IPPC 专用标识的木质包装,检验检疫机构与港务、海关、运输、货代等部门进行信息沟通,通过联网、电子监管及审核货物载货清单等方式获得货物及包装信息,根据情况做出是否抽查的决定。经抽查检疫未发现活的有害生物的,立即予以放行;发现活的有害生物的,监督货主或其代理人对木质包装进行除害处理。

(2) 未加施 IPPC 专用标识的木质包装。对未加施专用标识的木质包装或 IPPC 标识不符合要求的,检验检疫机构监督货主或其代理人对木质包装实施除害处理或销毁处理或连同货物作退运处理,所需费用由货主自理。需实施木质包装检疫的货物,未经检疫合格,不得擅自卸离运输工具或拆除、遗弃木质包装或擅自使用该批货物。

4. 违规通报

国家质检总局定期将进境货物木质包装中截获的检疫性有害生物、木质包装未加施标识等情况向输出国家或地区官方检验检疫机构通报。对多次出现问题的,暂停相关标识加施企业的木质包装入境。

检验检疫机构依照《中华人民共和国进出境动植物检疫法》及其实施条例的相关规定,对未按照规定向检验检疫机构报检的,报检与实际情况不符的,未经检验检疫机构许可擅自将木质包装货物卸离运输工具或运递的以及其他违反《中华人民共和国进出境动植物检疫法》及其实施条例的行为予以行政处罚。

国家质检总局认定的检验机构违反有关法律、法规以及本办法规定的,国家质检总局根据情节轻重责令限期改正或者取消认定。

检验检疫人员徇私舞弊、滥用职权、玩忽职守,违反有关法律、法规以及本办法规定的,依法给予行政处分;情节严重、构成犯罪的,依法追究刑事责任。

三、入境货物木质包装报检时间

入境货物使用木质包装的,货主或其代理人在货物入境时,按照规定向当地出入境检验检疫局办理报检手续。

四、入境货物木质包装报检所需单据

如实填写"入境货物报检单",随附外贸合同、商业发票、装箱单、提(运)单等单据。如没有 IPPC 专用标识的木质包装,还需提供非针叶木质包装声明或输出国家或地区官方检疫证书,比如熏蒸证书、植物检疫证书等。

五、国外检验检疫机构对进境货物木质包装检验检疫要求

1. 澳大利亚

货物在入境时,如果使用的是木质包装,在下列情况下确保此木质包装没有病害痕迹、没有传播病虫害可能性时才可以放行。

(1) 木质包装预先用澳大利亚检验检疫局认可的方式进行处理,并出具有关处理证书。

(2) 所有的木质包装材料都有 IPPC 标识,并在包装声明中说明标识的有效性。

进境木质包装不得携带树皮,树皮的存在不仅会影响检验程序,还会影响化学熏蒸的处理效果;货物进境时,随附单证中包括是否使用木质包装的声明。

2. 美国

为规范进入北美地区的木质包装,美国、墨西哥、加拿大于 2005 年 9 月 16 日起实施国际植物检疫措施 15 号标准。进境木质包装将按照美国海关和国境保护署的操作指南和程序实施检疫。为避免货物木质包装在美国港口因违规而被推迟或拒绝入境,进口商应该确认所有的进境木质包装已根据 ISPM 15 和 APHIS 的规定进行处理并加施标记。对所有类型的木质包装严格实施 ISPM 15 号标准,对不符合规定且难以与货物分离的,拒绝入境。

3. 日本

任何由木质包装材料的供货方或熏蒸处理的实施方提供的文件均不能代替标识。有出口国签发的植物检疫证书,但没有标识的木质包装须经植物检疫官的进口检验。如果未检出有害生物,就允许进入。密封在集装箱内的过境货物木质包装不需检验,但需要办理过境手续。未从船上卸下的木质包装不受管制。已经加施标识的木质包装,经查验发现携带有害生物的,将按有关法律、法规进行处理;无标识木质包装须在口岸实施查验,未检出检疫性有害生物则允许进入,如检出检疫性有害生物,按照国内法律,则要求采取处理、烧毁或按货主要求重新装运等措施。

4. 欧盟

欧盟关于木质包装和垫料的法规基于 2002 年 FAO 的国际植物检疫措施标准(ISPM)第 15 号制定的,于 2005 年 3 月 1 日强制实施的 2004/102/EC 号指令规定了由第三国进入欧盟的木质包装和垫料必须符合以下要求。

(1) 木材必须经过符合 ISPM 第 15 号标准的热处理或者溴甲烷熏蒸处理。

(2) 木材必须有正式的 ISPM 15 标记。

(3) 从 2006 年 3 月起,所有进入欧盟的木质包装必须去皮。

6.2.2 入境木质包装申报,检疫放行

宁波市出入境检验检疫局通过与港务、海关等部门的联网核查、电子监管以及审核进口商浙江省浦江机械进出口公司提供的载货清单,对该批货物的木质包装——木箱进行抽查检疫。经抽查检疫,该批入境货物木质包装——木箱未发现活的有害生物,宁波市出入境检验检疫局对货物和包装予以放行。

重要内容概要

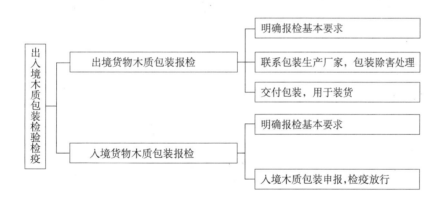

教学做一体化训练

【同步训练】

一、单项选择题

1. 某公司从美国进口一批货物,其包装材料为非针叶木,报检时应提供(　　　)。

   A. 美国出口商出具的"使用非针叶木质包装声明"

   B. 美国出口商出具的"无木质包装声明"

   C. 收货人出具的"使用非针叶木质包装声明"

   D. 美国农业部签发的热处理证书

2. 对于法定检验检疫的一般出境货物,外包装报检时应提供(　　　)。

   A. 危险品包装容器性能检验结果单

   B. 出境货物运输包装性能检验结果单

C. 运输容器检验证书

D. 出口商出具的"无木质包装声明"

3. 某公司从澳大利亚进口一批瓶装葡萄酒,用小木箱包装,(　　)不是报检时应该提供的单据。

    A. 进口食品标签审核证书　　　　　　　　B. 官方的植物检疫证书

    C. 进境动植物检疫证书　　　　　　　　　D. 原产地证书

4. 生产出口危险货物的企业,必须申请商检机构进行包装容器的(　　)。

    A. 使用鉴定　　　　B. 性能鉴定　　　　C. 卫生鉴定　　　　D. 质量认证

5. 来自日本的货物使用非针叶木质包装的,报检时应提供由(　　)出具的"非针叶木质包装声明"。

    A. 输出国的官方机构　　　　　　　　　　B. 输出国的民间机构

    C. 发货人　　　　　　　　　　　　　　　D. 收货人

6. 进境货物使用的木质包装应加贴(　　)标识。

    A. IPPC　　　　　　B. CIQ　　　　　　C. ECIQ　　　　　　D. CCC

7. 来自欧盟、美国、加拿大、日本、韩国等国家的进境集装箱须附(　　)或(　　)。

    A. 官方出具的无木质包装证明;木质包装处理证明

    B. 植物检疫证书;木质包装处理证书

    C. 出口商出具的无木质包装证明;木质包装处理证明

    D. 承运人出具的无木质包装证明;木质包装处理证明

二、多项选择题

1. 木质包装检验检疫的除害处理方法主要包括(　　)。

    A. 热处理　　　　　　　　　　　　　　　B. 溴甲烷熏蒸处理

    C. 高纯度酒精消毒　　　　　　　　　　　D. 辐照处理

2. 对于来自加拿大的货物带有木质包装的应实施检验检疫,这里所说的木质包装包括(　　)。

    A. 木桶　　　　　　B. 胶合板　　　　　C. 木轴　　　　　　D. 纤维板

3. 向(　　)出口货物带有木质包装的,需作检疫除害处理。

    A. 美国　　　　　　B. 日本　　　　　　C. 加拿大　　　　　D. 澳大利亚

4. IPPC标识的主要内容包括(　　)

    A. 国际植物保护公约组织缩写　　　　　　B. 国家编码

    C. 除害处理方法　　　　　　　　　　　　D. 包装生产企业登记号

三、判断题

1. 用于包装、铺垫、支撑、承载货物的木箱、木框、胶合板等都属于检验检疫中木质包装的范畴。(　　)

2. 出口货物带有木质包装的,应向当地检验检疫机构报检。(　　)

3. 加拿大方对来自中国的货物木质包装仅查验"熏蒸/消毒证书"和"植物检疫证书"。(　　)

4. 来自欧盟的货物,使用了非针叶树木质包装的,报检人在报检时应提供输出国家官方检疫部门出具的符合要求的检疫证书。(　　)

5. 从美国进口的商品,包装为塑料桶和胶合板,报检时应提供"无木质包装声明"。(　　)

四、案例分析题

2013年6月,四川某石材厂向美国出口一批石材。该公司与某木质包装加工厂(为木质包装标识加施企业)签订供货合同,由该标识企业提供经过除害处理(热处理)的木质包装——木托盘,并代理报检。后该批货物在美国洛杉矶口岸被查验出木质包装材料带有有害生物(有害生物代码:1114106)。该批石材被美国方面勒令在72小时内离境,造成该石材厂直接经济损失十万多元。

后经检验检疫机构调查认定:此次退货事件是由于该标识加施企业出具的出境木质包装除害处理合格凭证与事实不符造成的,该标识企业存在弄虚作假的行为,造成了恶劣的影响。依据国家质检总局69号令

《出境货物木质包装检疫处理管理办法》的规定,对该标识企业做出暂停标识加施资格 6 个月的处罚,并责令该公司立即整改。

    讨论题:

    (1)检验检疫机构出境货物木质包装检疫有哪些监督管理措施?

    (2)有哪些出境木质包装的检疫除害方法?IPPC 专用标识的具体内容是什么?

出入境集装箱检验检疫

能力目标：

1. 根据要求正确填写各类出入境集装箱报检单证；
2. 完成出入境集装箱报检工作。

知识目标：

1. 熟悉出入境集装箱检验检疫范围；
2. 掌握出入境集装箱报检程序的规定。

任务7.1 出境集装箱报检

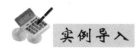 **实例导入**

四川瑞锋科技有限公司向肯尼亚进口商 AAA CO.,LTD. 出口一批五金工具，该批货物需装一个20英尺海运集装箱，从上海口岸装运出口。该公司指派报检员刘枫联系报检事宜。

7.1.1 明确报检基本要求

由于该批货物虽然属于非法定检验货物，但是肯尼亚客户要求提供品质证书，刘枫按照一般货物出口报检的流程和要求，对该批五金工具向四川出入境检验检疫局申报商检，要求出具"品质证书"。而后，刘枫填写"报检委托书"，同时备齐外贸合同、商业发票和装箱单，交与四川鹏程国际货运代理有限公司，该货代公司再将全套资料转交承运人万海航运股份有限公司，由万海航运股份有限公司具体负责向检验检疫机构申报装载该批货物的出境集装箱。

 知识链接 7-1

出入境集装箱是指国际标准化组织所规定的集装箱，包括出境、入境和过境集装箱，根据是否装载货物又分为重箱和空箱。

一、出境集装箱报检范围

(1) 所有出境集装箱必须实施卫生检疫。

(2) 装载动植物及其产品和其他检验检疫物的集装箱，应实施动植物检疫。

(3) 装载易腐烂变质食品、冷冻品的集装箱，应实施清洁、卫生、冷藏、密固等适载检验。

(4) 输入国要求实施检验检疫的集装箱，按要求实施检验检疫。

（5）法律、行政法规、国际条约规定或贸易合同约定的其他应当检验检疫的集装箱，按有关规定、约定实施检验检疫。

注意：过境集装箱由进境口岸检验检疫机构实施查验，离境口岸检验检疫机构不再检验检疫。

二、出境集装箱报检要求

1. 装载法检货物集装箱的报检

承运人、货主或其代理人在法检货物向检务部门报检时，在"出境货物报检单"上应准确填写集装箱数量、规格、装箱时间和地点、运往的目的地、货物种类及数量等情况。

2. 装载非法检货物集装箱的报检

集装箱运抵装运地前，承运人、货主或其代理人（简称"报检人"）应填写"出/入境集装箱报检单"向检务部门报检，报检单上应准确填写集装箱数量、规格、装箱时间和地点、运往的目的地、货物种类及数量等情况。

出境空集装箱，报检人应填写"出/入境集装箱报检单"向出境口岸检验检疫机构报检。未经检验检疫机构许可，不准装运或出境。装运出口易腐烂变质食品、冷冻品的集装箱，承运人或者装箱单位必须在装运前申请检验，未经检验合格，不准装运。

三、出境集装箱检验检疫程序的规定

（1）在出境口岸装载拼装货物的集装箱，由出境口岸检验检疫机构检疫。

（2）对装运出口易腐烂变质食品、冷冻品的集装箱，在装运前预先实施清洁、卫生、冷藏、密固等适载检验。预检人员现场查验后，根据情况填写"检验检疫局出境集装箱检验检疫原始记录"。

（3）不需要实施卫生除害处理的出境集装箱，检验检疫机构实施检验检疫后，签发"集装箱检验检疫结果单"（目前，在国家质检总局开发的"全国进出境集装箱检验检疫电子监管系统"总体推广要求下，结合各地区实际情况，纸质"集装箱检验检疫结果单"将停止签发，代之以电子信息）；需要实施卫生除害处理的出境集装箱，检验检疫机构应报检人要求出具"熏蒸/消毒证书"。

（4）出境口岸检验检疫机构凭启运口岸检验检疫机构出具的"集装箱检验检疫结果单"或"熏蒸/消毒证书"验证放行。

（5）集装箱检验检疫有效期为21天，超过期限的出境集装箱需要重新检验检疫。

（6）出境新造集装箱（集装箱生产企业生产的未使用过的集装箱）的检验检疫要求如下。

① 对不使用木地板的新造集装箱，仅作为商品空箱出口时不实施检验检疫。

② 对使用木地板的新造集装箱，仅作为商品空箱出口时，按下列要求办理。

a. 所使用的木地板为进口木地板，且木地板进口是附有用澳大利亚检验检疫机构认可的标准作永久性免疫处理的证书并经我国检验检疫机构检验合格，新造集装箱出口时可凭检验检疫合格证书放行，不实施检验检疫。

b. 所使用的木地板为国产木地板，且附有已用澳大利亚检验检疫机构认可的标准作永久性免疫处理的证明的，新造集装箱出口时可凭该处理证明放行，不实施检验检疫。

c. 所使用的木地板没有进口检验检疫合格证书或使用的国产地板没有用澳大利亚检验检疫机构认可的标准作永久性免疫处理，新造集装箱出口时应实施出境动植物检疫。

7.1.2 填报"出/入境集装箱报检单"，进行报检

万海航运股份有限公司所在的集装箱场站临港堆场通过出境集装箱电子申报系统进行电子报检，输入"出/入境集装箱报检单"（见表7-1），向检验检疫机构进行申报。

表 7-1 出/入境集装箱报检单

中华人民共和国出入境检验检疫出/入境集装箱报检单

报检单位(加盖公章):万海航运股份有限公司 　　　　　　　　　　　＊编　　号:410300860000002

报检单位登记号:4100503045　　联系人:陈光　　电话:021-25317960　　报检日期:2014 年 6 月 10 日

发货人	(中文)四川瑞锋科技有限公司			
	(外文)SICHUAN RUIFENG TECHNOLOGY CO.,LTD.			
收货人	(中文)＊＊＊			
	(外文)AAA CO.,LTD.			
集装箱规格及数量	集装箱号码	拟装/装载货物名称	包装/铺垫物种及数量	
20 英尺×1 个	GATU7855	五金工具		
运输工具名称号码	SILVER STAR V.18	启运/到达国家或地区	肯尼亚	
启运及经停地点	上海	装运/到货日期	2014.07	
提单/运单号		目的地	蒙巴萨	
集装箱停放地点	临港堆场	＊检验检疫费		
拆/装箱地点		总金额(人民币)		
需要单证名称	☑集装箱检验检疫结果单 □熏蒸/消毒证书 □	计费人		
		收费人		

报检人郑重声明:
1. 本人被授权报检。
2. 上列填写内容正确属实。
　　　　　　　　　　　　　　签名:　陈　光

领取证单	
日期	
签名	

注:有"＊"号栏由出入境检验检疫机关填写。　　　　　　　　◆国家出入境检验检疫局制

7.1.3 受理报检,检疫查验

出境口岸检验检疫机构根据集装箱承运人万海航运股份有限公司申报的"出/入境集装箱报检单"以及随附的集装箱配载清单等相关资料和单据,受理出境集装箱检疫申报,按出境集装箱检疫收费标准进行计收费。然后对申报的集装箱实施检疫查验,可采用检验检疫人员现场检疫抽查或与运输工具的检疫查验、集装箱场站的监督管理相结合的方式进行。

7.1.4 检疫合格,电子核放

判定检验合格后,由上海出入境检验检疫机构直接存储集装箱检验合格电子信息,供出口货物报检通关时使用。原"集装箱检验检疫结果单"纸质单证停止签发。仅随箱发放由各集装箱适载检验场站打印的"上海地区适载检验划拨凭条"。该批五金工具在上海出入境检验检疫局办理换发出境货物通关单的手续前,必须通过适载检验场站将相应的集装箱划拨电子信息正确录入系统,并由检验检疫人员进行网上电子核销后方能打印出口货物通关单。至此,装载该批五金工具的出口集装箱申报工作顺利结束。

任务 7.2 入境集装箱报检

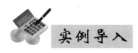 实例导入

四川新世纪国际贸易有限责任公司从德国进口数控刃磨机床 2 台,集装箱海运柜运抵上海港。2014 年

7 月 15 日,四川新世纪国际贸易有限责任公司收到客户 JOHN SMITH CORPORATION 寄来的正本提单、商业发票等相关单据,公司业务员张峰协同货运代理公司按照到货通知要求,办理货物清关提货手续。

7.2.1 明确报检基本要求

该数控刃磨机床属于法定检验商品,海关监管代码为 A、B,入境报检时需填报"入境货物报检单",进口报关时需提供"入境货物通关单"。货物进行入境申报的同时,对于装载货物的入境集装箱也须进行入境报检。张峰填制好"报检委托书",连同相关单据交与上海凯悦国际货代有限公司,由货代公司联系承运人、口岸检验检疫机构对入境货物和集装箱进行如实申报。

知识链接 7-2

一、入境集装箱报检范围

(1) 所有入境集装箱,包括进境和过境的实箱和空箱,必须实施卫生检疫。

(2) 来自动植物疫区的,装载动植物、动植物产品和其他检验检疫物的,以及箱内带有植物性包装物或铺垫材料的集装箱,应实施动植物检疫。

(3) 法律、法规、国际条约规定或贸易合同约定的其他应当实施检验检疫的集装箱,应按有关规定、约定实施检验检疫。

二、进境集装箱报检要求

1. 报检时间

进境集装箱的承运人、货主或其代理人应在办理海关手续前向进境口岸检验检疫局报检,未经检验检疫机构许可,不得提运或拆箱。

2. 报检所需单证

进境集装箱的承运人、货主或其代理人如实填写"入境货物报检单"或"出/入境集装箱报检单",提供提货单据、到货通知等有关单据,包括集装箱数量、规格、号码、到达或离开口岸的时间、装箱地与目的地、货物的种类、数量及包装材料等情况。

三、集装箱检验检疫程序的规定

1. 装载法定检验检疫商品的进境集装箱

检验检疫机构受理报检后,集装箱结合货物一并实施检验检疫,检验检疫合格的准予放行,并统一出具"入境货物通关单"。经检验检疫不合格的,按规定处理。需要实施卫生除害处理的,签发"检验检疫处理通知书",完成处理后报检人有要求的,出具"熏蒸/消毒证书"。

2. 装载非法定检验检疫商品的进境集装箱和进境空箱

检验检疫机构受理报检后,根据集装箱可能携带的有害生物和病媒生物种类以及其他有毒有害物质情况实施检验检疫,实施检验检疫后,对不需要实施卫生除害处理的,应报检人的要求出具"集装箱检验检疫结果单";对需要实施卫生除害处理的,签发"检验检疫处理通知书"。完成处理后报检人有要求的,出具"熏蒸/消毒证书"。

3. 应在进境口岸实施检验检疫及监管的进境、过境集装箱

(1) 在进境口岸结关的、装运经国家批准进口废物原料的以及国家有关法律、法规规定必须在进境口岸查验的集装箱,口岸检验检疫机构可根据工作需要制定监管地点对其集装箱实施检验检疫或做卫生除害处理。

(2) 对过境集装箱,实施监管。经口岸检查集装箱外表发现有可能中途撒漏造成污染的,报检人应按检验检疫机构的要求,采取密封措施;无法采取密封措施的,不准过境。发现被污染或危险性病虫害的,应做卫生除害处理或不准过境。

(3) 对已在口岸启封查验的进境集装箱,查验后要施加 CIQ 封识,出具"集装箱检验检疫结果单",并列

明所查验的进境集装箱原、新封识号。

4. 进境转关分流的集装箱

(1) 指运地结关(转关)的进境集装箱,由指运地检验检疫机构实施检验检疫。口岸检验检疫机构实施口岸登记后,根据集装箱外表可能传带的有害生物种类实施检验检疫,一般在进境口岸结合对运输工具的检验检疫、箱体卸运或进入堆场后检验检疫进行。

(2) 口岸检验检疫机构应将在指运地检验检疫的进境集装箱的流向等相关资料信息及时通报有关检验检疫机构,以便加强对进境集装箱的检验检疫和监管工作。有关检验检疫机构应将逃、漏检的情况及时反馈口岸检验检疫机构。

7.2.2 同时申报入境货物和装载货物的集装箱

在填写"入境货物报检单"时,输入装载货物的集装箱的数量、规格、号码等信息,结合货物申报,一并申报集装箱。口岸商检机构受理后,对该批数控刃磨机床和装载的集装箱一并进行检验检疫,检验检疫合格后,签发"入境货物通关单"。上海凯悦国际货代有限公司凭通关单办理清关提货手续。

重要内容概要

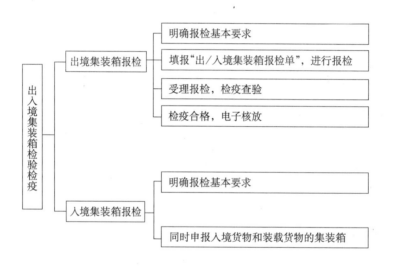

教学做一体化训练

【同步训练】

一、单项选择题

1. 到达口岸时,( )需如实申报。
   A. 实箱
   B. 空箱
   C. 全部实箱和部分空箱
   D. 全部实箱和全部空箱

2. ( )需进行卫生处理。
   A. 携带有病媒昆虫和医学动物的集装箱
   B. 载有腐败变质货物、食品的集装箱
   C. 载有废旧物品、有碍公共卫生物品的集装箱
   D. 以上都是

3. 出境集装箱的报检,经检验检疫合格的领取( )。
   A. 集装箱检验检疫结果单
   B. 出境集装箱报检单
   C. 集装箱检验检疫合格单
   D. 集装箱检验检疫通知单

4. 对装运出口易腐烂变质食品、冷冻品的集装箱应实施（　　）。

    A. 检疫　　　　　　　　B. 动植物检疫　　　　　　C. 适载检验　　　　　　D. 消毒检验

5. 出境集装箱应在（　　）向所在地检验检疫机构报检,未经检验检疫机构许可不准装运。

    A. 出境前　　　　　　　B. 装货前　　　　　　　　C. 出境前7天　　　　　　D. 装货前7天

二、多项选择题

1. 装运出口易腐烂变质食品的集装箱等运载工具,必须在装运前申请适载检验,以下属于适载检验项目的有（　　）。

    A. 清洁　　　　　　　　B. 残损　　　　　　　　　C. 湿度　　　　　　　　D. 密固

2. 某公司从南非进口一批板材（检验检疫类别为 M. P/Q）,集装箱装运,货物入境时应对集装箱实施（　　）。

    A. 卫生检疫　　　　　　B. 动植物检疫　　　　　　C. 隔离检疫　　　　　　D. 适载检验

3. 以下所列入境集装箱,需实施动植物检疫的有（　　）。

    A. 来自动植物疫区的集装箱　　　　　　　　B. 装载动物或动物产品的集装箱

    C. 装载植物或植物产品的集装箱　　　　　　D. 带有植物性包装物或铺垫材料的集装箱

4. 以下所列货物中,其装运集装箱无须实施适载检验的有（　　）。

    A. 冷冻食品　　　　　　B. 精密仪器　　　　　　　C. 家用电器　　　　　　D. 陶瓷制品

5. 下列表述正确的有（　　）。

    A. 所有进境集装箱均须实施卫生检疫

    B. 所有出境集装箱均须实施卫生检疫

    C. 所有出境集装箱均须实施适载检验

    D. 所有进境集装箱均须实施适载检验

三、判断题

1. 出入境的空箱无须向检验检疫机构申报。　　　　　　　　　　　　　　（　　）

2. 进境集装箱报检人应向进境口岸检验检疫机构报检。　　　　　　　　　（　　）

3. 检验检疫机构对经过检验检疫合格的集装箱发给"集装箱检验检疫情况通知单"。　　（　　）

4. 所有进出境集装箱都应实施卫生检疫。　　　　　　　　　　　　　　　（　　）

5. 入境集装箱必须向口岸检验检疫机构报检,未经许可不得提运或拆箱。　（　　）

6. 出境集装箱应在装货前向所在地检验检疫机构报检,未经许可不准装运。　（　　）

四、案例分析题

日前,四川某进出口公司向加拿大出口一批食品,货物拟装两个二十英尺集装箱,货物报关地在成都。装货前,四川某进出口公司委托货运代理联系集装箱承运人对装货用的两个集装箱进行出口申报。检验检疫人员按规定对载货的两个空箱进行了检验检疫,并实施了卫生除害处理,签发了相关证书,准予装货。

分析:

（1）出境集装箱的报检范围是什么?

（2）出境集装箱检验检疫有哪些具体规定?

出入境交通运输工具检验检疫

能力目标：

能按规定完成出入境交通运输工具报检工作。

知识目标：

1. 了解出入境列车与其他车辆检疫的规定；
2. 熟悉出入境航空器报检的范围及检疫规定；
3. 掌握出入境船舶报检的范围及检疫规定。

任务 8.1　出入境船舶报检

8.1.1　了解出入境船舶的报检范围及报检要求

1. 出入境船舶报检的范围

根据《卫生检疫法》及其实施细则、《动植物检疫法》及其实施条例的规定，所有出入境的国际航线船舶都必须实施卫生检疫；来自动植物疫区的船舶，无论是否装载动植物、动植物产品和其他检疫物入境时，都必须实施动植物检疫。

2. 出入境船舶报检时间和地点

（1）入境船舶的报检时间和地点。入境船舶报检时，船方或其代理人应当在船舶预计抵达口岸 24 小时前，若不足 24 小时，应在驶离上一口岸时，向入境口岸检验检疫机构报检，填报有关入境检疫申请表。入境船舶抵港前或在港期间，船上发现疑似传染病人、啮齿动物反常死亡或其他有碍公共卫生的情况，船方或其代理人应当以最快的方式向入境口岸检验检疫机构报告。

入境船舶的检验检疫必须是在最先到达的国境口岸的检疫锚地或者经检验检疫机构同意的指定地点实施。

（2）出境船舶报检时间和地点。出境的船舶必须在最后离开的出境港口接受检疫。船方或其代理人应当在船舶离境前 4 小时内向出境口岸检验检疫机构申报，办理出境检疫手续。

8.1.2　准备出入境船舶报检时所需单证

1. 入境船舶报检时所需单证

办理入境船舶检验检疫手续时，船方或其代理人应向检验检疫机构提供以下资料：航海健康申报书、总申报单、货物申报单、船员名单、旅客名单、船用物品申报单、压舱水报告单、载货清单，并应检验检疫人员的要求提交以下资料：船舶免予卫生控制措施/船舶卫生控制措施证书、交通工具卫生证书、预防接种证书、健康证书、航海日志。

2. 出境船舶报检时所需单证

出境船舶办理出境检疫手续时应提交以下资料：航海健康申报书、总申报单、货物申报单、船员名单、旅客名单，以及载货清单等有关资料（入境时已经提交且无变动的可免于提供）。

8.1.3　明确出入境船舶检验检疫的规定

1. 入境船舶检验检疫的规定

（1）信号旗和信号灯的规定。根据《卫生检疫法》及其实施细则的规定，接受入境检疫的船舶必须按照规定悬挂检疫信号等候查验，在检验检疫机构发给入境检疫证前，不得降下检疫信号。白天入境时，在船舶的明显处悬挂国际通语检疫信号旗："Q"字旗表示本船没有染疫，请发给入境检疫证；"QQ"字旗表示本船有染疫或有染疫嫌疑，请即刻实施检疫。夜间入境时，在船舶明显处垂直悬挂下列灯号：红灯三盏表示本船没有染疫，请发给入境检疫证；红、红、白、红四盏，表示本船有染疫或有染疫嫌疑，请即刻实施检疫。

（2）入境船舶检验检疫的方式。检验检疫机构根据船方或其代理人申报的内容进行审核，确定入境船舶的检疫方式。目前采用的方式主要有以下几种。

① 锚地检疫。其适用的范围包括：来自检疫传染病疫区的；有检疫传染病病人、疑似传染病病人或者有人非因意外伤害而死亡且死因不明的；发现有啮齿动物异常死亡的；未持有有效"船舶免予卫生控制措施证书、卫生控制措施证书"的；没有申请随船检疫、靠泊检疫或电讯检疫的；装载活动物的；废旧船舶；船方申请锚地检疫的；检验检疫机构工作需要的。

② 随船检疫。其适用范围包括：对旅游船、军事船、要人访问所乘船舶等特殊船舶以及遇有特殊情况的船舶，如船上有病人需要救治、特殊物资急需装卸、船舶急需抢修等，经船方或其代理人申请，可以实施随船检疫。

③ 靠泊检疫。其适用范围包括：对持有我国检验检疫机构签发的有效"交通工具卫生证书"，并且没有应实施锚地检疫所列情况的船舶或者因天气、潮水等原因无法实施锚地检疫的船舶，经船方或其代理人申请，可以实施靠泊检疫。

④ 电讯检疫。对持有我国检验检疫机构签发的有效"交通工具卫生证书"，并且没有应实施锚地检疫所列情况的船舶，经船方或其代理人申请，可以实施电讯检疫。电讯检疫必须是持有有效"交通工具卫生证书"的国际航行船舶在抵港前24小时，通过船公司或其代理人向港口或锚地所在地检验检疫机构以电报形式报告。

（3）其他规定。对于来自动植物疫区的入境船舶，在入境口岸均应实施动植物检疫。发现装有我国规定禁止或限制进境的物品，施加标识予以封存，船舶在中国期间，未经口岸检验检疫机构许可，不得启封动用。发现有危险性病虫害的，作不准带离运输工具、除害、封存或销毁处理；对卸离运输工具的非动植物性物品或货物作外包装消毒处理；对可能被动植物病虫害污染的部位和场地作消毒除害处理。经检验检疫合格或经除害处理合格的，由口岸检验检疫机构根据不同情况，分别签发"运输工具检疫证书"或"运输工具检疫处理证书"方能准予入境。

装载入境动物的船舶，抵达口岸时，未经口岸检验检疫机构防疫消毒和许可，任何人不得接触和移动动物。

入境供拆船用的废旧船舶的检疫，包括进口供拆船用的废旧钢船、入境修理的船舶以及我国淘汰的远洋废旧钢船，不论是否来自动植物疫区，一律由口岸检验检疫机构实施检疫。对检疫发现的我国禁止入境物，来自动植物疫区或来历不明的动植物及其产品，以及动植物性废弃物，作销毁处理。对发现危险性病虫害的舱室进行消毒、熏蒸处理。

2. 出境船舶检验检疫的规定

（1）实施适载检验。对装运出口易腐烂变质食品、冷冻品的船舱，必须在装货前申请适载检验，取得相关检验证书，未经检验合格的，不准装运。

（2）实施除害处理。对装载出境动植物、动植物产品和其他检疫物的船舶，经口岸检验检疫机构检验合格，取得"运输工具检疫证书"后，方可装运出口。如发现有危险性病虫害或一般生活害虫超过规定标准的须经除害处理后，有口岸检验检疫机构签发"运输工具检疫处理证书"，准予装运。"运输工具检疫处理证书"仅限本次出境有效。

8.1.4 实施出入境船舶检验检疫放行，签发相关证书

1. 入境船舶检验检疫放行

检验检疫机构对经检疫判定没有染疫的入境船舶，出具"船舶入境卫生检疫证"；对经检疫判定染疫、染疫嫌疑或者来自传染病疫区应当实施卫生处理的或者有其他限制事项的入境船舶，在实施相应的卫生处理或者注明应当接受的卫生处理事项后，签发"船舶入境检疫证"。

2. 出境船舶检验检疫放行

检验检疫机构审核船方提交的出境有关资料或者经登轮检疫，符合规定的，签发"交通工具出境卫生检疫证书"（见表8-1）。

表 8-1 交通工具出境卫生检疫证书

中华人民共和国出入境检验检疫
ENTRY-EXIT INSPECTION AND QUARANTINE
OF THE PEOPLE'S REPUBLIC OF CHINA

交通工具卫生证书　　　编号 No.
SANTIARY CERTIFICATE FOR CONVEYANCE
港口当局不得取去
(Not to be taken away by port authorities)

交通工具名称　　　　　　　　　　　　　　　　国籍
Name of Conveyance _____　　　Nationality _____
总吨位/起飞重量/车厢节数　　　　　　　　　　交通工具号码
Gross Tons/Take-off Weight/Compartments Number _____　Conveyance No. _____

　　依据《中华人民共和国国境卫生检疫法》及其实施细则与有关卫生法规，经检查认为该交通工具卫生合格，特发给本证。

　　（注：本证书有效期自　　年　月　日至　　年　月　日）

　　In accordance with the Frontier Health and Quarantine Law of the People's Republic of China and its specific rules and other health regulations concerned, the sanitary condition of the conveyance described above is considered satisfactory as a result of inspection.

　　This certificate is hereby granted.

　　(Note: This certificate is authentic from _____ to _____)

　　　　　　　　　　　　　　　　　　　　签证地点 Place of Issue _____
　　　　　　　　　　　　　　　　　　　　签证日期及时间 Time and Date of Issue _____
印章　　　　　　　　　　　　　　　　　　检疫医师 Quarantine Doctor _____
Official Stamp　　　　　　　　　　　　　签名 Signature _____

中华人民共和国出入境检验检疫机关及其官员或代表不承担签发本证书的任何财经责任。
No financial liability with respect to this certificate shall attach to the entry-exit inspection and quarantine authorities of the P. R. of China or to any of its officers or representatives.

A　　　0061177　　　　　　　　　　　　　　　　　　　　　　　[C 6-3(2000. 1. 1)]

任务 8.2 出入境航空器报检

8.2.1 了解出入境航空器的报检范围

所有入境航空器和来自疫区的航空器都必须实施卫生检疫。入境飞机可通过地面航空站向检验检疫机构采用电讯方式进行检疫申报。

所有出境航空器都必须实施卫生检疫。

8.2.2 准备出入境航空器报检时所需单证

1. 入境航空器报检所需单证

航空器到达后,向检验检疫机构提交总申报单、旅客名单及货物舱单,包括入境航空器的国籍、机型、号码、识别标志、预定到达时间、出发站、经停站、机组及旅客人数。来自黄热病疫区的,还必须出示有效的灭蚊证书。

2. 出境航空器报检所需单证

实施卫生检疫机场的航空站,应在出境飞机起飞前向检验检疫机构提交飞机总申报单、货物舱单、其他有关检疫证件和飞机的国籍、机型、号码、识别标志、预定起飞时间、经停站、目的站、机组及旅客人数。

8.2.3 明确出入境航空器检验检疫的规定

1. 入境航空器检验检疫的规定

检疫人员根据来自不同地区的飞机及机上旅客的健康状况采取不同的处理措施。

对来自黄热病疫区的飞机,机长或其授权代理人必须主动出示有效的灭蚊证书。如不能出示有效灭蚊证书或出示的灭蚊证书不符合要求,并且在航空器上发现活蚊,作染疫嫌疑处理。除虫须在人员下机后,卸货前进行。

对于来自动植物疫区的入境飞机,在入境口岸均应实施动植物检疫。发现装有我国规定禁止或限制进境的物品,施加标识予以封存,飞机在中国期间,未经口岸检验检疫机构许可,不得启封动用。发现有危险性病虫害的,作不准带离运输工具、除害、封存或销毁处理;对卸离运输工具的非动植物性物品或货物作外包装消毒处理;对可能被动植物病虫害污染的部位和场地作消毒除害处理。经检验检疫合格或经除害处理合格的,由口岸检验检疫机构根据不同情况,分别签发"运输工具检疫证书"或"运输工具检疫处理证书",方能准予入境。

装载入境动物的飞机,抵达口岸时,未经口岸检验检疫机构防疫消毒和许可,任何人不得接触和移动动物。

2. 出境航空器检验检疫的规定

由检验检疫机构确认机上卫生状况符合《卫生检疫法》的要求,确认机上无确诊或疑似检疫传染病人,确认机上的中国籍员工均持有检验检疫机构签发的有效健康证书并区别前往国的要求进行必要的卫生处理。检验检疫机构对上述符合要求的飞机签发"交通工具出境卫生检疫证书",并予以放行。

任务 8.3 出入境列车及其他车辆报检

8.3.1 了解出入境列车及其他车辆的报检范围及报检要求

1. 出入境列车及其他车辆的报检范围

所有出入境的列车及其他车辆,都应向检验检疫机构申报,并实施卫生检疫;来自动植物疫区、装载入境或过境动物的入境列车与其他车辆,都须实施动植物检疫。

2. 出入境列车及其他车辆的报检要求

（1）出入境列车的报检要求。出入境列车在到达或者出站前，车站有关人员应向检验检疫机构提前预报列车预定到达时间或预定发车时间、始发站或终点站、车次、列车编组情况、行车路线、停靠站台、旅客人数、司乘人员人数、车上有无疾病发生等事项。

（2）出入境汽车及其他车辆的报检要求。边境口岸出入境车辆是指汽车、摩托车、手推车、自行车、牲畜车等。

固定时间客运汽车在出入境前由有关部门提前通报预计到达时间、旅客人数等；如是货车，装载的货物应按规定提前向检验检疫机构申报货物种类、数量及重量、到达地等。

8.3.2　明确出入境列车及其他车辆检验检疫的规定

1. 出入境列车检验检疫的规定

（1）客运列车到达车站后，检疫人员首先等车，听取列车长口头申报车上人员的健康情况及列车上鼠、蚊、蝇等卫生情况。由检验检疫人员进行全面检查。检查结束前任何人不准上下列车，不准装卸行李、货物、邮包等物品。货运列车重点检查货运车厢及其货物卫生状况，可能传播传染病的病媒昆虫和啮齿动物的携带情况。

（2）出入境检疫的列车，在查验中发现检疫传染病或疑似检疫传染病，或者因卫生问题需要卫生处理时，应将延缓开车时间、须调离便于卫生处理的行车路线、停车地点等有关情况通知车站负责人。

（3）装载动物的列车抵达口岸时，未经口岸检验检疫机构防疫消毒和许可，任何人不得接触和移动动物。口岸检验检疫机构采取现场预防措施，对上下列车的人员、接近动物的人员、装载动物的车厢以及被污染的场地，由口岸检验检疫机构作防疫消毒处理。对饲喂入境动物的饲料、饲养用的铺垫材料以及排泄物等作消毒、除害处理。

（4）对于来自动植物疫区的入境列车，在入境口岸均应实施动植物检疫。发现装有我国规定禁止或限制进境的物品，施加标识予以封存，列车在中国期间，未经口岸检验检疫机构许可，不得启封动用。发现有危险性病虫害的，作不准带离运输工具、除害、封存或销毁处理；对卸离运输工具的非动植物性物品或货物作外包装消毒处理；对可能被动植物病虫害污染的部位和场地作消毒除害处理。经检验检疫合格或经除害处理合格的，由口岸检验检疫机构根据不同情况，分别签发"运输工具检疫证书"或"运输工具检疫处理证书"方能准予入境。

（5）装载过境动物的列车达到口岸时，口岸检验检疫机构对列车和装载容器外表进行消毒。对动物进行检疫，检疫合格的准予过境；检疫不合格的不准过境。过境动物的饲料受病虫害污染的，作除害、不准过境或销毁处理。过境动物的尸体、排泄物、铺垫材料以及其他废弃物，不得擅自抛弃。

（6）装载过境植物、动植物产品和其他检疫物的列车和包装容器必须完好，不得有货物撒漏。过境时，口岸检验检疫机构检查列车和包装容器外表，符合国家检验要求的准予过境。发现列车和包装不严密，有可能使过境货物在途中撒漏的，承运人或押运人应按照检疫要求采取密封措施。无法采取密封措施的，不准过境。检疫发现有危险性病虫的，必须进行除害处理，除害处理合格的准予过境。动植物、动植物产品和其他检疫物过境期间，未经检验检疫机构批准不得开拆包装或卸离列车。出境口岸对过境货物及运输工具不再检疫。

（7）装载出境动植物、动植物产品和其他检疫物的列车，经口岸检验检疫机构查验合格后方可装运。如发现有危险性病虫害或一般生活害虫超过规定标准的须经除害处理后，由口岸检验检疫机构签发"运输工具检疫处理证书"，准予装运。"运输工具检疫处理证书"只限本次出境有效。

2. 出入境其他车辆检验检疫的规定

（1）检验检疫机构对大型客车应派出检疫人员登车检查，旅客及其携带的行李物品应在候车室或检查厅接受检查。

（2）对入境货运汽车，根据申报实施卫生检疫查验或必要的卫生处理。来自动植物疫区的，由入境口岸检验检疫机构作防疫消毒处理。检疫完毕后签发"运输工具检疫证书"。装载入境动物的汽车及其他车辆,抵达口岸时,未经口岸检验检疫机构防疫消毒和许可,任何人不得接触和移动动物。口岸检验检疫机构采取现场预防措施,对上下车辆的人员、接近动物的人员、装载动物的车辆以及被污染的场地,由口岸检验检疫机构作防疫消毒处理。对饲喂入境动物的饲料、饲养用的铺垫材料以及排泄物等作消毒、除害处理。

（3）装载过境动物的汽车及其他车辆抵达口岸时,口岸检验检疫机构对车辆和装载容器外表进行消毒。对动物进行检疫,检疫合格的准予过境;检疫不合格的不准过境。过境动物的饲料受病虫害污染的,作除害、不准过境或销毁处理。过境动物的尸体、排泄物、铺垫材料以及其他废弃物,不得擅自抛弃。

（4）装载出境动物的汽车及其他车辆,须在口岸检验检疫机构监督下进行消毒处理合格后,由口岸检验检疫机构签发"运输工具处理证书",准予装运。

（5）装载出境动植物、动植物产品和其他检疫物的汽车及其他车辆,经口岸检验检疫机构查验合格后方可装运。如发现有危险性病虫害或一般生活害虫超过规定标准的须经除害处理后,由口岸检验检疫机构签发"运输工具检疫处理证书",准予装运。"运输工具检疫处理证书"只限本次出境有效。

重要内容概要

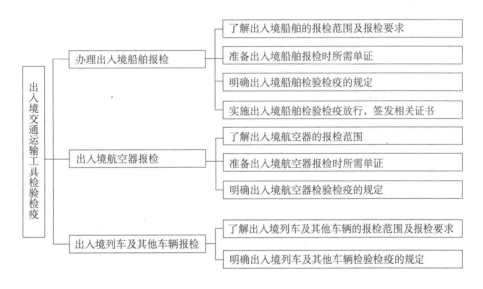

教学做一体化训练

【同步训练】

一、单项选择题

1. 白天入境船舶悬挂"Q"字检疫信号旗,其意为（　　）。
 A. 本船没有染疫,请发给入境检疫证
 B. 船舶航行中发现有传染病
 C. 船舶航行中发现有染疫嫌疑
 D. A 与 C

2. 来自黄热病疫区的入境航空器报检,必须出示有效的（　　）。
 A. 运输工具检疫证书　　　　　　　　　B. 灭蚊证书
 C. 检验检疫处理通知书　　　　　　　　D. A 与 C

3. 关于实施电讯检疫的适用范围,下列表述不正确的是（　　）。

A. 持有效的"交通工具卫生证书"

B. 不属于锚地检疫所列范围

C. 以电报形式向检验检疫机构报告

D. A 和 B

4. 夜间入境船舶悬挂红灯三盏,其意为(　　)。

A. 船舶航行中发现有传染病

B. 本船没有染疫

C. 船舶航行中发现有染疫嫌疑

D. A 与 B

5. 来自动植物疫区的进境车辆,由口岸检验检疫机构作(　　)。

A. 隔离检疫　　　　　　　　　　B. 封存处理

C. 除害处理　　　　　　　　　　D. 防疫消毒处理

6. 所有入境航空器都须实施卫生检疫,其采用(　　)方式向检验检疫机构进行检疫申报。

A. 上网　　　　B. 现场　　　　C. 电讯　　　　D. 电话

二、多项选择题

1. 船方或其代理人办理入境检验检疫手续时应向检验检疫机构提交(　　)等资料。

A. 航海健康申报书　　　　　　　B. 总申报单

C. 货物申报单　　　　　　　　　D. 船员名单

2. 入境船舶检疫的方式有(　　)。

A. 锚地检疫　　　B. 电讯检疫　　　C. 靠泊检疫　　　D. 随船检疫

3. 接受入境检疫的船舶在签发入境检疫证书或通知检疫完毕前,下列表述正确的有(　　)。

A. 不得解除检疫信号　　　　　　B. 任何人员不准上下船

C. 不准装卸货物　　　　　　　　D. 其他船舶不准靠近

4. 白天入境船舶悬挂"QQ"字检疫信号旗,其意为(　　)。

A. 本船没有染疫,请发给入境检疫证

B. 船舶航行中发现有传染病

C. 船舶航行中发现有染疫嫌疑

D. A 与 B

5. 夜间入境船舶悬挂红灯、红灯、白灯、红灯四盏,其意为(　　)。

A. 本船没有染疫,请发给入境检疫证

B. 船舶航行中发现有传染病

C. 船舶航行中发现有染疫嫌疑

D. A 与 B

三、判断题

1. 运输工具在装载出境动物前,应在口岸检验检疫机构监督下进行消毒处理。 (　　)

2. 出境航空器在旅客登机后,必须由检疫人员登机实施卫生检查。 (　　)

3. 所有入境的船舶都必须实施卫生检疫,但出境船舶只有经其申报才进行卫生检疫。 (　　)

4. 来自动植物疫区的船舶在入境时,可以在目的地进行动植物检疫。 (　　)

5. 检验检疫机构对入境运输工具签发"运输工具检疫证书",该证书可以多次使用。 (　　)

6. 接受入境检疫的船舶,必须按照规定悬挂检疫信号,在检验检疫机构签发入境检疫证书或者通知检疫完毕以前,不得解除检疫信号。 (　　)

四、案例分析题

日前,深圳蛇口边检站接到外运船舶代理公司电话,称其代理的新加坡籍 SILVER STAR 号轮船上发现一名船员在航行至深圳的途中突发高烧,希望边检站能派人员赴某某电厂锚地办理该船舶入境锚地检疫手续。

    分析:

    (1)请思考出入境船舶报检的具体要求。

    (2)哪种情况下必须实行锚地检疫?

出入境快件检验检疫

能力目标：

1. 办理出入境快件运营企业检验检疫核准手续；
2. 办理出入境快件报检工作。

知识目标：

1. 了解出入境快件报检的范围；
2. 熟悉出入境快件报检有关检疫规定；
3. 掌握出入境快件运营企业检验检疫核准的相关内容。

实例导入

四川顺达国际物流有限公司是一家长期经营国际货运代理业务的企业。最近为拓展经营范围,公司向外经贸主管部门——省商务厅提出申请经营出入境快件业务并获得批准,公司先后办理了工商营业执照变更和海关备案登记手续,现在必须向检验检疫机构申请办理出入境快件运营单位检验检疫核准手续,才能合法经营出入境快件业务。于是,公司要求报检员邓明负责办理此手续和开展出入境快件报检工作。

任务 9.1 办理出入境快件运营企业检验检疫核准

9.1.1 明确办理出入境快件运营企业检验检疫核准的条件

根据我国相关法规,国家质检总局统一管理全国出入境快件的检验检疫工作。各直属检验检疫局负责受理出入境快件运营企业核准的申请。邓明通过查阅相关法律文件,了解到公司已经基本具备了相关核准条件。

知识链接 9-1

出入境快件运营企业核准条件

(1) 具有独立的法人资格。

(2) 具有政府主管部门或其授权机构签发的开办出入境快件运营业务的批准文件及营业执照。

(3) 具有与境外合作者,包括境内企业法人在境外设立分支机构的合作运输合同或协议。

(4) 具备必要的出入境快件检验检疫查验、监管场所。

9.1.2 提出核准申请

根据要求,报检员邓明开始准备相关申请单证,并随附相关材料向四川省出入境检验检疫局提出申请。邓明应准备的主要材料有以下几种。

(1) 出入境快件运营单位检验检疫核准申请表(见表 9-1)。

表 9-1　出入境快件运营单位检验检疫核准申请表

		受理编号：	

出入境快件运营单位检验检疫核准申请表

申请单位：
交表日期：
受理机构：
受理日期：

申请单位基本情况			
单位名称	中文		
	英文		
单位地址 邮政编码	注册地址 邮政编码		
	经营地址 邮政编码		
法定代表人及其电话			
联系人及电话传真			
工商营业执照号码有效日期			
组织机构代码			
申请单位申明			

四川省出入境检验检疫局：

　　根据《出入境快件检验检疫管理办法》，我单位现申请办理《出入境快件运营人检验检疫核准证书》。

　　我单位保证严格遵守《中华人民共和国国境卫生检疫法》及其实施细则、《中华人民共和国进出境动植物检疫法》及其实施条例、《中华人民共和国进出口商品检验法》及其实施条例、《中华人民共和国食品卫生法》以及《出入境快件检验检疫管理办法》等有关法律法规规章的规定，自觉接受和配合出入境检验检疫机构的监督管理和指导，严格按照规定办理出入境快件的检验检疫手续，并承担相应的法律和经济责任。

　　特请批准。

　　　　　　　　　　　　　　　　　　　　　法定代表人(签名)：
　　　　　　　　　　　　　　　　　　　　　申请单位(公章)：
　　　　　　　　　　　　　　　　　　　　　　　年　月　日

　　(2) 开办进出境跨件运营业务的批准文件及营业执照。

　　(3) 海关核发的"出入境快件运营人登记备案证书"、法人资格证明、税务登记证、收费许可证的有效复印件。

　　(4) 安全操作规章制度和财务管理制度，出入境运营情况说明。

　　(5) 国家质检总局规定的其他资料。

9.1.3　检验检疫局核准签证

　　检验检疫局根据申请单位提交的材料是否齐全、是否符合法定形式决定是否受理，并按规定出具书面凭证。受理申请的，按规定对申请材料的内容进行具体审查，对申请单位的营业场所和办公条件进行现场核查，对企业有关管理制度进行评审。自受理之日起 20 个工作日做出许可或不予许可的决定。准予许可的，于 10 个工作日内颁发"出入境快件运营单位核准证书"；不予许可的，书面说明理由。

任务 9.2　办理出入境快件报检

9.2.1　办理出境快件报检

1. 了解出境快件报检的基本流程

出境快件报检的基本流程见图 9-1。

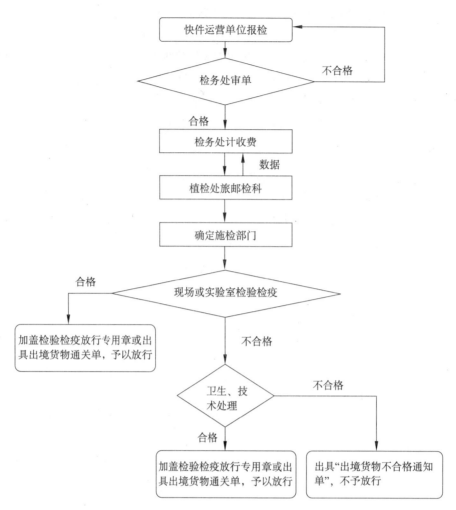

图 9-1　出境快件报检的基本流程

2. 了解出境快件报检范围

（1）我国《进出境动植物检疫法》及其实施条例、《国境卫生检疫法》及其实施细则等有关法律、法规，以及有关国际条约、双边协议规定应当实施动植物检疫和卫生建议的货物和物品。

（2）列入《法检目录》内的货物和物品。

（3）属于国家施行民用商品出入境验证制度、出口质量许可制度以及卫生注册登记制度等行政许可制度管理的货物和物品。

（4）其他有关法律、法规规定应当实施检验检疫的。

3. 实施出境快件报检

（1）出境快件报检时间。出入境快件运营人应在承运出境快件的运输工具离境 24 小时前完成报检手续。如需核查货证的，核查货证工作应在运输工具离境前完成。

（2）出境快件报检所需单证。出入境快件运营人应按照有关规定，将本企业运营的应施检快件凭报检单、分运单、发票、合同、装箱单等单证通过电子报检或人工报检的方式向检验检疫机构办理报检手续。

（3）出境快件检验检疫受理。检务人员审核报检单据是否齐全有效，并与 CIQ2000 系统中的电子数据内容进行核对。核准无误后，将电子数据及报检单统一转至快件专管部门，由快件专管部门确定施检部门及接单处室。检务人员对于单证不全、无效的报检不予受理，并要求运营人限期补齐有效的相关单证，重新报检。

报检受理后，出入境快件运营人因故需撤销报检的，应按要求填写"撤销报检申请单"，并书面说明原因；已出具单证的，应同时交还原签发的全部单证，经批准后方可办理撤检手续。报检受理后，出入境快件运营人因故需更改或增减内容的,应按要求填写"更改申请单",并附有关证明单据;已出具单证的,应同时交还原签发的全部单证,经审核后方可办理更改手续。

（4）出境快件检验检疫实施。出境快件的检验检疫以现场检验检疫为主,如有特殊情况的,可取样送实验室检验检疫。

① 现场检验检疫。执行现场检验检疫的检验检疫人员,先审核相关单证,做好记录,然后查验快件的包装物及快件内检疫物。拆开的快件内无检疫物品,回封后,加盖检验检疫放行专用章和封识,予以运递;快件内的应检物,在现场检验检疫后,合格的予以放行,同时在运单上加盖检验检疫专用章,出境前须在指定时间内到检验检疫机构办理放行手续。出入境快件运营人凭运单上加盖的检验检疫放行章运递。

② 实验室检验检疫。快件内的应检物,在现场检验检疫不能得出检验检疫结果的,须办理汇签手续,带回室内进行检验检疫。同时,在运单上加盖检验检疫专用章,标明限时到检验检疫机构办理检验检疫手续。带回的需室内检验检疫的快件,由快件专管部门根据应检物的种类确定施检部门,并送相关科室作进一步的实验室检验检疫;需进入 CIQ2000 系统的,通知快件运营人和检务部门,限期办理报检手续。

经相关处室检验检疫合格的,或经有效处理方法处理符合对方检疫要求的快件,予以放行,在运单上加盖检验检疫放行专用章或出具"出境货物通关单",交出入境快件运营人运递或办理报关手续。检验检疫机构可根据出入境快件运营人或者发件人的要求出具"检疫证书""品质证书"等。

经检验检疫不合格的邮包,且无有效除害处理方法的,作换件或退件处理,须出具"出境货物不合格通知单",并通知出入境快件运营人或者发件人。

 知识链接 9-2

快件分类及出境检验检疫要求

1. A 类快件

A 类快件包括:应当办理检疫许可证的快件;涉及安全、卫生、环保应实施重点检疫而又无须办理检疫许可证的快件;应当实施检疫监管的出入境快件的包装铺垫材料。依据输入国家或地区以及国家法律法规、国家质检总局规定的检疫要求对 A 类快件实施检验检疫。

2. B 类快件

B 类快件包括:属于实施进出口安全质量许可制度、国家施行民用商品出入境验证制度、卫生注册登记制度以及实施标签审核管理的快件;食品和化妆品。

(1)核查货证。审核出口货物的种类、数量、包装、唛头标志与申报的是否相符。

(2)检验。实施重点检验,审核出口质量许可证或者卫生注册证,查看有无相关检验检疫标志、封识。无出口质量许可证、卫生注册证或者相关检验检疫标志、封识的,不得出境。

3. C 类快件

C 类快件包括:属于样品、礼品、非销售展品和私人自用物品。免予检验,物主有检疫要求的,实施检疫。检疫合格,准予出境;检疫不合格,不准出境。

4. D 类快件

D 类快件包括:属于上述三类以外的货物和物品。按照 1%～3% 的比例进行抽查检验。按照实际商品的相关检验依据实施现场检验。需要检疫的,实施现场检疫。

4. 检验检疫结果评定及处理

检验检疫机构对出入境快件如需作进一步检验检疫处理的,可以予以封存,并与出入境快件运营人办理交接手续。封存期一般不得超过 45 日。对出境快件涉及安全、卫生、环保项目的,如食品、罐头、电器等,实行属地管理。当地检验检疫机构根据不同的检验检疫情况进行如下处理。

(1)经核查货证,若货证相符的,加盖检验检疫放行专用章或出具"出境货物通关单",予以放行;若货证不符的,不得放行,须出具"出境货物不合格通知单",并由施检部门与"出境货物换证凭单"签发地检验检疫机构联系。

(2)实施现场检验检疫和实验室检验检疫的快件,检验检疫合格的,加盖检验检疫放行专用章或出具"出境货物通关单",予以放行;检验检疫不合格的,若允许换件、返工整理但换件、返工整理仍不合格的,不得放行,须出具"出境货物不合格通知单",并通知出入境快件运营人或者发件人。

(3)经卫生处理或技术处理的快件,检验检疫合格的,加盖检验检疫放行专用章或出具"出境货物通关单",予以放行;检验检疫不合格的、不能进行技术处理或无有效方法处理的,不得放行,须出具"出境货物不合格通知单",并通知出入境快件运营人或者发件人。

(4)换证凭单/电子转单的快件,属窗口验证的,出具"出境货物通关单",予以放行。

(5)口岸核查货证的,现场核查相符后,出具"出境货物通关单",予以放行。

(6)现场检验检疫合格的快件,加盖检验检疫放行专用章或出具"出境货物通关单",予以放行。

(7)现场检验检疫不合格、口岸核查货证不符的,按照有关规定出具相关单证,不予放行。

9.2.2 办理入境快件报检

1. 了解入境快件报检的基本流程

入境快件报检的基本流程见图 9-2。

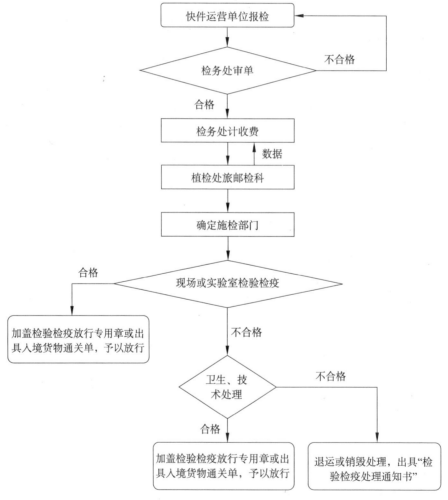

图 9-2 入境快件报检的基本流程

2. 实施入境快件报检

(1)入境快件报检时间。出入境快件运营人在运输工具及入境快件到达前或到达同时通过电子报检或人工等方式向检验检疫机构办理报检。入境快件的报检手续应在申报海关前完成。

（2）入境快件报检所需单证。出入境快件运营人应按照有关规定,将本企业运营的应施检快件凭报检单、分运单、发票、合同、装箱单等单证通过电子报检或人工报检的方式向检验检疫机构办理报检手续。

快件运营人通过企业内部网络系统扫描的发票、装箱单、包装材料声明等文件视为有效;但输出国（或地区）官方证书、许可证等文件须为正本。

所有纸质单证不得使用热感传真纸。

属于下列情形之一的,还应提供有关文件:①输入动物、动物产品、植物种子、种苗及其他繁殖材料的,应提供相应的检疫审批许可证和检疫证明;②因科研等特殊需要,输入禁止进境物的,应提供国家质检总局签发的特许审批证明;③属于微生物、人体组织、生物制品、血液及其制品等特殊物品的,应提供有关部门的审批文件;④属于实施进口安全质量许可制度、出口质量许可制度和卫生注册登记制度管理的,应提供有关证明;⑤其他法律、法规或者有关国际条约、双边协议有规定的,应提供相应的审批证明文件;⑥C类快件应提供相关的证明文件。

（3）入境快件检验检疫受理。该环节与出境快件检验检疫受理程序一致,不再赘述。

（4）入境快件检验检疫实施。施检部门在接到入境快件检验检疫数据及报检单后,应及时派员实施检验检疫。入境快件的检验检疫应以现场检验检疫为主,特殊情况的可取样送实验室检验检疫。

① 现场检验检疫。执行现场检验检疫的人员,在经海关查验后或于海关查验的同时,对入境快件进行查验。对不需进入 CIQ2000 系统的快件,查验时应逐件核对快件上的运单。对可能装有应检物的快件重点查验。必要时,在指定的房间内拆包查验,以防危险性有害生物飞逸,拆包时应与出入境快件运营人员双方协同拆包。

拆包后无应检物的,回封并加贴检验检疫机构封识和加盖检验检疫放行章,以示经过检验检疫,交快件运营人运递。快件内有应检物,并经现场检验检疫合格可以放行的,快件回封后,在运单上加盖检验检疫机构专用章,标明限时到检验检疫机构办理放行手续,出入境快件运营人须在限定的时间内到检验检疫机构办理放行手续。出入境快件运营人凭检验检疫机构在运单上加盖的放行章放行或运递。

② 实验室检验检疫。快件内有应检物,且经现场检验检疫不能放行,须带回检验检疫机构做进一步室内检验检疫的,应同出入境快件运营人办理汇签手续,把该快件带回检验检疫机构,由快件专管部门根据应检物的种类确定施检部门,并送相关科室作进一步的实验室检验检疫;需进入 CIQ2000 系统的,通知出入境快件运营人和检务部门,限期办理报检手续;需要补办有关单证应责成出入境快件运营人或收件人限期补齐相关单证。经相关处室检验检疫合格的,并补办完有关进境单证的快件,回封并在运单上加盖检验检疫放行章,快件送回出入境快件运营人准予运递。

知识链接 9-3

入境快件分类及检验检疫要求

1. A 类快件

A 类快件包括:应当办理检疫许可证的快件;涉及安全、卫生、环保应实施重点检疫而又无须办理检疫许可证的快件;应当实施检疫监管的出入境快件的包装铺垫材料。按照国家法律、法规和国家质检总局规定的检疫要求对 A 类快件实施检验检疫。

2. B 类快件

B 类快件包括:属于实施进口安全质量许可制度、国家施行民用商品出入境验证制度、卫生注册登记制度以及实施标签审核管理的快件;食品和化妆品。

（1）实施进口安全质量许可制度、民用商品进口许可制度、卫生注册登记制度管理的快件。

① 对照许可证清单审核实际货物的相关内容是否齐全、有效。

② 实施重点检验,审核进口安全许可证或卫生注册证,查看有无进口安全许可认证标志。

③ 无进口安全质量许可证、卫生注册证或者无进口安全质量许可标志或者卫生注册标志的,做暂扣或退运处理,必要时进行安全、卫生检测。

(2) 食品、化妆品。

① 审核报检单、贸易合同等相关单证,核实品种和数量。

② 实施检验的项目包括:标签、数量、重量、规格、包装、标记以及品质、卫生等。

③ 需要实施检疫的,同时实施现场检疫。

④ 需做实验室项目的,对该快件实施封存留验,采样送实验室检测,出具"采样凭证"。

3. C 类快件

C 类快件包括:属于样品、礼品、非销售展品和私人自用物品。

(1) 核查提供的证明材料和实际货物是否属实,用途是否真实。对只需检验的样品、礼品、非销售展品或者私人物品,直接作放行处理。需要实施检疫的,可根据有关规定、实际货物种类、原产国、疫情等内容,确定检疫要求。

(2) 根据确定的检疫要求进行现场检疫,合格的直接作放行处理。发现有需做实验室项目的,对该快件实施封存留验,采样送实验室检疫,出具"采样凭证"。

4. D 类快件

D 类快件属于上述三类以外的货物和物品。按照 1%～3% 的比例进行抽查检验。按照实际商品的相关检验依据实施现场检验。需要检疫的,实施现场检疫。

3. 检验检疫结果评定及处理

(1) 入境快件只涉及现场检验检疫的,凭现场检验检疫结果判断,未发现货证不符、疫情或所检指标超标的,可以当场判定,并予以放行。

(2) 入境快件送实验室检验检疫的,若所检项目符合相关要求的,可以凭实验室检验检疫结果放行。

(3) 现场检验检疫发现货证不符、带有疫情或所检指标超标的,以及实验室检验检疫不合格的,判定为不合格,不得放行。

(4) 不合格的快件不得入境或投入正常生产、销售和使用。

(5) 对来自疫区的入境快件,应当在出入境快件的存放仓库、海关监管仓库或者快件集散地设立卫生处理场所,并对其实施卫生防疫消毒处理。

(6) 经检疫发现被检疫传染病病原体,按照规定应实施卫生处理。

(7) 经检疫发现带有动植物检疫危险性病虫害的以及根据法律、法规规定须作检疫处理的,实施卫生除害处理。

(8) 经检验不符合法律、行政法规规定的强制性标准或者其他必须执行的检验标准的,进行监督技术处理。

(9) 入境快件经检验检疫合格的签发有关单证,予以放行;经检验检疫不合格但经实施有效的检验检疫处理,符合要求的,签发有关单证,予以放行。

(10) 入境快件有以下情况之一的,应作退运或者销毁处理,并出具"检验检疫处理通知书"。

① 未能取得检疫审批并且未能按规定要求补办检疫审批手续的。

② 按法律、法规或者有关国际条约、双边协议的规定,须取得输出国家或地区官方出具的检疫证明文件或者有关声明,而未能取得的。

③ 经检疫不合格又无有效方法处理的。

④ 经检验不符合法律、行政法规规定的强制性标准或者其他必须执行的检验标准的,不能进行技术处理或无有效方法处理的。

⑤ 其他依据法律法规的规定须作退运或者销毁处理的。

(11) 对入境快件做出退运或者销毁处理的,应当通知出入境快件运营人,并与其办理有关手续。

重要内容概要

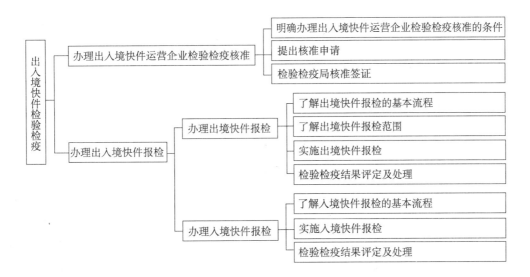

教学做一体化训练

【同步训练】

一、单项选择题

1. 入境快件的检验检疫应以（　　　）为主。
   A. 现场检验检疫　　　　　　　　　　B. 实验室检验检疫
   C. 海关监管地　　　　　　　　　　　D. A 与 B

2. 对入境快件进行现场查验时，如需拆包，应由（　　　）进行
   A. 现场检验检疫人员　　　　　　　　B. 实验室检验检疫人员
   C. 出入境快件营运人员　　　　　　　D. A 与 C

3. 经现场检验检疫不能放行的快件应检物需要在（　　　）做进一步检验检疫。
   A. 现场　　　　　B. 实验室　　　　　C. 海关监管地　　　　D. A 与 C

4. 出入境快件运营人应在承运出境快件的运输工具离境（　　　）小时前完成报检手续。
   A. 12　　　　　　B. 18　　　　　　C. 24　　　　　　D. 30

二、多项选择题

1. 出入境快件运营人在运输工具及入境快件（　　　）向检验检疫机构办理报检。
   A. 到达前　　　　　B. 到达同时　　　　C. 到达后　　　　D. A 与 C

2. 出入境快件运营人向检验检疫机构办理手续时应提交的基本单据主要有（　　　）。
   A. 报检单　　　　　B. 分运单　　　　　C. 发票、装箱单　　　　D. 贸易合同

3. 对经检验检疫合格的快件在运单上（　　　），交出入境快件运营人运递或办理报关手续。
   A. 出具检疫证明　　　　　　　　　　B. 出具"出境货物通关单"
   C. 加盖检验检疫放行章　　　　　　　D. A 与 C

三、判断题

1. 快件运营人通过企业内部网络系统扫描的发票、装箱单、包装材料声明等文件视为无效。　　　　　　（　　　）

2. 出入境快件运营人向检验检疫机构办理报检手续时提供的纸质单据必须使用热感传真纸。　　　　　　（　　　）

3. 入境快件的申报及卫生处理应当在入境快件到达海关监管区前完成。　　　　　　（　　　）

【实训项目】

四川丰日安国际物流有限公司是一家长期经营国际货运代理业务的企业。公司已获得批准经营出入境快件业务,现须向检验检疫机构申请办理出入境快件运营单位检验检疫核准手续,请你代表该公司完成此项工作。

出入境人员、携带物、邮寄物检验检疫

能力目标：

能按照相关法律规定配合出入境人员卫生检疫、携带物检疫和邮寄物验检疫工作。

知识目标：

1. 了解出入境卫生检疫的对象；
2. 熟悉出入境旅客携带物检疫的范围；
3. 掌握办理出入境邮寄物检疫的规定。

 实例导入

福建出入境检验检疫局福州机场办事处对来自澳门的厦航 MF892 航班实施入境检疫时，获知机上有一名乘客出现呕吐、排泄黄色水样便等临床症状，随即向上级报告疫情并启动了口岸腹泻病人应急处理预案。由于根据当时福州地区正在发生霍乱流行的情况，结合病人的临床表现，初步判定为霍乱疑似病例，立即将患者转送至福州传染病医院就诊，采集的样本于当时即送至福建国际旅行保健中心检测。

为了防止传染病由国外传入或由国内传出，保障人民身体健康，根据我国《国际卫生条例》《国境卫生检疫法》及其实施细则、《食品卫生法》和《传染病防治法》等法律规定，检验检疫机构对出入境人员、携带物、邮寄物等实施卫生健康检查、预防接种和动植物检验检疫。

任务 10.1 办理出入境人员卫生检疫

10.1.1 办理出入境人员健康检查

1. 了解出入境人员健康检查对象

出入境人员健康检查对象包括：申请出国或出境一年以上的中国籍公民；在境外居住 3 个月以上的中国籍回国人员；来华工作或居留一年以上的外籍人士；国际通行交通工具上的中国籍员工。

2. 了解健康检查的重点项目

（1）对于中国籍出境人员，重点检查检疫传染病、监测传染病。

（2）对于回国人员，重点应进行艾滋病抗体、梅毒等性病的监测。

（3）对于来华外籍人员，重点检查的项目是检疫传染病、监测传染病和外国人禁止入境的五种传染病。

（4）对于国际通行交通工具上的中国籍员工，除按照国际旅行人员健康检查记录表中的各项检查外，重点进行艾滋病抗体、梅毒等性病的监测。

3. 申请健康检查

（1）办理体检需提交的文件。申请健康体检的出入境人员应分别填写"国际旅行人员健康检查记录"和

"外国人体格检查记录",并提交下列相关证件:中国籍出境人员的护照和使馆签证(时间紧迫时也可凭任务件或单位证明申请办理);回国人员的边防入境单和入境口岸的体检联系单;来华外籍人员凭公安机关开具的申请居留体检介绍信办理。

(2)签发国际旅行健康证书。出境人员体检合格签发"国际旅行健康证书";境外人员发给"境外人员体格检查记录验证证明"或有关体检证明;对于患有传染病如鼠疫、霍乱、黄热病及艾滋病、性病、麻风病、开放性肺结核,以及非传染病如精神病等的旅游者,不予签发"国际旅行健康证书",禁止其入境或出境。

10.1.2　出入境人员检疫申报

1. 出境人员检疫申报

出境一年以上的中国公民应出示"国际旅行健康证书";前往黄热病疫区的中国籍旅客应出示黄热病预防接种证书。

2. 入境人员检疫申报

受检疫的入境人员,必须根据检疫医师的要求,如实填写"入境检疫申明卡",出示某种有效的传染病预防接种证书、健康证明或其他有关证件。申报的内容主要有:精神病、艾滋病(含病毒感染)、性病、肺结核等疾病;发烧、皮疹、黄疸、腹泻、呕吐等症状;随身携带的生物制品、血液制品等特殊物品;来自黄热病疫区的旅客应出示黄热病预防接种证书。

 知识链接 10-1

国际预防接种

1. 预防接种的主要对象

国际预防接种的对象泛指易感人群,主要包括:中国籍出入境(包括旅游、探亲、留学、定居、外交、研修、劳务等)人员;外国籍人员(含港、澳、台同胞);国际海员和其他途径经国际口岸的交通工具上的员工;边境口岸的有关人员。

2. 预防接种项目

国际旅行者是否需要预防接种,视其旅行的路线和到达国家的要求及其传染病疫情而确定。预防接种项目目前分三类:①根据世界卫生组织和《国际卫生条例》的有关规定确定的预防接种项目,目前,黄热病预防接种是世界卫生组织唯一要求的国际旅行预防接种项目;②推荐的预防接种项目;③申请人自愿要求的预防接种项目。

3. 预防接种禁忌证明

预防接种禁忌证明是签发给有不宜进行预防接种的严重疾病的旅行者的一种证书。经申请人申请及提供有关的疾病诊断证明,检验检疫机构将对其签发预防接种禁忌证明。

4. 出入境人员检疫的申报管理

根据《国际卫生检疫法》,我国把出入境人员的检疫申报分为常态管理和应急管理。

(1)常态管理。国内外未发生重大传染病疫情时,出入境人员免于填报"出/入境检疫健康申明卡"。但有发热、呕吐等症状,患有传染性疾病或精神病,携带微生物、人体组织、生物制品、血液及其制品、动植物及其产品等的出入境人员应主动口头向检验检疫人员申报,并接受检验检疫。

(2)应急管理。国内外发生重大传染病疫情(如甲型 H1N1 流感)时,由国家质检总局发布对出入境交通工具和人员及其携带物采取临时性检验检疫强制措施的公告,来自疫区的交通工具必须在指定地点停靠;出入境人员必须逐人如实填报"出/入境检疫健康申明卡",并由检验检疫专用通道通行;出入境人员携带物必须逐件通过 X 光机透视检查。

任务 10.2　办理出入境旅客携带物检疫

旅客携带物检疫是指对出入境的旅客、交通员工和享有外交、领事特权与豁免权的人员携带或随所搭乘的车、船、航空器等交通工具托运的物品在出入境的港口、机场、车站和边境通道等场所实施的检验检疫。

10.2.1　了解出入境旅客携带物检验检疫的范围

旅客携带物的检验检疫范围包括：①出入境特殊物品，包括微生物、人体组织、生物制品、血液及其制品；②出入境尸体、骸骨、骨灰、棺柩等；③废旧物品；④来自疫区、被传染病污染或者可能传播传染病的行李物品；⑤动植物、动植物产品和其他检疫物。

10.2.2　了解检验检疫的申报要求及主要单证

（1）入境人员携带上述所列检疫物品入境的，入境前必须如实填写"入境检疫申明卡"，主动向口岸检验检疫机构申报。

（2）携带特殊物品出入境申报时，需提供"出/入境特殊物品卫生检疫审批单"和有关传染病病原体的检验证单。

（3）出入境人员携带尸体、骸骨、骨灰、棺柩报检的，需提交境外公证机构出具的公证书、死亡医学证明书、出境许可证和原墓葬地点证明等相关材料。

（4）携带植物种子、苗木及其他植物繁殖材料进境申报的，需提供经进境口岸直属检验检疫局备案的"引进种子、苗木检疫审批单"或"引进林木种子、苗木及其他繁殖材料检疫审批单"。

（5）因科学研究等特殊需要携带禁止进境物入境的，需提供国家质检总局出具的"进境动植物特许检疫许可证"。

10.2.3　实施检验检疫

（1）口岸检验检疫机构受理申报后，对所申报的内容和相关材料进行物证审核，在国家规定允许范围内的携带物以现场检疫为主，随检随放，不签发证书。如现场检疫认定须作除害处理的，或需要截留作实验室检测的，向物主签发"出入境人员携带物留检/处理凭证"，经除害处理或检疫合格后放行。

（2）出入境人员携带的特殊物品，经检验检疫合格后予以放行；尸体、骸骨、骨灰、棺柩经检疫合格和卫生检疫合格签发"尸体/棺柩/骸骨/骨灰入/出境许可证"予以放行，不合格者则作卫生处理或予以退回。

（3）携带入境的动物、动物产品和其他检疫物，经检疫合格或除害处理后合格的，予以放行；检验检疫不合格又无有效办法处理或经除害处理后仍不合格的，作限期退回或销毁处理，并由口岸检验检疫机构签发"出入境人员携带物留检/处理凭证"。

（4）携带国际禁止携带进境物进境的，作退回或销毁处理。

 知识链接 10-2

禁止携带进境的动物、动物产品和其他检疫物

1. 动物

鸡、鸭、锦鸡、猫头鹰、鸽、鹌鹑、鸟、兔、大白鼠、小鼠、豚鼠、松鼠、花鼠、蛙、蜥蜴、鳄、蚯蚓、蜗牛、鱼、虾、蟹、猴、穿山甲、猞猁、蜜蜂、蚕等。

2. 动物产品

精液、胚胎、受精卵、蚕卵、生肉类、腊肉、香肠、火腿、腌肉、熏肉、蛋、水生动物产品、鲜奶、乳清粉、皮张、鬃毛类、蹄骨角类、血液、血粉、油脂类、脏器等。

3. 其他检疫物

菌种、虫种、细胞、血清、动物标本、动物尸体、动物废弃物以及可能被病原体污染的物品。

任务 10.3 办理出入境邮寄物检疫

10.3.1 了解出入境邮寄物检验检疫的范围

1. 入境邮寄物检验检疫范围

(1) 来自疫区的、被检疫传染病污染的或者可能成为检疫传染病传播媒介的国际邮寄物。

(2) 动植物、动植物产品及其他检疫物的国际邮寄物。

(3) 微生物、人体组织、生物制品、血液及其制品等特殊物品的国际邮寄物。

(4) 国际邮寄物所使用或携带的植物性包装物、铺垫材料。

(5) 其他法律、法规以及国际条约规定需要实施检验检疫的国际邮寄物。

2. 出境邮寄物检验检疫范围

(1) 进口国规定检疫的邮寄物。

(2) 有微生物、人体组织、生物制品、血液及其制品等特殊物品的邮寄物。

(3) 寄件人有检疫要求的邮寄物。

10.3.2 办理检验检疫审批

(1) 邮寄进境的种子、苗木以及繁殖材料,收件人需事先按规定向有关农业或林业主管部门办理检疫审批手续,因特殊情况无法事先办理的,收件人应向进境口岸所在地直属检验检疫局申请补办检疫审批手续。

(2) 因科研、教学等特殊需要,需邮寄进境《禁止携带、邮寄进境的动物、动物产品和其他检疫物名录》和《进境植物检疫禁止进境物名录》中所列禁止进境物的,收件人须事先按有关规定向国家质检总局申请办理特许检疫审批手续。

(3) 邮寄《禁止携带、邮寄进境的动物、动物产品和其他检疫物名录》以外的动物产品,收件人需事先向国家质检总局或经其授权的进境口岸所在地直属检验检疫局申请办理检疫审批手续。

(4) 邮寄物属微生物、人体组织、生物制品、血液及其制品等特殊物品的,收件人或寄件人须向进出境口岸所在地直属检验检疫局申请办理检疫审批手续。

10.3.3 实施检验检疫

1. 入境邮寄物检验检疫

入境邮寄物由国际邮件互换局直分到邮局营业厅的,由邮局通知收件人限期到检验检疫机构办理检疫手续。快递邮寄物,由快递公司、收件人或其代理人限期办理检疫手续。有下列情况之一的,检验检疫机构作退回或销毁处理:①未按照规定办理检疫审批或未按检疫审批的规定执行的;②国家质检总局公告禁止邮寄入境的;③证单不全的;④在限期内未办理报检手续的;⑤经检疫不合格又无有效方法处理的;⑥其他须作退回或销毁处理的。

2. 出境邮寄物检验检疫

出境邮寄物属实施检验检疫范围的,寄件人必须向检验检疫机构报检,由检验检疫机构按照有关国家或地区的检验检疫要求实施现场和实验室检疫,检疫合格予以放行。

重要内容概要

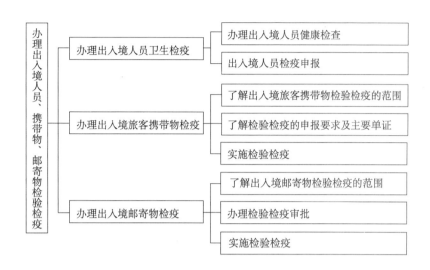

教学做一体化训练

【同步训练】

一、单项选择题

1. 为了加强对出入境人员传染病的监测,根据法律、法规的有关规定,出入境检验检疫机构要求入境旅客填写(　　)。

    A. 预防接种申请书   B. 入境检疫申明卡

    C. 国际旅行健康检查证明书   D. 出入境人员传染病报告卡

2. 根据世界卫生组织的要求,(　　)疫苗为强制接种项目。

    A. 霍乱   B. 流感   C. 黄热病   D. 鼠疫

3. 凡申请出境居住(　　)以上的中国籍人员,必须持有卫生检疫机关签发的健康证明。

    A. 半年   B. 一年   C. 两年   D. 三个月

4. 因科学研究等特殊需要携带禁止进境物,必须提前向(　　)或相关行政主管部门申请办理检疫特许审批。

    A. 进境口岸所在地直属检验检疫局   B. 海关旅客检查厅

    C. 过境关卡   D. 国家质检总局

二、多项选择题

1. 入境旅客填写"入境检疫申明卡",申报的内容包括(　　)。

    A. 精神病、艾滋病、性病、肺结核等疾病

    B. 发烧、皮疹、黄疸等症状

    C. 腹泻、呕吐等症状

    D. 随身携带的生物制品、血液制品等特殊物品

2. 出入境人员健康体检对象包括有(　　)。

    A. 出境一年以上的中国籍公民

    B. 在境外居住 3 个月以上的中国籍回国人员

    C. 来华工作或居留一年以上的外籍人员

    D. 来华工作或居留两年以上的外籍人员

3. 某畜产品公司经理在法国参加完贸易洽谈会回国时,随身携带了 2 只活兔、4 张生兔皮、3 包法国产香肠和 20 粒法国名贵花木种子,以下说法正确的有(　　　　)。

    A. 除生兔皮外,其他的都是禁止携带进境物

    B. 只有花木种子是允许携带的,但应补办检疫审批手续

    C. 香肠是允许携带的,而且在申报时也无须提供标签审核证书

    D. 活兔子即使是用于产品开发实验,也不允许携带入境

4. 下列物品中,不可以携带入境的有(　　　　)。

    A. 狗　　　　　　　　B. 猫　　　　　　　　C. 熏牛肉　　　　　　　　D. 鹌鹑

5. 我国禁止患有(　　　　)的外国人入境。

    A. 艾滋病　　　　　　　B. 霍乱　　　　　　　C. 麻风病　　　　　　　D. 黄热病

三、判断题

1. 对入境人员的检查中,发现患有艾滋病、性病、麻风病、精神病、开放性肺结核的外国人被禁止入境。　　　　　　　　　　　　　　　　　　　　　　　　　　　　　　　　　　　(　　　)

2. 出入境旅客、员工个人携带的行李和物品,不实施卫生处理。　　　　　　　　(　　　)

3. 对于国家规定允许携带并且数量在合理范围内的携带物以现场检疫为主,但也需要签发有关单证。　　　　　　　　　　　　　　　　　　　　　　　　　　　　　　　　　　　　(　　　)

4. 中国籍出境人员健康体检凭护照和使馆签证(时间紧迫也可凭任务书或单位证明)申请办理。　　　　　　　　　　　　　　　　　　　　　　　　　　　　　　　　　　　　　　(　　　)

5. "国际预防接种证书"是签发给患有不宜进行预防接种的严重疾病的旅行者的一种证明。　　(　　　)

6. 享有外交、领事特权与豁免权的人员可不进行旅检。　　　　　　　　　　　　(　　　)

四、案例分析题

2013 年 1 月,苏州检验检疫局邮检办工作人员在入境邮件检查时发现,苏州某公司以邮寄的方式从美国进口了 10 公斤的野花种子。经与该公司联系,这批入境种子未依法办理检疫审批手续。苏州局工作人员依据《中华人民共和国进出境动植物检疫法》的有关规定进行立案查处,最终对其处以 1000 元的罚款。经调查,该公司进口这批野花种子是用于制作贺卡上的装饰。

请结合有关法律、法规对本案例做出分析。

出入境检验检疫缴费与通关放行

能力目标：

1. 计算基本的检验检疫费用；
2. 辨别和认识不同检验检疫单证的作用；
3. 办理实施直通放行企业申请工作。

知识目标：

1. 了解检验检疫业务收费标准及规定；
2. 熟悉检验检疫单证的种类及签发程序；
3. 掌握出入境检验检疫直通放行和绿色通道申请条件及要求。

任务 11.1 出入境检验检疫的收费

检验检疫机构依法对出入境人员、货物、运输工具、集装箱及其法定检验检疫物，实施检验、检疫、鉴定等检验检疫业务，按照《出境检验检疫收费办法》及其收费标准计收费。出入境检验检疫费属于行政执法收入，依法收费是检验检疫机构的重要职责之一，依法缴费是出入境关系人的基本义务。

11.1.1 出入境检验检疫收费的一般规定

1. 按货值计算检验检疫费的规定

收费标准中以货值为基础计费的，要严格审核其贸易信用证、发票、合同所列货物总值，确认计费基础，采用顺序依次为贸易信用证、发票、合同；如发现货值明显偏差或无法提供贸易信用证、发票、合同的，以海关完税价格为基础计收。

检验检疫费以人民币计算，不足最低收费标准的，按最低额收取，元以下四舍五入计。

2. 按"一批"计算检验检疫费的规定

检验检疫机构对出入境货物的计费以"一批"为一个计算单位。"一批"是指同一品名（H.S.编码相同）在同一时间（报检时间相同），以同一运输工具，来自或运往同一地点，同一收货、发货人的货物。列车多车厢运输，满足以上条件的，按一批计；单一集装箱多种品名货物拼装，满足以上条件的，按一批计。

3. 同批货物涉及多项检验检疫业务计费的规定

同批货物涉及多项检验检疫业务工作的，应根据检验检疫业务工作的实际情况，计收费以检验检疫为一项，数量、重量为一项，包装鉴定为一项，实验室检验为一项，财产鉴定为一项，安全监测为一项，检疫处理为一项，分别计算，累计收费。其中货物检验检疫费按品质检验、动物临床检疫、植物现场检疫、动植物产品检疫、食品及食品加工设备卫生检验、卫生检疫分别计算，累计收费。

同一检验检疫批的货物，按照"货物检验检疫费"项下各类收费分别计算，累计超过 5000 元的，超过部分按 80% 计收。如累计不足最低额的，收取一个最低额。

4. 抽样检验的收费规定

检验检疫机构对法定检验检疫的出入境货物按有关规定抽样检验代表全批的，均按全批收费。

5. 货物品质检验费的计收规定

（1）货物品质检验费按不同品质检验方式计算。由检验检疫机构进行检验的，按收费标准 100% 计收，如为进料或来料加工出境货物品质检验的，按收费标准的 70% 计收；由检验检疫机构会同相关单位，如由生产企业、收货人共同进行检验的，按收费标准的 50% 计收。

（2）对危险品、有毒有害物质的品质检验、重量鉴定、包装使用鉴定以及装载上述货物的运输工具装运条件的鉴定，按其收费标准加一倍计收。

（3）出入境贵稀金属单价每千克超过 20 000 元的，超过部分免收品质检验费。

（4）同批货物同时实施品质检验与价值鉴定的，只计收财产鉴定费。财产鉴定费不属于货物检验检疫费的组成部分。

（5）出入境货物每批货值不足 2000 元的，免收品质检验费，只收证（单）费。涉及其他检验检疫业务的，如卫生检验、卫生检疫、动植物检疫等，按规定收取相应费用。

6. 数/重量鉴定费的计收规定

检验检疫类别为"M""N"或"S"且标准计量单位为数/重量单位的货物，审核数/重量的报检数据，并按标准计收数/重量鉴定费。免收品质检验费的同时免收数/重量鉴定费。数量鉴定费和重量鉴定费，一般只计收其中一种。

7. 包装使用鉴定费的计收规定

检验检疫类别为"N"或"S"的出口货物，计收包装使用鉴定费。免收品质检验费的同时免收包装使用鉴定费。

8. 另收实验室检验项目、鉴定项目费的规定

有以下情况之一的，检验检疫机构另收实验室检验项目、鉴定项目费。

（1）收费标准中规定另行收取实验室检验项目、鉴定项目费的。

（2）外国政府或双（多）边协议或出入境关系人要求增加检验检疫操作规程以外的检验项目、鉴定项目的。

（3）法律、法规或国家质检总局规章规定增加检验检疫操作规程以外检验项目、鉴定项目，且明确要求另行收费的。

9. 安全监测的计收费规定

对进口废旧金属、石材、供拆卸用的废旧船舶及法律、法规规定实施现场放射性监测的进口货物，应计收现场放射性监测费。

10. 过境动植物、动植物产品的收费规定

入境口岸检验检疫机构只对过境植物、动植物产品的运输工具和包装物实施检疫，按规定收取运输工具和包装物检验检疫费。根据有关规定须对植物、动植物产品抽样检疫的，按收费标准收费。对过境动物的检疫按照动物检疫收费项目标准收取检疫费。

11. 食品及食品加工设备卫生检验的收费规定

检验检疫机构对检验检疫类别为"R"的货物，以及用途为食品、食品添加剂、食品容器、包装材料、食品用工具、设备，用于食品和食品用工具设备的洗涤剂、消毒剂等（含来料加工、出口返销、在免税商店出售的上述货物），实施卫生监督检验的，计收食品及食品加工设备卫生检验费。

进口食品单一品种在 100 吨以下和非单一品种在 500 吨以下的，按小批量食品收费标准计收。

12. 小额边境贸易检验检疫的收费规定

边境口岸每批次价值在人民币 10 万元以下(含 10 万元)的小额边境贸易检验检疫收费,按收费标准的 70%计收;每批次价值在人民币 5 万元以下(含 5 万元)的,按收费标准的 50%计收。

13. 重新检验检疫的收费规定

检验检疫机构对已实施检验检疫的出入境法定检验检疫对象,因各种原因须重新报检并检验检疫的,按收费标准另行收取费用。其有下列三种情况。

(1)输入或前往国家(地区)更改检验检疫要求的。

① 出口货物或出境人员入境的国家(地区)更改了检验检疫要求。

② 更改了入境国家(地区)后,其有不同检验检疫的要求。需要重新实施检验检疫,另行收费;不需要重新检验检疫的,只收取签发证书(单)费。

(2)货物更换包装或拼装的。主要有货物更换包装、货物拼装、货物并批三种情况。需要重新实施检验检疫的,另行收费。

(3)超过检验检疫有效期或证(单)报运出口期限的。出境人员或出口货物离境时,超过检验检疫有效期,需要重新实施检验检疫,另行收费。如果超过证(单)报运出口期限,未超过检验检疫有效期,仅更换证(单),只收取签发证(单)费。

14. 检验检疫不合格且重新加工整理的收费规定

经检验检疫机构检验检疫不合格并已签发不合格通知单的出口货物,按全额收取检验检疫费。经检验检疫机构同意对不合格货物重新加工整理,检验检疫机构减半收取检验检疫费,其仅适用于品质检验费。

15. 检验检疫机构委托其他检验单位检验的收费规定

检验检疫机构委托经国家质检总局认可资质的检验机构或其他检测单位对法定检验检疫对象实施检验的,检验检疫机构支付其检验费,再按收费标准向出入境关系人收取。

16. 检验检疫机构凭其他检验单位检验结果出证的收费规定

法律、行政法规规定出入境货物由有关检验单位实施检验,检验检疫机构凭检验结果出证的,检验检疫机构只收取签发证(单)工本费,不收取检验费等其他任何费用。

17. 在出境货物产地检验检疫后口岸检验检疫机构签证放行的收费规定

口岸检验检疫机构凭产地检验检疫机构签发的换证凭单查验换证的,只收取签发证(单)工本费,不收取查验费等其他任何费用。

11.1.2　出入境检验检疫收费的其他规定

1. 撤销检验检疫的收费规定

出入境关系人因故撤销检验检疫时,检验检疫机构未实施检验检疫的,不得收费;已实施检验检疫的,按收费标准的 100%计收。因检验检疫机构的责任撤销检验检疫的,不得收费。

2. 检验检疫费用缴纳期限和滞纳金收取的规定

自检验检疫机构开具收费通知单之日起 20 日内,出入境关系人应缴清全部费用,逾期未缴的,自第 21 日起,每日加收未缴纳部分 5‰的滞纳金。出入境关系人对检验检疫费有异议而造成逾期缴纳的,滞纳金计收办法同上。

11.1.3　出入境检验检疫收费标准

1. 出入境检验检疫收费标准(部分)

出入境检验检疫收费标准(部分)见表 11-1。

表 11-1 出入境检验检疫收费标准(部分)

编号	名　称	计费单位	收费标准	最低费额/元	备　注
一	货物及运输工具检验检疫费				
(一)	货物检验检疫费			60	
1	品质检验	货物总值	1.5‰		1. 含出口危险货物小型气体容器包装检验,货物总值按小型气体容器的内、外包装及内装物的货值计算 2. 涂料进口时,仅收取品质检验费,不收专项检测费
2	动物临床检疫、植物现场检疫、动植物产品检疫 其中:介质土、植物油	货物总值	1.2‰ 0.67‰		1. 对无法确定货物总值的动植物,其动物临床检疫、植物现场检疫按以下收费标准收取: A. 牛、马、驼、猪、羊、犬、虎、豹等大中动物(含胚胎),20 元/头(只);B. 兔、貂、猫、豚鼠等小动物、爬行类、两栖类动物,2 元/头(只);C. 禽鸟类,0.5 元/只;D. 鱼、虾、蟹等水生动物,0.4 元/只(鱼虾蟹苗按百尾,亲鱼虾苗按千尾);E. 苗木(花卉),0.10 元/株;F. 盆景,2 元/盆;G. 试管苗,10 元/支;H. 受精卵,0.2 元/万粒;I. 动物精液,2.0元/管 2. 动物临床检疫、植物现场检疫确定需做实验室检验的,按实际检验项目数额另行计收;动植物产品的实验室检验项目不另收费
3	食品及食品加工设备卫生检验	货物总值	1.2‰		小批量食品按货物总值的 4‰收费
4	卫生检疫				不收费
(二)	运输工具检验检疫费				
1	检疫				
(1)	船舶(包括废旧船舶和修理船舶)				1. 客轮加收 50% 2. 同一船舶同日多次往返边境界河或港、澳、台地区与大陆之间同一口岸的,按两艘次收费
a	10 001 总吨以上	艘次	330 元		
b	5001~10 000 总吨	艘次	260 元		
c	1001~5000 总吨	艘次	170 元		
d	101~1000 总吨	艘次	100 元		
e	100 总吨以下	艘次	60 元		
(2)	飞机				
a	起飞重量 100 吨以上	架次	50 元		
b	起飞重量 100 吨以下	架次	30 元		
(3)	火车	厢次	4 元		
(4)	汽车及其他车辆	车次	2 元		
2	适载检验				适用于《进出口商品检验法实施条例》第二十九条规定的范围
(1)	清洁	舱、车、厢	30 元		
(2)	温度	舱、车、厢	30 元		
(3)	密固	舱、车、厢	60 元		

2. 出入境检验检疫有关检疫处理等业务收费标准(部分)

出入境检验检疫有关检疫处理等业务收费标准(部分)见表11-2。

表 11-2　出入境检验检疫有关检疫处理等业务收费标准(部分)

编号	名　称	计费单位	收费标准/元	最低费额/元	备　注
一	检疫处理费				
(一)	运输(装载)工具检疫处理				药品按实另行收费。凡从外地采购需特殊包装(如用钢瓶等包装)或需在危险品仓库存放的药品,药品费用按该药品市场价格的200%收费
1	船舶				客轮加收50%
(1)	一般检疫处理				
a	一般船舶	每总吨	0.05	200	
b	专运动物船舶	艘次	12 000		
(2)	熏蒸检疫处理	每总吨	0.6		
2	飞机				
(1)	起飞重量 201 吨以上	架次	400		
(2)	101～200 吨	架次	300		
(3)	51～100 吨	架次	200		
(4)	50 吨以下	架次	100		
(5)	专运动物飞机	架次	10 000		
3	火车	车厢次	80		
4	汽车				8 吨以上的,加一倍收费
(1)	汽车消毒	辆次	20		
(2)	汽车轮胎消毒	辆次	2		
5	集装箱	标箱次	20		箱体熏蒸按每标箱 40 元收费
(二)	货物检疫处理				
1	一般检疫处理				
(1)	货物	吨	3		
(2)	饮用水	百吨	46		
(3)	废水	净吨	46		药品按实另行收费

3. 出入境检验检疫有关实验室检验项目、鉴定项目收费标准(部分)

出入境检验检疫有关实验室检验项目、鉴定项目收费标准(部分)见表11-3。

表 11-3　出入境检验检疫有关实验室检验项目、鉴定项目收费标准(部分)

编号	名　称	计费单位	收费标准/元	备　注
一	动植物实验室检验项目收费			
(一)	动物试验			其他动物试验按实耗收费
1	玻片凝集反应	每头份	4	
2	试管凝集反应	每头份	6	
3	琼脂扩散试验	每头份	6	
4	补体结合试验	每头份	13	
5	间接血凝(抑制)实验	每头份	6	
6	细胞中和实验	每头份	20	
7	免疫电泳试验	每头份	10	
8	荧光抗体试验	每头份	16	
9	变态反应	每头份	6	
10	酶标试验	每头份	23	
11	电镜检查	每小时	80	

编号	名　称	计费单位	收费标准/元	备　注
12	病毒分离鉴定	每种	133	
13	组胚分离	每头份	33	
14	鸡胚分离	每头份	66	
15	细菌分离	每头份	20	
16	普通镜检	每头份	1	
17	特殊染色镜检	每头份	2	
18	一般培养	每头份	3	
19	特殊培养	每头份	13	
20	生化试验	每头份	10	
21	寄生虫检查(项)	每头份	3	
22	X光透视检查	每头次	3	
23	X光拍片检查	每头次	13	
24	血液常规检查	每头	2	
25	解剖大动物	每头	23	
26	解剖中动物	每头	20	
27	解剖小动物	每头	6	
28	病理切片	每头每样	13	

任务 11.2　出入境检验检疫单证与通关放行

出入境检验检疫单证是出入境检验检疫机构根据我国法律规定行使出入境检验检疫行政职能,按照有关国际贸易各方签订的契约规定或其政府的有关法规,以及国际惯例、条约的规定从事检验检疫工作,并据此签发的各类单据和证书。

11.2.1　出入境检验检疫单证的法律效力

1. 出入境货物通关的重要凭证

目前,我国凭检验检疫单证通关验放的情况大致有三种。

(1) 凡列入《法检目录》的进出口货物(包括转关运输货物),海关一律凭"入/出境货物通关单"验放。

(2) 未列入《法检目录》的进出口货物,国家法律、法规另有规定的需实施检验检疫的,海关凭检验检疫机构签发的"入/出境货物通关单"验放。

(3) 涉及社会公益、安全、卫生、检疫、环保等方面的货物,入境国家海关根据其国家法令或政府规定要求,凭检验检疫机构签发的单证(包括品质、植检、兽医、健康卫生、熏蒸消毒等证书)作为通关验放的重要凭证。

2. 海关征收和减免关税的有效凭证

(1) 有些国家海关在征收进出境货物关税时,经常依据检验检疫证单上的检验检疫结果作为海关据以征税的凭证。

(2) 因发货人责任造成的残损、短缺或品质等问题的入境货物,发生换货、退货或赔偿的现象时涉及免税或退税,检验检疫机构签发的证书可作为通关免税或退税的重要凭证。

(3) 检验检疫机构签发的产地证书是进口国海关征收或减免关税的有效凭证。一般产地证是享受最惠国税率的有效凭证,普惠制产地证是享受给惠国减免关税的有效凭证。

3. 履行交接、结算及进口国准入的有效证件

(1) 检验检疫机构签发的各种证书是证明凭证单交易交接货物的有效凭证。

(2) 检验检疫证书中所列的货物品质、规格、成分、公量等检验检疫结果是买卖双方计算货款的依据。因此,检验检疫证书是结算货款的凭证。

（3）有的国家法令或政府规定要求，某些入境货物需凭检验检疫证书方可入境。

4. 议付货款的有效凭证

在国际贸易中，往往在合同和信用证中规定，以检验检疫证书作为交货付款的依据之一。议付银行受开户行的委托，审核信用证规定需要的证单及其内容，符合条件的方予结汇。

5. 明确责任的有效证件

承运人或其他贸易关系人申请检验检疫机构证明出入境货物的积载情况、验舱、舱口检视、水尺计量、证明液体商品的温度和密度、签封样品、对冷藏舱检温、冷冻货检温等，都是一种明确责任范围的证明文件。

6. 办理索赔、仲裁及诉讼的有效文件

对入境货物，经检验检疫发现残缺、短少或与合同、标准不符的，由检验检疫机构签发检验证书。买方在索赔有效期内，凭检验证书向卖方提出索赔或换货、退货。属于保险人、承运人责任的，也可凭检验证书提出索赔。有关方面也可以凭检验证书进行仲裁。检验检疫证书在诉讼时是举证的有效证明文件。

7. 办理验资的有效证明文件

对外商投资企业及各种对外补偿贸易方式，境外（包括港、澳、台地区）投资者以实物作价投资的，或外资企业从境外用投资资金购买的财产，各地检验检疫机构办理外商投资财产鉴定工作，按规定出具鉴定证书。其价值鉴定证书是证明投资各方投入财产价值量的有效依据。会计事务所凭价值鉴定证书办理外商投资财产的验资工作。

11.2.2 检验检疫单证的签发程序及管理

1. 检验检疫单证的签发程序

出入境检验检疫单证的签发程序包括原始记录、拟制证稿、审核证稿、证单复审、制证、校对、签署和盖章、发证归档等环节。其中，原始记录、拟制证稿、审核证稿在施检部门完成，其他环节在检务部门完成。检验检疫机构签发的单证一般以验讫日作为签发日期。

2. 检验检疫单证的补充、更改和重发

（1）补充证书。报检人需要补充证书内容时，应办理申请手续，填写"更改申请单"，并出具书面证明材料，说明要求补充的理由，经检验检疫机构核准后据实签发补充证书。补充证书与原证书同时使用才有效。

（2）更改证书。报检人申请更改证书时，应将原证书退回，填写"更改申请书"，书面说明更改原因及要求，并附有关函电等证明单据。品名、数（重）量、检验检疫结果、包装、发货人、收货人等重要项目更改后与合同、信用证不符的，或者更改后与输出、输入国家法律、法规规定不符的，均不能更改。

（3）重发证书。申请人在领取检验检疫证书后，因故遗失或损坏，应提供经法人代表签字、加盖公章的书面说明，并在检验检疫机构指定的报纸上声明作废。经原发证的检验检疫机构审核批准后，方能重新补发证书。

3. 检验检疫单证的有效期

（1）"入境货物通关单"的有效期为 60 天。一般报检的"出境货物换证凭单"（含电子转单方式）和"出境货物换证通关单"的有效期为：一般货物 30 天；植物和植物产品 21 天，北方冬季可适当延长至 35 天；鲜活类货物 14 天。

（2）用于电讯卫生检疫的"交通工具卫生证书"的有效期：用于船舶的有效期为 12 个月；用于飞机、列车的有效期为 6 个月。"船舶免于卫生控制措施证书/船舶卫生控制措施证书"的有效期为 6 个月。

（3）"国际旅行健康检查证明书"的有效期为 12 个月，"预防接种或预防措施国际证书"的有效时限根据疫苗的有效保护期确定，国家质检总局对检验检疫单证有效期另有规定的从其规定。

（4）信用证要求装运港装船时检验，签发单证日期为提单日期 3 天内签发（含提单日期）；出口换证凭单以标明的检验检疫有效期为准。

4. 检验检疫单证的丢失管理

检验检疫单证是贸易结汇、通关等的重要凭证，企业应妥善保管和使用，一旦丢失，应即时报告检验检疫机构，并登报声明作废。国家质检总局指定《国门时报》为丢失检验检疫单证声明作废的报纸，中国国门时报社凭声明单位的营业执照复印件和公函等有效文件受理刊登。各地检验检疫机构在受理重发单证的申请时,要审核其在《国门时报》上刊登的作废声明。

11.2.3 检验检疫单证的种类及适用范围

目前,出入境检验检疫单证(不含原产地证书)可分为证书类、凭单类、监管类、海峡两岸直通交通工具检验检疫专用证单等(见表 11-4~表 11-7)。

1. 证书类(见表 11-4)

表 11-4 出入境检验检疫证书类单证

类　别	格式/编号	单证名称及适用范围
出境货物检验检疫类	C1-1	"检验证书":适用于出境货物(含食品)的品质、规格、数量、重量、包装等检验项目,证书具体名称根据需要打印
	C1-2-1	"生丝品级及公量证书":适用于证明生丝的品质及公量
	C1-2-2	"捻线丝品级及公量证书":适用于证明捻线丝的品质及公量
	C1-2-3	"绢丝品质证书":适用于证明绢丝的品质
	C1-2-4	"双宫丝品级及公量证书":适用于证明双宫丝的品质及公量
	C1-2-5	"初级加工丝品质及重量证书":适用于证明初级加工丝的品质及重量
	C1-2-6	"柞蚕丝品级及公量证书":适用于证明柞蚕丝的品级及公量
	C1-4	"啤酒花证书":适用于输往欧盟的啤酒花 注:此证书只有部分局可以签发
出境货物卫生类	C2-1	"卫生证书":适用于经检验符合卫生要求的出境食品以及其他需要实施卫生检验的货物
	C2-2	"健康证书":适用于食品以及食品加工的化工产品、纺织品、轻工品等与人、畜健康相关的出境货物
出境兽医类	C3-1	"兽医(卫生)证书":适用于符合输入国家或地区和中国有关检疫规定、双边检疫协定以及贸易合同要求的出境动物产品
	C3-2-1	"兽医卫生证书":适用于输往俄罗斯的牛肉
	C3-2-2	"兽医卫生证书":适用于输往俄罗斯的猪肉
	C3-2-3	"兽医卫生证书":适用于输往俄罗斯的动物性原料等,包括皮革、角蹄类、肠衣、毛皮、羊皮和羔羊皮、羊毛、鬃、马尾、鸡鸭鹅及其他禽类的羽毛和羽绒
	C3-2-4	"兽医卫生证书":适用于输往俄罗斯的禽肉
出境动物检疫类	C4-1	"动物卫生证书":适用于:①符合输入国家或地区和中国有关检疫规定、双边检疫协定以及贸易合同要求的出境动物;②符合检疫要求的出境游客携带的伴侣动物;③符合检疫要求的供港澳动物
出境植物检疫类	C5-1	"植物检疫证书":适用于符合输入国家或地区与中国有关检疫规定、双边检疫协定以及贸易合同要求检疫的出境植物、植物产品及其他检疫物
	C5-2	"植物转口检疫证书":适用于从输出方运往中国转口到第三方(包括港澳台等地区)的符合检疫要求的植物、植物产品以及其他检疫物
运输工具检验检疫类	C6-1	"船舶入境卫生检疫证书":适用于入境卫生检疫时没有染疫的或不需要实施卫生处理的国际航行船舶
	C6-2	"船舶入境检疫证书":适用于入境卫生检疫时,需实施某种卫生处理或离开本港后应继续接受某种卫生处理的国际航行船舶
	C6-3	"交通工具卫生证书":适用于申请电讯卫生检疫工具的交通工具,包括轮船、飞机、火车等
	C6-4	"交通运输工具出境卫生检疫证书":适用于出境交通运输工具的卫生检疫
	C6-5	"船舶免于卫生控制措施证书/船舶卫生控制措施证书":适用于船舶实施鼠患检查后,未发现鼠患亦未采取任何除鼠措施的情况/适用于船舶实施鼠患检查后,发现鼠患并进行除鼠的情况
	C6-6	"运输工具检疫证书":适用于经动植物检疫合格的出入境交通运输工具,以及经卫生检疫合格入境运输工具,如飞机、火车等 注:入境国际航行船舶卫生检疫采用 C6-1 或 C6-2

续表

类　　别	格式/编号	单证名称及适用范围
检疫处理类	C7-1	"熏蒸/消毒证书":适用于经检疫处理的出入境动植物及其产品、包装材料、废旧物品、邮寄物、装载容器(包括集装箱)以及其他需要实施检疫处理的物品等
	C7-2	"运输工具检疫处理证书":适用于对出入境运输工具熏蒸、消毒、除虫(含灭蚊),包括对交通运输工具员工及旅客用食品、饮用水以及运输工具的压舱水、垃圾、污水等项目实施检疫处理
国际旅行健康类	C8-1	"国际旅行健康检查证明书":适用于对出入境氯的健康检查。凡申请出境居住一年以上的中国籍人员,必须持此证明
	C8-2	"疫苗接种或预防措施国际证书":适用于对国际旅行人员的预防接种
入境货物检验检疫类	C9-1	"检验证书":适用于检验不合格须索赔的入境货物或报检人要求或交接、结汇、结算要求的证书,具体名称根据需要打印
	C9-2	"卫生证书":适用于经卫生检验合格的入境食品、食品添加剂;经卫生检验不合格而要求索赔的入境食品、食品添加剂
	C9-3	"兽医卫生证书":适用于经检疫不符合我国检疫要求的入境动物产品
	C9-4	"动物检疫证书":适用于经检疫不符合我国检疫要求的入境动物
	C9-5	"植物检疫证书":适用于经检疫不符合我国检疫要求的入境植物、植物产品、植物性包装铺垫材料、植物性废弃物、土壤、菌种、毒种、生物材料等
空白证书类	Ce-1	"空白证书":适用于规定格式以外的品质检验、鉴定等证书,如品质证书、重/数量证书、外商投资财产价值鉴定证书、冷藏车检验证书、输美陶瓷证书、恶喹酸证书
	Ce-2	"空白证书":适用于规定格式以外的涉及卫生检验、食品卫生检验、动植物检疫等证书,如卫生证、健康证、兽医证、农残证、奶槽车检验证书、冷藏车检验证书等
	Ce-3	"空白证书":适用于需要正反面打印的证书,如输往欧盟水产品和肠衣的卫生证书
	C0-0	证书续页:适用于多页的情况

2. 凭单类(见表11-5)

表11-5　出入境检验检疫凭单类单证

类　　别	格式/编号	单证名称及适用范围
申请单类	B1-1	"入境货物报检单":适用于进境货物(包括废旧物品)、包装铺垫材料、装载法定检验检疫货物的集装箱,以及外商投资财产鉴定的申报
	B1-2	"出境货物报检单":适用于出境货物(包括废旧物品)、包装铺垫材料、装载法定检验检疫货物的集装箱等的申报
	B1-3	"出境货物运输包装检验申请单":适用于对出境货物运输包装性能检验和危险货物包装使用鉴定的申请,以及出入境食品包装容器检验的申请
	B1-4C	"航海健康申报书":出入境船舶方向口岸检验检疫机构提供的书面健康报告(中文版)
	B1-4E	"航海健康申报书":出入境船舶方向口岸检验检疫机构提供的书面健康报告(英文版)
	B1-4-1	"压舱水申报单":适用于国际航行船舶在入境时船方就压舱水装载和排放情况向口岸检验检疫机构的申报
	B1-4-2	"列车健康申报单":适用于出入境火车向口岸检验检疫机构的申报
	B1-5	"船舶免于卫生控制措施证书/船舶卫生控制措施证书申请书":适用于需要对船舶免于采取/采取卫生控制措施的申请
	B1-6	"出入境健康申明卡":适用于国内外发生重大传染病疫情时出入境旅客健康申明和携带物申报
	B1-7	"预防接种申请书":适用于预防接种的申请
	B1-8	"更改申请单":适用于报检人申请更改、补充或重发证书以及撤销报检等情况
	B1-9	"出/入境集装箱报检单":适用于出入境空箱和装载非法定检验检疫货物的集装箱检验检疫的申报
	B1-10	"出入境人员健康检查申请表":适用于出入境人员健康检查的申请

续表

类　别	格式/编号	单证名称及适用范围
通关类	B2-1-1	"入境货物通关单":适用于在本地报关并实施检验检疫的入境货物的通关,包括调离海关监管区
	B2-1-2	"入境货物通关单":适用于在本地报关,由异地检验检疫的入境货物的通关,包括调离海关监管区;需要实施通关前查验,且经查验合格或经查验不合格但可进行有效处理合格的入境货物。此单为四联,其第2、3、4联名为"入境货物调离通知单",可单独使用,对动植物产品可作为运递证明
	B2-2	"出境货物通关单":适用于国家法律、行政法规规定必须经检验检疫合格的出境货物(包括废旧物品、集装箱、包装铺垫材料等)的通关,此单是检验检疫机构对出境货物的放行单
	B2-3	"尸体/棺柩/骸骨/骨灰入/出境许可证":尸体、棺柩、骸骨、骨灰经检查符合卫生要求并准予出/入境的凭证
结果类	B3-1	"进口机动车辆随车检验单":适用于进口机动车辆的检验,每车一单
	B3-2	"出入境货物运输包装性能检验结果单":适用于经检验合格的出境货物包装性能检验和经检验合格的食品包装
	B3-3	"出境危险货物运输包装使用鉴定结果单":适用于证明包装容器适合装载出境危险货物
	B3-4	"集装箱检验检疫结果单":适用于装运出口易腐烂变质食品、冷冻品集装箱的适载检验以及装载其他法定检验检疫货物集装箱的检验;出入境集装箱的卫生检疫和动植物检疫
	B3-5	"放射监测/处理报告单":适用于对放射性物质实施监测或处理
通知类	B4-1	"入境货物检验检疫情况通知单":适用于入境货物分港卸货或集中卸货分拨数地的检验检疫情况通知(仅限于检验检疫系统内部使用)
	B4-2	"检验检疫处理结果单":适用于对运输工具(含饮用水、压舱水、垃圾和污水等)、集装箱、邮寄物、货物的检疫处理以及放射性检测;对入境的废旧物品进行检疫处理;需实施通关前查验的入境货物,经查验不合格又无有效处理方法,需作退运或销毁处理的;入境货物通关后经检验检疫不合格需作退运或销毁处理的
	B4-3	"出境货物不合格通知单":适用于经检验检疫或口岸核查货证不合格的出境货物、经检疫不合格的包装等
	B4-4	"提请提前出境书":适用于境外人员被发现有限制入境和疾病时签发,以通知和协同有关部门责令其限期出境
凭证类	B5-1	"入境货物检验检疫证明":适用于经检验检疫合格的法定入境货物,是入境货物准予销售、使用或安装调试的凭证,也是检验检疫机构对入境货物的放行单。入境食品经检验合格的,暂用C9-2"卫生证书"
	B5-2	"进口机动车辆检验证明":适用于进口机动车辆换领行车牌证
	B5-3	"出境货物换证凭单":适用于对未正式成交的经预检符合要求的货物;产地检验检疫合格,查验换证(单)的出境货物(仅用于检验检疫系统内部换证)
	B5-4	"抽/采样凭证":检验检疫机构抽取/采集样品时向被抽/采样单位出具的凭证
	B5-5	"出入境人员携带物留验/处理凭证":适用于出入境旅客携带动植物及其产品的留验处理
	B5-6	"出入境人员留验/隔离证明":适用于对染疫人签发隔离证书(隔离时间根据医学检查结果而定)、对染疫嫌疑人签发留验证书(本证书在留验隔离期满签发)
	B5-7	"境外人员体格检查记录验证证明":适用于对外籍人士、港澳台人员、华侨和非居住在中国境内的中国公民在境外经全面体检后所出具的体检记录的验证,合格者签发此证书
	B5-8	"预防接种禁忌证明":适用于出入境人员中需实施预防接种而其本人又患有不适于预防接种之禁忌症者
		附页:适用于多页带底纹编号类凭单

3. 监管类（见表 11-6）

表 11-6　出入境检验检疫监管类单证

类　别	格式/编号	单证名称及适用范围
动植物检疫审批类		"中华人民共和国进境动植物检疫许可证申请表":适用于以下所列三类货物的许可证申请:动物、动物产品及动物遗传物质(精液、胚胎、种蛋、受精卵);水果、土壤、栽培介质、烟叶、谷物(小麦、玉米、大米、稻谷、大麦、黑麦、燕麦、高粱、麦芽、面粉等)、豆类(大豆、绿豆、豌豆、赤豆、蚕豆、鹰嘴豆等)、薯类(马铃薯、木薯、甘薯粉等)及其饲料(麦麸、豆饼、豆粕等);因科学研究等特殊需要引进的植物微生物、昆虫、螨类、软体动物及其他转基因生物材料和国家禁止入境的植物繁殖材料
	B0-1	"中华人民共和国进境动植物检疫许可证":适用于上述所列货物的进境动植物检疫审批。本许可证由直属局初审,国家质检总局签发
口岸卫生监督类		"中华人民共和国国境口岸储存场地卫生许可证申请书":适用于国境口岸储存进出口货物的场所(如保税仓、集装箱装卸场地、冷库等)领取卫生许可证的申请
	B0-2	"中华人民共和国国境口岸储存场地卫生许可证":适用于上述场地的卫生许可
		"中华人民共和国国境口岸服务行业卫生许可证申请书":适用于国境口岸的宾馆、餐厅、小卖部、公共场所等服务行业经营单位领取卫生许可证的申请
	B0-3	"中华人民共和国国境口岸服务行业卫生许可证":适用于上述服务行业经营单位,作为准予营业的凭证。
		"中华人民共和国国境口岸食品生产经营单位卫生许可证申请书":适用于在国境口岸和交通工具上从事食品生产经营的单位领取卫生许可证的申请
	B0-4	"中华人民共和国国境口岸食品生产经营单位卫生许可证":适用于上述食品生产经营单位,作为准予经营的凭证
	B0-5	"健康证明书":对在国境口岸和交通工具上从事饮食、饮用水工作的人员以及在国境口岸公共场所服务的人员的健康证明
卫生检疫类	B0-6	"入/出境特殊物品卫生检疫审批单":适用于对入境、出境的微生物、人体组织、生物制品、血液及其制品等特殊物品的检疫审批,是检验检疫机构对申报入/出境的特殊物品审核许可后出具的许可证明
	B0-7	"艾滋病检验报告单":适用于艾滋病病毒抗体检测后出具检验结果
	B0-7-1	"HIV 抗体初筛阳性送检化验单":适用于经艾滋病初筛实验血清学检测有反应,血样送确诊实验室确认检验
	B0-8	"国际旅行人员健康检查记录":对出入境人员进行医学检查后的原始结果记录,也是某些国家所要求出具的健康检查证明
	B0-9	"国境口岸及入/出境交通工具食品饮用水从业人员体检表":是国境口岸公共场所和入出境交通工具、食品饮用水从业人员实施体格检查的结果记录
	B0-11	"出入境人员传染病报告卡":适用于在出入境人员传染病检测中发现的检疫传染病、监测传染病及传染病防治法规定的其他传染病,在规定时间内向有关部门上报疫情,并在传染病病例死亡或订正诊断结果时上报
		"就诊方便卡":对来自检疫传染病和监测传染病疫区的人员,检疫医师可以根据流行病学的医学检查结果,发给就诊方便卡。各地医疗单位对持有就诊方便卡的人员应当优先诊治
食品监督类		"卫生注册证书":适用于经审核后对符合卫生注册要求的出口食品生产、加工、储存企业签发。对须办理卫生注册的企业,在取得该证书后方可生产、加工、储存出口食品
		"卫生登记证书":适用于经审核后对符合卫生登记要求的出口食品生产、加工、储存企业签发。对须办理卫生登记的企业,在取得该证书后方可生产、加工、存储出口食品
检验监督类		"进出口电池产品备案书":适用于对不含汞的电池产品和汞含量检测合格后取得"电池产品汞含量检测合格确认书"的含汞电池产品签发。进出口电池产品报检时须提供此备案书
		"进口涂料备案书":适用于对经专项检测合格的进口涂料签发,用于进口涂料的备案登记
		"自行车产品型式试验确认书":适用于自行车产品型式试验合格后签发。出口自行车报检时须提供此确认书
		"电器产品型式试验确认书":适用于电器产品型式试验合格后签发。出口电器产品报检时须提供此确认书

4. 海峡两岸直航交通工具检验检疫专用证单(见表 11-7)

表 11-7　海峡两岸直航交通工具检验检疫专用证单

交通工具	单证类别	格式/编号	单证名称及适用范围
船舶	申请类	Z1-1-1	"船舶出港适载检验检疫申请书":适用于装载动植物、动植物产品及其他检疫物出港直航船舶的动植物检疫;装载易腐烂变质食品、冷冻品的出港直航船舶船舱适载检验的申请
		Z1-1-2	"船舶卫生证书申请书":适用于直航船舶申请实施电讯卫生检疫管理的"船舶卫生证书"
		Z1-1-3	"船舶检疫处理申请书":适用于直航船舶申请实施动植物检疫卫生检疫处理
		Z1-1-4	"航海健康申报单":适用于进港或出港直航船舶船方向港口检验检疫机构提供的书面健康报告
		Z1-1-5	"压舱水申报单":适用于进港直航船舶船方就压舱水装载和拟排放情况向港口检验检疫机构的申报
	通知类	Z1-2-1	"船舶检疫处理通知单":适用于经动植物检疫或卫生检疫须对直航船舶实施检疫处理的情况
	证书类	Z1-3-1	"船舶出港适载检验检疫证书":适用于装载动植物、动植物产品及其他检疫物检疫合格,或装载易腐烂变质食品、冷冻品的出港直航船舶船舱适载检验合格的情况
		Z1-3-2	"船舶出港卫生检疫证书":适用于直航出港船舶卫生检疫合格的情况
		Z1-3-3	"船舶卫生证书":适用于可以申请实施电讯卫生检疫的直航船舶
		Z1-3-4	"船舶进港检疫证书":适用于进港卫生检疫合格的直航船舶
		Z1-3-5	"船舶进港卫生检疫证书":适用于来自传染病疫区,须实施某种卫生处理或离开本港后应继续接受某种卫生处理的直航船舶
		Z1-3-6	"船舶检疫处理证书":适用于经动植物检疫防疫消毒处理或卫生检疫消毒处理的直航船舶
航空器	申请类	Z2-1-1	"航空器出港适载检验检疫申请书":适用于装载动植物、动植物产品及其他检疫物出港直航航空器的动植物检疫;装载易腐烂变质食品、冷冻品的出港直航航空器机舱适载检验的申请
		Z2-1-2	"航空器卫生证书申请书":适用于直航航空器申请实施电讯卫生检疫管理的"航空器卫生证书"
		Z2-1-3	"航空器检疫处理申请书":适用于直航航空器申请实施动植物检疫卫生检疫处理
	通知类	Z2-2-1	"航空器检疫处理通知单":适用于经动植物检疫或卫生检疫须对直航航空器实施检疫处理的情况
	证书类	Z2-3-1	"航空器出港适载检验检疫证书":适用于装载动植物、动植物产品及其他检疫物检疫合格,或装载易腐烂变质食品、冷冻品的出港直航航空器机舱适载检验合格的情况
		Z2-3-2	"航空器出港卫生检疫证书":适用于直航出港航空器卫生检疫合格的情况
		Z2-3-3	"航空器卫生证书":适用于可以申请实施电讯卫生检疫的直航航空器
		Z2-3-4	"航空器进港检疫证书":适用于进港卫生检疫合格的直航航空器
		Z2-3-5	"航空器进港卫生检疫证书":适用于来自传染病疫区,须实施某种卫生处理或离开本港后应继续接受某种卫生处理的直航航空器
		Z2-3-6	"航空器检疫处理证书":适用于经动植物检疫防疫消毒处理或卫生检疫消毒处理的直航航空器

任务 11.3　出入境检验检疫直通放行

　　直通放行是指检验检疫机构对符合规定条件的进出口货物实施便捷高效的检验检疫放行方式,分为进口直通放行和出口直通放行。从 2008 年 7 月 18 日起,进出口企业可向所在地出入境检验检疫机构提出直通放行申请,各直属出入境检验检疫局依据《进出口货物检验检疫直通放行管理规定》对符合直通放行条件的进出口货物实施出入境检验检疫直通放行。

　　直通放行工作的实施以企业诚信管理和货物风险分析为基础,以信息化管理为手段,坚持"谁检验检疫,谁承担责任"的原则。

11.3.1　直通放行企业的申请

1. 申请实施直通放行的企业必须具备的条件

（1）严格遵守国家出入境检验检疫法律、法规,2 年内无行政处罚记录。

（2）检验检疫诚信管理(分类管理)中的 A 类企业(一类企业)。

（3）企业年进出口额在 150 万美元以上。

（4）企业已实施 HACCP 或 ISO 9000 质量管理体系,并获得相关机构颁发的质量体系评审合格证书。

（5）出口企业同时应具备对产品质量安全进行有效控制的能力,产品质量稳定,检验检疫机构实施检验检疫的年批次检验检疫合格率不低于 99%,1 年内未发生由于产品质量原因引起的退货、理赔或其他事故。

2. 申请实施直通放行企业的程序

　　申请直通放行的企业应填写直通放行申请书(见表 11-8),并提交符合申请实施直通放行企业的条件的相关证明材料,向所在地检验检疫机构提出申请。检验检疫机构对企业提交的材料进行审核,核准后报国家质检总局备案,并统一公布。经过核准备案的直通放行企业进行报检时,可自愿选择检验检疫直通放行方式或原放行方式。

表 11-8　直通放行申请书(部分内页)

＿＿＿＿＿＿＿检验检疫局: 本单位符合下列条件。 □企业经营诚实守信; □严格遵守国家出入境检验检疫法律法规,2 年内无行政处罚记录; □具备对产品质量安全进行有效控制的能力,产品质量稳定,1 年内未发生由于产品质量原因引起的退货、理赔或其他事故。			
主要出口口岸		主要出口产品	
主要出口产品 H.S.编码(重要)		是否总局《实施出口直通放行货物目录》内商品	
现提交相关证明资料,并提出实施直通放行的申请。 本单位承诺如下内容。 1. 保证申请表内所填各项内容真实,提交的证明材料真实、合法、有效; 2. 遵守出入境检验检疫法律、法规和《出入境检验检疫报检规定》; 3. 保证出口货物货证相符、批次清楚、标记齐全,已实施封识的保证封识完整; 4. 保证出口货物在运输过程中,不发生换货、调包等不法行为; 5. 自觉接受检验检疫机构的监督管理。 请予批准。 　　法定代表人(签名)　　　　　　　　　　　　申请单位(公章) 　　　　　　　　　　　　　　　　　　　　　　　年　月　日			

11.3.2 进口直通放行

进口直通放行是指对符合条件的进口货物,口岸检验检疫机构不实施检验检疫,货物直接运至目的地,由目的地检验检疫机构实施检验检疫的放行方式。

1. 实施进口直通放行货物的条件

(1) 未列入《不实施进口直通放行货物目录》。

(2) 来自非疫区(含动植物疫区和传染病疫区)。

(3) 用原集装箱(含罐、货柜车)直接运输至目的地。

(4) 不属于国家质检总局规定须在口岸进行查验或处理的范围。

2. 进口直通放行的业务程序

(1) 在口岸报关直通放行的进口货物。报检人向口岸检验检疫机构申领入境货物通关单(四联单),货物通关后直接运至目的地,由目的地检验检疫机构实施检验检疫。口岸检验检疫机构经总局电子通关单数据交换平台向海关发送通关单电子数据,同时通过"入境货物口岸内地联合执法系统"将通关单电子数据以及报检及放行等信息发送至目的地检验检疫机构。通关单备注栏应加注"直通放行货物"字样并标明集装箱号。

(2) 在目的地报关直通放行的进口货物。报检人直接向目的地检验检疫机构报检,经其受理后,签发"入境货物通关单"(三联单),通关单备注栏应加注"直通放行货物"字样,并标明集装箱号。目的地检验检疫机构通过总局电子通关单数据交换平台向海关发送通关单电子数据的同时,通过"入境货物口岸内地联合执法系统"将通关单电子数据、报检及放行等信息发送至入境口岸检验检疫机构。

(3) 进口直通放行货物的检验检疫。报检人在目的地检验检疫机构指定的地点接受检验检疫。口岸与目的地检验检疫机构应密切配合,采取有效措施,加强监管。对需要实施检疫且无原封识的进口货物,口岸检验检疫机构应对集装箱加施检验检疫封识(包括电子锁等),利用GPS监控系统对进口直通放行货物运输过程进行监控。集装箱加施封识的,应将加施封识的信息通过"入境货物口岸内地联合执法系统"发送至目的地检验检疫机构。货物经目的地检验检疫机构实施检验检疫后,合格的,应向检验检疫机构申请启封检验检疫封识,未经同意不得擅自开箱、卸货。目的地检验检疫机构完成检验检疫后,通过"入境货物口岸内地联合执法系统"将检验检疫信息反馈至入境口岸检验检疫机构。检验检疫费由实施检验检疫的目的地检验检疫机构收取。

11.3.3 出口直通放行

出口直通放行是指对符合条件的出口货物,经产地检验检疫机构检验检疫合格后,企业可凭产地检验检疫机构签发的通关单在报关地海关直接办理通关手续的放行方式。

1. 实施出口直通放行的范围

申请实施出口直通放行的货物应在《实施出口直通放行货物目录》内,但有以下几类情况除外。

(1) 散装货物。

(2) 出口援外物质和市场采购物资。

(3) 在口岸更换包装、分批出运或重新拼装的。

(4) 双边协定、进口国或地区要求等须在口岸出具检验检疫证书的。

(5) 国家质检总局规定的其他不适宜实施直通放行的情况。

2. 出口直通放行的业务程序

(1) 报检。企业选择出口直通放行的,办理报检手续时,应直接向产地检验检疫机构申请出境货物通关单,并在报检单上注明"直通放行"字样。

(2) 施检。产地检验检疫机构检验检疫合格并对货物集装箱加施封识后,直接签发通关单,在通关单备注栏注明出境口岸、集装箱号、封识号,经总局电子通关单数据交换平台向海关发送通关单电子数据,并可通过 GPS 监控系统对直通放行出口货物运输过程进行监控。

（3）监控。口岸检验检疫机构通过"电子通关单联网监控系统"及时掌握经本口岸出境的出口直通放行货物信息，在不需要企业申报、不增加企业负担的情况下，对到达口岸的直通放行货物实施随时查验。查验内容主要是集装箱封识，封识完好即视为符合要求。对封识丢失、损坏、封识号有误或箱体破损等异常情况，要进一步核查，并将情况及时反馈至产地检验检疫机构。

实施出口直通放行的货物需要更改通关单的，由产地检验检疫机构办理更改手续并出具新的通关单，同时收回原通关单。因特殊情况无法在产地领取更改后的通关单的，发货人或其代理人可向口岸检验检疫机构提出书面申请，口岸检验检疫机构根据产地检验检疫机构更改后的电子放行信息，通过"电子通关单联网监控系统"打印通关单，同时收回原通关单。

知识链接 11-1

直通放行的监管

检验检疫机构对有下列情况之一的，向该企业发出"停止直通放行通知书"，停止其进出口直通放行，并报国家质检总局备案，停止直通放行的企业 1 年内不得重新申请直通放行。

（1）企业资质发生变化，不再具备《进出口货物检验检疫直通放行管理规定》第六条规定条件。

（2）出口直通放行的货物因质量问题发生退货、理赔，造成恶劣影响的。

（3）直通放行后擅自损毁封识、调换货物、更改批次或改换包装的。

（4）非直通放行货物经口岸查验发现有货证不符的。

（5）企业有其他违法违规行为，受到违规处理或行政处罚的。

任务 11.4 出入境检验检疫绿色通道

检验检疫绿色通道制度是对于诚信度高、产品质量保障体系健全、质量稳定、具有较大出口规模的生产、经营企业（含高新技术企业、加工贸易企业），经国家质检总局审查批准，对其符合条件的出口货物实行产地检验检疫合格、口岸检验检疫机构免于查验的放行管理模式。

绿色通道制度实行企业自愿申请原则。散装货物、品质波动大、易变质和需要在口岸换发检验检疫证书的货物，不实施绿色通道制度。

11.4.1 申请实施绿色通道制度的条件

（1）具有良好信誉，诚信度高，年出口额 500 万美元以上。

（2）已实施 ISO 9000 质量管理体系，获得相关机构颁发的生产企业质量体系评审合格证书。

（3）出口货物的质量长期稳定，2 年内未发生过进口国质量索赔和争议。

（4）1 年内无违规报检行为，2 年内未受过检验检疫机构行政处罚。

（5）根据国家质检总局有关规定实施生产企业分类管理的，应当属于一类或二类企业。

（6）法律、法规及双边协议规定必须使用原产地标记的，应当获得原产地标记注册。

（7）国家质检总局规定的其他条件。

11.4.2 申请实施绿色通道的业务程序

1. 提出申请

申请企业应到所在地检验检疫机构索取并填写"实施绿色通道制度申请书"（见表 11-9），并提交申请企业的 ISO 9000 质量管理体系认证证书（复印件）及其他相关文件。

表 11-9　实施绿色通道制度申请书(部分)

申请单位名称					
报检单位登记号		联系人		联系电话	
年出口量	批次				
	金额(万美元)				
出口主要产品					
ISO 质量管理体系审核证书号码					
本企业申请实施绿色通道制度并承诺如下内容。 1. 遵守出入境检验检疫法律、法规和《出入境检验检疫报检规定》; 2. 采用电子方式进行申报; 3. 出口货物货证相符、批次清楚、标记齐全,可以实施封识的必须封识完整; 4. 产地检验检疫机构检验合格的出口货物在运往口岸过程中,不发生换货、调包等不法行为; 5. 自觉接受检验检疫机构的监督管理。					
申请单位 法人代表签字: 申请单位印章 年　月　日					
施检部门审核意见		年　月　日			
检务部门审核意见		年　月　日			
直属检验检疫局审核意见		年　月　日			
备注					

2. 审查核准

检验检疫机构对申请文件进行审查,对企业的质量保障体系情况、出口货物质量情况、有无违规报检行为或者其他违法检验检疫法律、法规行为等情况进行核实和调查,并提出初审意见,上报直属检验检疫局审查。

直属检验检疫局对初审意见及相关材料进行审查,并将审查合格的企业名单及相关材料报国家质检总局。

3. 核准公布

国家质检总局对符合绿色通道制度相关要求的企业予以核准,并将企业名单对外公布,同时实施动态调整和管理。截至 2013 年 11 月,获准实施绿色通道制度的出口企业有 1097 家。

11.4.3　实施绿色通道制度出口货物的放行

1. 受理报检

产地检验检疫机构对符合下列规定的,按照绿色通道制度受理报检。

(1) 实施绿色通道制度的自营出口企业,报检单位、发货人、生产企业必须一致。

(2) 实施绿色通道制度的经营性企业,报检单位、发货人必须一致,其经营的出口货物必须由获准实施绿色通道制度的生产企业生产。

2. 报检系统的资格确认

对于获准实施绿色通道制度的出口企业,由所在地检验检疫机构在 CIQ2000 系统报检子系统对其绿色通道资格予以确认。

3．审核管理

（1）检验检疫机构工作人员在受理实施绿色通道制度企业的电子报检时，应当严格按照实施绿色通道制度的要求进行审核，对不符合有关要求的，应当在报检回执中予以说明。

（2）在施检过程中发现有不符合实施绿色通道制度要求的，应当在"检验检疫工作流程"或者在有关的检验检疫工作记录的检验检疫评定意见一栏明确标记"不符合实施绿色通道制度要求"的字样。

（3）对实施绿色通道制度出口货物的报检单据和检验检疫单据加强审核，对符合条件的，必须以电子转单方式向口岸检验检疫机构发送通关数据。在实施转单时，应当输入确定的报关口岸代码并出具"出境货物转单凭条"。

4．审查放行

口岸检验检疫机构对实施绿色通道制度企业的出口货物启动 CIQ2000 系统报检子系统绿色通道功能，严格审查电子转单数据中实施绿色通道制度的相关信息。审查无误的，直接签发出境货物通关单。实施绿色通道制度的企业在口岸对有关申报内容进行更改的，不得按照绿色通道制度的规定予以放行。

知识链接 11-2

实施绿色通道制度的监管

产地检验检疫机构对实施绿色通道制度的企业建立管理档案，定期对绿色通道制度实施情况进行统计，加强监督管理。口岸检验检疫机构发现实施绿色通道制度的企业不履行自律承诺的或有其他违规违法行为的，应当及时报口岸所在地直属检验检疫局。口岸所在地直属检验检疫局核实无误的，通报产地直属检验检疫局，由其暂停该企业实施绿色通道制度，并向国家质检总局报送取消该企业实施绿色通道制度资格的意见。国家质检总局核实后，取消其实施绿色通道制度的资格。

重要内容概要

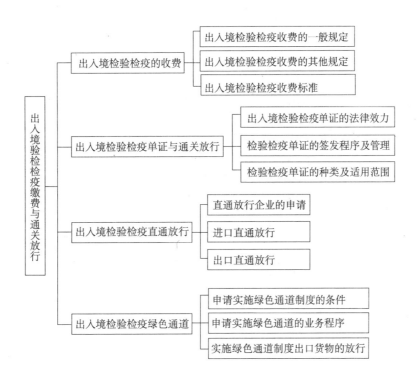

教学做一体化训练

【同步训练】

一、单项选择题

1. 检验检疫机构对出入境货物的计费是以（   ）为一个计算单位。
   A. 一批   B. 一件   C. 一包   D. 一箱

2. 对境外发货人责任造成残损短缺或品质等问题的法检货物，需要换货、退货或赔偿的，（   ）可作为通关免税或者退税的重要凭证。
   A. 检验检疫机构出具的证书   B. 税务部门出具的证明
   C. 公证行出具的证明   D. 代理报检单位出具的证明

3. 出境货物通关单的有效期，一般商品为（   ）天，植物和植物产品为（   ）天，鲜活类货物为（   ）天。
   A. 30/14/7   B. 30/21/14   C. 60/21/14   D. 60/21/7

4. 实施绿色通道制度企业的货物电子转单至口岸后，下列表述正确的是（   ）。
   A. 该批货物无须向口岸检验检疫机构报检
   B. 口岸检验检疫机构不再核查货证，直接签发"出境货物通关单"
   C. 口岸检验检疫机构随机抽样核查货证
   D. 口岸检验检疫机构实行批批核查货证

5. 停止直通放行的企业（   ）年内不得重新申请直通放行。
   A. 2   B. 3   C. 1   D. 4

6. 出入境货物每批总值不足 2000 元的，征收（   ）。
   A. 证书（单）工本费   B. 品质检验费
   C. 数量或重量鉴定费   D. 包装鉴定费

二、多项选择题

1. 检验检疫业务的计算方式分为（   ）等类型。
   A. 检验检疫   B. 数量、重量、包装、财产鉴定
   C. 安全检测   D. 实验室检验

2. 不能实施出口直通放行的情况有（   ）。
   A. 散装货物   B. 出口援外物资和市场采购货物
   C. 在口岸需更换包装的货物   D. 在口岸需重新拼装的货物

3. 下列证单中有效期为 6 个月的有（   ）。
   A. 用于飞机的"交通工具卫生证书"
   B. 用于轮船的"交通工具卫生证书"
   C. "国际旅行健康证明书"
   D. "除鼠/免于除鼠证书"

4. 下列选项中属于凭单类证单的有（   ）。
   A. 进口机动车检验证明
   B. 国际旅行人员留验/隔离证明
   C. 国际旅行健康检查证明书
   D. 船舶入境检疫证

5. 某公司出口一批不锈钢餐具，该批货物经产地检验检疫机构检验合格后将有关信息通过电子转单传输到口岸检验检疫机构。货到口岸后，该公司临时增加了出口数量，并更改了标记号码，以下表述正确的有（   ）。

A. 标记号码发生改变,不能换证放行

B. 报检人应在产地检验检疫机构办理更改后,才能换证放行

C. 应在口岸检验检疫机构重新报验

D. 电子转单数据不能做任何修改

6. 核准备案的直通放行企业进行报验时,可自愿选择检验检疫的( )方式。

A. 直通放行　　　　 B. 原放行　　　　 C. 出境通关放行　　　　 D. 电子转单放行

三、判断题

1. 检验检疫证书须经公证机构公证,方可作为仲裁或诉讼时有效的证明文件。　　　　( )

2. 检验检疫机构签发的证单一般以验讫日期作为签发日期,但信用证中有特殊要求的,以信用证要求的日期为准。　　　　( )

3. 同批货物涉及多项检验检疫业务的,不得累计收费。　　　　( )

4. 进料或来料加工出境货物品质的检验,应按收费标准的 100% 计收。　　　　( )

5. 货物重量鉴定费按不同鉴定方式计算。由检验检疫机构鉴重的,按全额计收;由检验检疫机构监督鉴重的(包括检验检疫机构不具备鉴重的设备的重量鉴定业务),按收费额的 50% 计收。　　　　( )

6. 直通放行执行"谁检验检疫,谁承担责任"的原则。　　　　( )

7. 实施绿色通道制度的经营企业,报检单位、发货人必须一致,其经营的出口货物必须由获准实施绿色通道制度的生产企业生产。　　　　( )

四、案例分析题

某公司出口一批货物,合同中规定以纸箱包装,已实施了法定的检验检疫,并且缴纳了相关费用。此时由于原定设备良好的载货船舶在上海发生了事故,故不能如期运出,经买卖双方协商,采用其他船只代替。但由于当时的运输市场紧张不能租到同等设备的船只,在运输过程中难免会对货物造成不必要的损伤,故买卖双方决定更换货物的包装为木箱。在这种情况下,检验检疫机构在货物进行检验检疫时是否应另外收取相关费用?

"报检实务与操作"课程标准

一、课程定位

（一）课程性质

"报检实务与操作"课程是高等职业院校国际贸易、国际商务、国际物流、国际货运代理等专业的一门核心主干课程。本课程根据自身特点和对学生能力素质的要求，要求学生必须掌握一定的报检业务知识和报检法律法规知识、报检和外贸英语知识、国际贸易实务方面的基本业务知识，具备处理报检业务的能力，并能根据企业的进出口业务，从事各类商品的报检，解决实际问题。本课程以基于工作过程的项目任务为主线，以提高学生职业能力为核心，以通过报检水平测试为辅助，要求学生全面学习和掌握出入境商品检验检疫的综合知识，掌握从事出入境报检工作所必备的专业知识、业务技能和职业能力。

（二）课程设计理念与思路

本课程开发以《国家中长期教育发展规划纲要》《教育部关于全面提高高等职业教育教学质量的若干意见》（教高〔2006〕16 号）以及《国务院关于加快发展现代职业教育的决定》（国发〔2014〕19 号）等文件的精神为指导，采用校企合作进行基于实际工作过程的课程设计理念，始终围绕出入境报检职业岗位的实际需求和报检水平测试的需要，以职业能力培养为重点，高度重视学生职业素质的培养，以岗位职业标准和报检水平测试要求为依据设计整体教学内容；教学组织以学生为主体，项目为载体，紧密结合报检工作实际，科学合理地设计教学环节；充分利用校内教学资源和校外实训基地，灵活运用各种教学方法和手段，将课堂理论教学和课内外实践教学有机结合，使真实的报检操作在整个教学内容、教学环节中得到体现。同时融"教、学、做、考"为一体，充分体现课程的系统性、职业性、实践性和开放性特点，大力提高学生的实践动手能力，增强毕业生的就业竞争能力。

本课程内容按照以下思路进行设计：首先，通过企业和行业调研，具体分析论证报检业务的职业岗位、工作过程和典型工作任务，确定报检岗位职业标准；其次，以职业能力为本位，系统开发课程内容，设计项目任务，编写项目教材及实训指导书等；再次，开展以学生为主体、以工作任务为驱动的项目教学；最后，实施过程考核与结果考核相结合、校内考核与企业考核相结合、课程考核与水平测试相结合的多元化课程评价体系。

二、课程目标

本课程主要培养具有较强职业能力、专业知识和良好职业素质的出入境商品报检从业人员。通过本课程的教学，使学生系统地学习出入境检验检疫的理论和实务知识，掌握国际贸易活动中的出入境报检流程，能独立处理不同贸易方式下和不同商品的报检业务。通过与职业岗位要求相同的实践教学，培养学生的职业意识与素养，使其形成初步的工作能力，并具备自主学习、团结协作的能力，良好的沟通与表达能力，创新思维和分析解决问题的能力，切实提高其职业技能和综合素质，同时有助于学生顺利通过报检水平测试，为其将来从事进出口报检业务工作打下坚实的基础。

（一）能力目标

（1）能办理自理/代理报检单位备案登记。

（2）能办理报检员备案。

（3）能申请开通电子报检。

（4）能调查进/出口商品入/出境检验检疫监管的各项规定，获取监管审批的各种证书。

（5）能根据检验检疫机构的查验要求准备各种出入境报检单据。

（6）能完成商品出入境报检工作，取得出/入境货物通关单或换证凭单，以及有关检验检疫证单。

（二）知识目标

（1）了解出入境检验检疫工作的任务与内容及一般程序。

（2）掌握自理/代理报检单位备案登记的程序。

（3）了解有关报检员备案的管理规定。

（4）熟悉开通电子报检的程序。

（5）熟悉《出入境检验检疫机构实施检验检疫的进出境商品目录》以及强制性检验内容。

（6）掌握不同贸易方式下和不同商品的出入境检验检疫报检操作的相关规定及要领。

（7）掌握出入境商品报检的单据要求及报检单制作要领。

（8）熟悉出入境通关放行的相关规定。

三、教学内容

本课程以项目为导向，实施任务驱动，将理论与实践、仿真与全真、手工与电子化操作、学习与考证相结合；教学过程以学生为主体，重点突出职业能力的培养；校企合作共同完成课程教学、实训与考核的教学模式。

在该教学模式指导下，课程教学内容依据报检职业岗位标准、实际工作任务和考证需要进行设计，分解为11个工作项目。课程以项目为单位组织教学，以典型案例为载体，以操作技能为核心，辅助相关专业理论知识，培养学生的综合职业能力，满足学生就业与发展的需要。本课程建议学时为74个。

本课程教学中应坚持客观性、发展性和理论联系实际的基本原则，通过项目任务实施、图表解析、案例分析等方式，突出报检实务的直观性和可操作性特点。同时，由于本课程内容多，涉及知识面广，而项目教学的运用又大幅压缩了理论授课时间，以学生自主学习为主、教师课堂讲授为辅的模式，对既缺乏理论知识，又缺乏实践经验的高职学生来讲，需要付出更多努力，尤其应按照教师的要求及时完成课前预习与课后复习的自学任务。本课程的教学内容与要求见下表。

四、教学方法、手段与教学组织形式建议

本课程围绕既定的教学目标、教学模式与内容，充分利用上述教学资源条件，并注意因材施教，灵活运用多种教学方法和手段，有效地提高学生学习的积极性与主动性，提升课程综合教学效果。

（一）教学方法设计

作为一门实践性很强的综合性应用学科，根据课程设计及教学需要，本课程采用灵活多样的教学方法，旨在有效激发学生学习、实践和考证的积极性，综合提升教师的教学能力和学生的知识能力、职业能力与素质能力。在教学中，除了基本教学方法外，应特别强调下列教学方法的运用。

1. 项目教学法

本课程在教学中，以报检实务的具体业务项目为主线，充分利用校内外实训基地，经过导学及知识准备，教师引导学生自主地交替进行各种真实业务背景下的报检操作与训练。以项目导向，任务驱动，融"教、学、做、考"为一体，教师配合指导、答疑、评价，将理论知识的学习和运用置于仿真或全真的项目任务中展开，项目完成后学生能够牢固掌握相应的报检业务基本知识与操作技能。

2. 课证融合法

本课程深入实施"课证融合"的教育教学改革，教学内容与报检岗位职业标准、报检水平测试内容紧密

"报检实务与操作"教学内容与要求

项目	任务	教学目标		学习重点	建议学时
		能力目标	知识目标		
项目1 认知出入境检验检疫工作	任务1.1 了解出入境检验检疫工作的任务和内容 任务1.2 了解出入境检验检疫工作政府主管部门 任务1.3 熟悉出入境检验检疫工作的一般流程	1. 能理解出入境检验检疫工作的重要意义 2. 能掌握报检的业务内容与工作流程 3. 能通过各种信息渠道收集和获取有关出入境检验检疫工作的政策、法规和制度等	1. 了解出入境检验检疫工作的任务与作用 2. 明确出入境检验检疫工作的地位与作用 3. 熟悉出入境检验检疫工作政府主管部门的主要职能 4. 掌握出入境检验检疫工作的一般流程	1. 出入境检验检疫工作的内容 2. 出入境检验检疫工作的法律地位和作用 3. 国家质检总局的机构和职能	4
项目2 报检单位备案登记	任务2.1 自理报检单位备案登记 任务2.2 代理报检单位备案登记 任务2.3 申请开通电子报检	1. 能网上申请自理报检单位备案登记 2. 能办理自理报检单位备案登记 3. 能网上申请代理报检单位备案登记 4. 能办理代理报检单位备案登记 5. 能申请开通电子报检业务	1. 了解自理报检单位和代理报检单位的范围 2. 掌握自理报检单位备案登记程序及管理 3. 掌握代理报检单位备案登记程序及管理 4. 掌握自理报检单位和代理报检单位的权利与义务 5. 了解"三电工程",熟悉开通电子报检程序	1. 备案登记申请表和注册登记申请表的填制 2. 自理报检单位和代理报检单位的权利与义务 3. 申请开通电子报检的流程	4
项目3 报检员备案与管理	任务3.1 报检员备案 任务3.2 报检员管理	1. 能网上申请报检员备案 2. 能办理报检员备案	1. 了解报检员备案资料和报检员备案程序 2. 熟悉报检员监督管理的有关规定 3. 掌握参加报检水平测试的条件	1. 报检员备案申请书的填制 2. 报检员监督管理的有关规定	2
项目4 出境货物检验检疫	任务4.1 一般出境货物报检 任务4.2 特殊出境货物报检——出境动植物及动物产品	1. 能调查各类出口产品出境检验检疫监管的各项要求,获取并查看备各种出境检验检疫证书 2. 能够应检验检疫机构的要求准备各种出境报检单据 3. 能完成出境货物报检工作,取得"出境货物通关单"	1. 了解出境货物检验检疫工作程序 2. 熟悉出境货物检验检疫监管的分类和范围 3. 熟悉出入境检验检疫机构实施检验检疫内容 4. 掌握办理特殊出境货物的报检及出境货物报检单的缮制方法	1. 《出入境检验检疫机构实施检验检疫的进出境商品目录》 2. 各类出口产品出境检验检疫监管要求,获取相应监管证书 3. 出境货物报检单的填制	16

续表

项　目	任　　务	教　学　目　标		学习重点	建议学时
		能力目标	知识目标		
项目 4 出境货物检验检疫	任务 4.3 特殊出境货物报检——出境植物及植物产品				
	任务 4.4 特殊出境货物报检——出境食品				
	任务 4.5 特殊出境货物报检——出境机电产品				
	任务 4.6 特殊出境货物报检——出境饲料和饲料添加剂				
	任务 4.7 特殊出境货物报检——出境化妆品				
	任务 4.8 特殊出境货物报检——出境玩具				
项目 5 入境货物检验检疫	任务 5.1 一般入境货物报检	1. 能调查各类进口产品入境检验检疫监管的各项要求,获取并查验监管审批的各种入境证书 2. 能够检验应检验检疫报检准备各种入境报检单据 3. 能完成入境报检工作,取得"入境货物通关单"	1. 了解入境货物检验检疫工作程序 2. 熟悉入境货物检验检疫报检实施的分类检验检疫 3. 熟悉《出入境检验检疫商品目录》以及强制性检验检疫的进出境商品目录内容 4. 掌握办理特殊入境货物的报检及入境货物报检单的缮制方法	1. 《出入境检验检疫机构实施检验检疫的进出境商品目录》 2. 各类进口产品入境检验检疫监管要求,获取相应监管证书 3. 入境货物报检单的填制	16
	任务 5.2 特殊入境货物报检——入境动物及动物产品				
	任务 5.3 特殊入境货物报检——入境植物及植物产品				
	任务 5.4 特殊入境货物报检——入境食品				
	任务 5.5 特殊入境货物报检——入境机电产品				
	任务 5.6 特殊入境货物报检——入境饲料和饲料添加剂				
	任务 5.7 特殊入境货物报检——入境化妆品				

续表

项目	任务	教学目标		学习重点	建议学时
		能力目标	知识目标		
项目5 入境货物验检检疫	任务5.8 特殊入境货物报检——入境玩具				
项目6 出入境木质包装验检检疫	任务6.1 出境货物木质包装报检 任务6.2 入境货物木质包装报检	1. 能掌握木质包装材料检疫除害的正确方法 2. 能正确认识和判断木质包装除害处理的专用标识 3. 能完成出入境木质包装报检工作	1. 了解出入境货物木质包装的检疫管理 2. 熟悉出入境货物木质包装报检要求 3. 掌握出入境货物木质包装检疫监督管理	出入境货物木质包装的检疫管理	6
项目7 出入境集装箱验检检疫	任务7.1 出境集装箱报检 任务7.2 入境集装箱报检	1. 能根据要求正确填写各类出入境集装箱报检单证 2. 能完成出入境集装箱报检工作	1. 熟悉出入境集装箱检验检疫范围 2. 掌握出入境集装箱报检程序	填写出入境集装箱报检单	8
项目8 出入境交通运输工具检疫	任务8.1 出入境船舶报检 任务8.2 出入境航空器报检 任务8.3 出入境列车及其他车辆报检	能按规定完成出入境交通运输工具的报检工作	1. 了解出入境列车与其他车辆检疫的规定 2. 熟悉出入境航空器报检的范围及检疫规定 3. 掌握出入境船舶报检的范围及检疫规定	出入境船舶报检的范围及检疫规定	6
项目9 出入境快件检验检疫	任务9.1 办理出入境快件运营企业检验检疫核准 任务9.2 办理出入境快件报检	1. 能办理出入境快件运营企业检验检疫核准手续 2. 能办理出入境快件报检工作	1. 了解出入境快件报检的范围 2. 熟悉出入境快件报检有关检疫规定 3. 掌握出入境快件运营企业核准的相关内容	1. 出入境快件运营企业的核准 2. 出入境快件报检的相关规定	4
项目10 出入境人员、携带物、邮寄物检验检疫	任务10.1 办理出入境人员卫生检疫 任务10.2 办理出入境旅客携带物检疫 任务10.3 办理出入境邮寄物检疫	能按照相关法律规定配合完成相应的检验检疫工作	1. 了解出入境卫生检疫的对象 2. 熟悉出入境旅客携带物检疫的范围 3. 掌握办理出入境邮寄物检疫的规定	1. 出入境旅客携带物的检疫范围 2. 出入境邮寄物的检疫范围	4

续表

项 目	任 务	教 学 目 标		学习重点	建议学时
		能力目标	知识目标		
项目11 出入境检验检疫缴费与通关放行	任务11.1 出入境检验检疫的收费 任务11.2 出入境检验检疫单证与通关放行 任务11.3 出入境检验检疫直通放行 任务11.4 出入境检验检疫绿色通道	1. 能辨别和认识不同检验检疫单证的作用 2. 能办理实施直通放行企业申请工作	1. 了解检验检疫业务收费标准及规定 2. 熟悉检验检疫单证的种类及签发程序 3. 掌握出入境检验检疫直通放行和绿色通道申请条件及要求	如何申请实施直通放行企业和绿色通道	4
合 计					74

结合。从教材、课程标准、授课计划到授课内容、考核方式,全面融入"双证"教育理念,以教促考,以考促教,使学生学完本课程后能较顺利地通过报检水平测试,实现"双证"毕业,以保证学生顺利就业和优质就业。

3.工学交替法

本课程教学充分利用了校内实训室和校外实习基地,一方面利用国际贸易仿真模拟实训室,通过模拟操作训练,以案例和仿真任务为实习实训项目,使学生足不出户即可模拟实际工作环境,完成报检业务操作,培养学生的实践动手能力,有效实现专业知识向动手能力的转化;另一方面通过安排学生到校外实习基地的相关岗位进行专业实习及顶岗实习,实施工学交替,进行报检实战训练,实现理论与实际相结合、知识与应用相结合、思考与操作相结合。

4.案例教学法

本课程实施的案例教学分为两类:一类是讲解型案例,即将案例教学融入传统的讲授教学法之中,这类案例通常是针对课程知识体系中的重难点问题设计,又称"知识点案例";二是讨论型案例,即将典型案例作为学生讨论的主题,学生通过对案例的研讨和剖析,提出各自的解决方案,教师加以点评。通过案例教学,引导学生分析和研究报检实际案例,使其能够接触和感受实际工作中将会遇到的真实境况,有效缩短行业实际与课堂教学之间的距离,克服课程教学与实践脱节的弊病,有助于培养学生的自主学习、分析解决问题、逻辑思维和语言表述能力。

5.情景教学法

充分使用虚拟企业、虚拟实验等现代技术手段,将教学内容以动漫方式展示,让学生扮演报检业务中的不同角色,模拟开展一些商品检验检疫工作,体验并掌握相关知识和操作方法,增加教学的娱乐性和趣味性,有效提高学生的学习兴趣和积极性。

(二)教学手段设计

本课程是一门集理论、实践和信息技术于一身的综合性应用学科,具有内容复杂、图表数据多、操作性强的特点,要求学生对授课内容具有一定的感性认知、形象思维和实际操作能力。为更好地实现教学模式的改革,突出不同教学方法特点,教学手段也应随之改革,尤其要重视优质教学资源建设和网络信息资源的利用。本课程即借助内容丰富、新颖的教学手段,有效地保障教学、实践及考证目标的实现。

1.仿真模拟教学技术

本课程教学中,通过学生的角色扮演,模拟整个报检业务流程,设计报检工作仿真环境。通过操作演示和训练,并辅之以纸质单据训练,配合对所讲理论知识、基本概念的理解,让学生在仿真环境中真正体会实际工作状态,使其能更快融入角色。

2.现代化多媒体教学技术

本课程广泛采用多媒体课件或软件进行教学。丰富生动的多媒体教学资源,有利于增加学生的学习兴趣、提高学习效果。精心设计教学课件,通过创建问题情境,激发学生学习兴趣。在课件设计中,营造轻松活泼的课堂气氛,将抽象化的问题融入学生熟悉的生活情境,并通过动画演示、教学录像等手段,增强其可视性,让学生通过对熟悉事物的认知来理解理论知识,激发学习兴趣。

3.配套课程网站的建设

有条件的院校可建立报检实务的课程教学网站。该课程网站建设应坚持高等职业教育的时代性和职业性特点,设置课程标准、课程资源、视频教学、实训实践、项目库、习题库、网络互动等模块,涵盖本课程的所有理论教学、实践教学、辅导与考试、课外知识扩充等方面的内容,满足课程教学、实训实践、课外训练、单元测试、考证辅导以及网络实时互动的需要。注意将最新研究成果、教学资源和行业发展动态等及时在课程网站予以发布,实现优质教学资源共享。网络教学手段为教师的创新性施教提供了资源,为学生的自主性学习创建了平台。从社会效益来讲,免费的公共教学资源降低了学习门槛,鼓励了自主学习者,可以让更多的人实现终身学习,促进学习型社会的逐渐形成。

4.视频、投影仪、网络平台等直观教学技术

本课程教学中还可充分利用投影仪、网上直播系统、BBS、E-mail、视频点播、课件库、素材库、光盘下载、期刊网等各种现代化辅助教学手段,突破根据单一统编教材进行教学的模式,实现优质资源共享。教学中随时可以展示纸质资料及样板、演示单证填制技巧、视频演播业务案例等,使学生有身临其境的感觉,增强课堂教学的趣味性和生动性,提高学生信息收集能力,增加学生信息量,扩大学生知识面,全面提升教学质量。

五、教学评价、考核建议

本课程全面配合工学结合、课证融合的教学需要,以职业岗位能力为重点,以报检水平测试为参照标准,融"教、学、做、考"于一体,实施知识、能力、素质考核并重的多元化课程考核方式。考核评价的标准充分体现以任务驱动的项目化课程特征,将过程考核与结果考核相结合、理论考核与实践考核相结合、学习考核与水平测试相结合、书面考核与电子化考核相结合。考核评价的内容包括学生的知识掌握情况、实践操作能力、学习态度和基本职业素质。

具体考核由平时成绩、项目实训成绩、报检水平测试模拟考试成绩和期末综合考核成绩四部分构成。其中,平时成绩占20%,主要根据学生平时的出勤、作业、听课情况确定;项目实训成绩占30%,主要根据项目任务的实务操作情况、实训报告、案例分析等的完成情况进行综合评价;报检水平测试模拟考试成绩占20%,即通过书面闭卷模拟考证来综合考查学生的考证水平与能力;期末综合考核成绩占30%,主要考查学生的报检综合技能与知识的掌握情况。具体考核评价见下图。

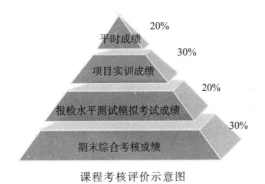

课程考核评价示意图

参 考 文 献

[1] 刘耀威. 进出口商品的检验与检疫[M]. 第三版. 北京:对外经济贸易大学出版社,2011.

[2] 童宏祥. 报检实务[M]. 第二版. 上海:上海财经大学出版社,2010.

[3] 游蓓蕾. 出入境报检实务[M]. 北京:中国人民大学出版社,2010.

[4] 肖旭,韩斌. 报检实务[M]. 北京:高等教育出版社,2009.

[5] 顾永才,王斌义. 报检与报关实务[M]. 北京:首都经济贸易大学出版社,2008.

[6] 河南出入境检验检疫局. 出入境检验检疫证单签证规范[M]. 北京:中国标准出版社,2010.

[7] 田南生,李贺. 报检实务习题与案例[M]. 大连:东北财经大学出版社,2010.

[8] 金焕. 报检实务[M]. 北京:电子工业出版社,2007.

[9] 国家质检总局报检员资格考试委员会. 报检员资格全国统一考试教材[M]. 北京:中国标准出版社,2011.

[10] 章安平,王正华. 进口业务操作[M]. 北京:高等教育出版社,2009.

[11] 国家质量监督检验检疫总局网站,http://www.aqsiq.gov.cn.

[12] 中国检验检疫电子业务平台,http://www.eciq.cn.

[13] 信城通公司业务网站,http://www.itownet.cn.

[14] 《国务院关于废止和修改部分行政法规的决定》(国务院令第 638 号).

[15] 《国务院关于取消和下放一批行政审批项目等事项的决定》(国发〔2013〕19 号).

[16] 《质检总局关于代理报检企业和报检人员管理有关问题的公告》(2013 年第 142 号).